I0475075

Sinkinson's
Medical Spanish

Complete Version

Special Audio Edition

History, Physical / Evaluation, Diagnosis, Specific Conditions, Vocabulary

by

Craig A. Sinkinson, M.D.

First Edition

Medical University Press ™

Purchase this book: www.medicalspanishstore.com

Cover Art

Cover photography courtesy of Charlotte Raymond.

Disclaimer

This book does not provide medical advice, nor does it provide a basis for evaluating, diagnosing, or treating medical conditions. It is a collection of medical words and phrases in both English and Spanish. Only qualified medical personnel can evaluate, diagnose, and treat medical conditions.

Copyright

Publication

ISBN: 978-1-4563876-4-8

• First Personal Digital Assistant Format (PDA) publication: November 2010
• First Computer Format (CPT) publication: November 2010
• First Paper publication: November 2010
• Printed in the U.S.A.

Trademark

• CA Sinkinson & Sons ™ and Medical University Press ™ are trademarks of CA Sinkinson & Sons, LLC

Publisher

CA Sinkinson& Sons, LLC
6988 Pinehaven Road
Oakland, CA 94611-1018
MedicalUniversityPress@gmail.com
011-502-5525-6603
www.medicalspanishstore.com

Audio Files:

The purchasers of Sinkinson's Complete *Medical Spanish* are entitled to the audio files associated with it. The files come in iTunes® or MP3 formats.

To receive instructions on how to obtain these files, please

1) Fax a copy of your receipt for the purchase of this book; and

2) E-mail or fax the following information:

First Name: _____

Last Name: _____

Email Address: _____

Medical Field: _____

Fax Number: 866-606-2535

Email: MedicalUniversityPress@gmail.com

Table of Contents

Present Illness
Enfermedad Actual

Begin Audio

Chief Complaint
Motivo de Consulta Principal

Common Questions / Phrases
Preguntas Comunes / Frases Comunes

A.

Good morning, I am Dr. Grey.
Buenos días, soy el Doctor (la Doctora) Grey.

B.

Good afternoon, I am Dr. Grey.
Buenas tardes, soy el Doctor (la Doctora) Grey.

C.

Good evening, I am Dr. Grey.
Buenas noches, soy el Doctor (la Doctora) Grey.

D.

What happened?
¿Qué pasó?
  or
¿Qué ocurrió?

E.

What is bothering you?
¿Cuáles molestias tiene?

F.

How can I help you?
¿Cómo puedo ayudarlo(la)?

G.

Why did you / he / she come to (the hospital) office today?
¿Por qué vino (al hospital) a la clínica el día de hoy?

H.

Do you / Does he / Does she have . . .?
¿Tiene Ud./ él / ella . . .?

> **Example:**
>
> **Do you have a cough?**
> ¿Tiene Ud. tos?

I have . . .
Yo tengo . . .

> **Example:**
>
> **I have a cough.**
> Yo tengo tos.

He / She has . . .
Él / Ella tiene . . .

> **Example:**
>
> **He / She has a cough.**
> Él / Ella tiene tos.

I.

Are you / Is he / Is she . . .?
¿Está Ud. / él / ella . . .?

> **Example:**
>
> **Are you dizzy?**
> ¿Está Ud. mareado(a)?

I am . . .
Yo estoy . . .

> **Example:**
>
> **I am dizzy.**
> Yo estoy mareado(a).

He / She is . . .
Él / Ella está . . .

> **Example:**
>
> **He / She is dizzy.**
> Él / Ella está mareado(a).

- OR -

Are you / Is he / Is she . . .?
¿Tiene Ud. / él / ella . . .?

    Example:

    Are you thirsty?
    ¿Tiene Ud. sed?

I am . . .
Yo tengo . . .

    Example:

    I am thirsty.
    Yo tengo sed.

He / She is . . .
Él / Ella tiene . . .

    Example:

    He / She is thirsty.
    Él / Ella tiene sed.

J.

You have / He has / She has broken . . .
Ud. / Él / Ella se quebró (fracturó) . . .

    Example:

    You have broken your ankle.
    Ud. se quebró el tobillo.

I have broken my . . .
Yo me quebré (fracturé) . . .

    Example:

    I have broken my ankle.
    Yo me quebré el tobillo.

K.

Were you / Was he / Was she stung by an insect?
¿Le picó un insecto?
  or
¿Fue picado(a) por un insecto?

    Example:

    Were you stung by a bee?
    ¿Le picó una abeja?

I was stung by . . .
Me picó . . .
  or
Yo fui picado(a) por . . .

    Example:

    I was bitten by a cat.
    Me picó una abeja.
      or
    Yo fui picado(a) por una abeja.

He / She was stung by . . .

Le picó . . .
 or
Él / Ella fue picado(a) por . . .

> **Example:**
>
> **He / She was stung by a bee.**
> Le picó una abeja.
> or
> Él / Ella fue picado(a) por una abeja.

L.

Were you / Was he / Was she bitten by (a person, dog, snake, etc.)?

¿Le mordió (una persona, un perro, una víbora)?
 or
¿Fue mordido(a) por (una persona, un perro, una víbora)?

> **Example:**
>
> **Were you bitten by a dog?**
> ¿Le mordió un perro?
> or
> ¿Fue mordido(a) por un perro?

I was bitten by (a person, dog, snake, etc.).

Me mordió (una persona, un perro, una víbora, etc.).
 or
Yo fui mordido(a) por (una persona, un perro, una víbora, etc.).

Example:

I was bitten by a dog.
Me mordió un perro.
   or
Yo fui mordido(a) por un perro.

He / She was bitten by (a person, dog, snake, etc.).
Le mordió (una persona, un perro, una víbora, etc.).
   or
Él / ella fue mordido(a) por (una persona, un perro, una víbora, etc.).

Example:

He / She was bitten by a dog.
Le mordió un perro.
   or
Él / ella fue mordido(a) por un perro.

M.

Were you (female) raped?
¿La violaron?
   or
¿Fue violada?

Were you (male) raped?
¿Lo violaron?
   or
¿Fue violado?

Was she raped?
¿La violaron?
   or
¿Fue violada?

19

Was he raped?
¿Lo violaron?
  or
¿Fue violado?

She was raped.
La violaron.
  or
Ella fue violada.

He was raped.
Lo violaron.
  or
Él fue violado.

I was raped.
Me violaron.
  or
Yo fui violado(a).

They raped her.
La violaron.
  or
Ella fue violada.

They raped him.
Lo violaron.
  or
Él fue violado.

Common Complaints
Quejas Comunes

(see previous pages for phrase translations)

abdominal pain
¿Tiene dolor de abdomen?
Tengo dolor de abdomen.

ankle fracture
¿Se quebró el tobillo?
Me quebré el tobillo.

ankle pain
¿Tiene dolor de tobillo?
Tengo dolor de tobillo.

arm fracture
¿Se quebró el brazo?
Me quebré el brazo.

arm pain
¿Tiene dolor en el brazo?
Tengo dolor en el brazo.

back fracture
¿Se quebró la espalda?
Me quebré la espalda.

backache / back pain
¿Tiene dolor de espalda?
Tengo dolor de espalda.

bee sting
¿Le picó una abeja?
Me picó una abeja.

bleeding
¿Está sangrando?
Estoy sangrando.

breathing difficulty
¿Tiene dificultad para respirar?
Tengo dificultad para respirar.

cat bite
¿Le mordió un gato?
Me mordió un gato.

chest pain
¿Tiene dolor de pecho?
Tengo dolor de pecho.

cold
¿Tiene frío?
Tengo frío.

congested
¿Tiene congestión en el pecho?
Tengo congestión en el pecho.

constipation
¿Tiene estreñimiento?
Tengo estreñimiento.

cough
¿Tiene tos?
Tengo tos.

cramps (muscle)
¿Tiene calambres?
Tengo calambres.

diarrhea
¿Tiene diarrea?
Tengo diarrea.

dizzy
¿Está mareado(a)?
Estoy mareado(a)

dog bite
¿Le mordió un perro?
Me mordió un perro.

earache / ear pain
¿Tiene dolor de oído?
Tengo dolor de oído.

eye irritation
¿Tiene irritación en el ojo?
Tengo irritación en el ojo.

eye pain
¿Tiene dolor de ojo?
Tengo dolor de ojo.

eye, something in my
¿Tiene algo en el ojo?
Tengo algo en el ojo.

fever
¿Tiene fiebre?
Tengo fiebre.

finger fracture
Se quebró el dedo.
Me quebré el dedo.

finger pain

¿Tiene dolor de dedo?

Tengo dolor de dedo.

foot fracture

¿Se quebró el pie?

Me quebré el pie.

foot pain

¿Tiene dolor de pie?

Tengo dolor de pie.

hand fracture

¿Se quebró la mano?

Me quebré la mano.

hand pain

¿Tiene dolor de mano?

Tengo dolor de mano.

head fracture

¿Se quebró la cabeza?

Me quebré la cabeza.

headache / head pain

¿Tiene dolor de cabeza?

Tengo dolor de cabeza.

hip fracture

¿Se quebró la cadera?

Me quebré la cadera.

hip pain

¿Tiene dolor de cadera?

Tengo dolor de cadera.

hot
¿Tiene calor?
Tengo calor.

ill
¿Está enfermo(a)?
Estoy enfermo(a).

indigestion
¿Tiene indigestión?
Tengo indigestión.

injured
¿Está herido(a)?
Estoy herido(a).

insect sting
¿Le picó un insecto?
Me picó un insecto.

itching
¿Tiene comezón?
Tengo comezón.

joint pain
¿Tiene dolor en las coyunturas?
Tengo dolor en las coyunturas.

joint swelling
¿Tiene hinchazón en la coyuntura?
Tengo hinchazón en la coyuntura.

leg fracture
¿Se quebró la pierna?
Me quebré la pierna.

leg pain
¿Tiene dolor en la pierna?
Tengo dolor en la pierna.

muscle pain
¿Tiene dolor de músculos?
Tengo dolor de músculos.

nausea
¿Tiene náusea?
Tengo náusea.

neck fracture
¿Se quebró el cuello?
Me quebré el cuello.

neck ache / neck pain
¿Tiene dolor de cuello?
Tengo dolor de cuello.

pain here
¿Tiene dolor aquí?
Tengo dolor aquí.

pain there
¿Tiene dolor allí?
Tengo dolor allí.

pain with sexual relations
¿Tiene dolor cuando tiene relaciones sexuales?
Tengo dolor cuando tengo relaciones sexuales.

pregnant
¿Está embarazada?
Estoy embarazada.

rash
¿Tiene ronchas?
Tengo ronchas.

scorpion sting
¿Le picó un alacrán?
Me picó un alacrán.

shoulder fracture
¿Se quebró el hombro?
Me quebré el hombro.

shoulder pain
¿Tiene dolor de hombro?
Tengo dolor de hombro.

sore throat
¿Tiene dolor de garganta?
Tengo dolor de garganta.

sores, genital
¿Tiene úlceras en las partes genitales?
Tengo úlceras en las partes genitales.

snakebite
¿Le mordió una víbora (culebra)?
Me mordió una víbora (culebra).

sting, insect
¿Le picó un insecto?
Me picó un insecto.

stomach ache
¿Tiene dolor de estómago?
Tengo dolor de estómago.

thirst
¿Tiene sed?
Tengo sed.

toe fracture
¿Se quebró el dedo del pie?
Me quebré el dedo del pie.

toe pain
¿Tiene dolor en el dedo del pie?
Tengo dolor en el dedo del pie.

vaginal discharge, abnormal
¿Tiene secreción vaginal anormal?
Tengo secreción vaginal anormal.

weak
¿Está débil?
Estoy débil.

wrist fracture
¿Se quebró la muñeca?
Me quebré la muñeca.

wrist pain
¿Tiene dolor de muñeca?
Tengo dolor de muñeca.

Quality / Location
Tipo / Ubicación

How do you feel?
¿Cómo se siente?

What's wrong?
¿Qué le pasa?

What happened?
¿Qué pasó?

Show me where your problems are.
Enséñeme donde tiene las molestias.

Where is your problem?
¿Dónde siente la molestia?

Severity
Severidad

How severe are your symptoms?
¿Qué tan severos son sus síntomas?

How severe is your problem?
¿Qué tan severa es su molestia?

Mild?
¿Suave?

Moderate?
¿Moderada?

Severe?
¿Severa?

Context
Contexto

What caused your problem?
¿Qué causó su molestia?

What treatment have you been taking for your problem?
¿Cuál tratamiento ha estado tomando para su molestia?

How has your condition or problem affected you?
¿Cómo le ha afectado su condición o molestia?

Timing / Duration
Frequencia / Duración

Since when?
¿Desde cuándo?

When did your illness begin?
¿Cuándo comenzó su enfermedad?

How often do you have your symptoms?
¿Cada cuánto tiene los síntomas?

Have your symptoms occured before today?
¿Ha tenido estos síntomas antes de hoy?

How long do your symptoms last?
¿Cuánto tiempo duran los síntomas?

How long does it last?
¿Cuánto tiempo dura?

Modifying Factors
Factores Modificadores

What makes it better for you?
¿Qué lo hace sentir mejor?

What makes it worse for you?
¿Qué lo hace sentir peor?

Associated Signs / Symptoms
Signos / Síntomas Asociados

Do you have other symptoms or problems with this illness?
¿Tiene otros síntomas o molestias con esta enfermedad?

What did you eat today?
¿Qué comió hoy?

What have you swallowed?
¿Qué ha tragado?

Have you vomited today?
¿Ha vomitado hoy?

Medical History
Historial Médico

Begin Audio

Medical
Médico

Have you had other medical problems?
¿Ha tenido otros problemas médicos?

How long have you had . . .?
¿Hace cuánto tiempo que sufre de . . .?

Example:

How long have you had diabetes?
¿Hace cuánto tiempo sufre de diabetes?

Have you ever had . . .?
¿Alguna vez ha tenido . . .

Example:

Have you ever had diabetes?
¿Alguna vez ha tenido diabetes?

• **alcohol problems?**
• problemas con alcohol?

• **allergies?**
• alergias?

• **asthma?**
• asma?

- **blood disease?**
- una enfermedad de la sangre?

- **blood transfusions?**
- transfusiones de sangre?

- **bronchitis?**
- bronquitis?

- **cancer of any type?**
- cáncer de cualquier tipo?

- **cholesterol problems?**
- problemas con colesterol?

- **colon cancer?**
- cáncer del colon?

- **diabetes?**
- diabetes?

- **drug problems?**
- problemas con drogas?

- **epilepsy or seizures?**
- epilepsia o ataques?

- **glaucoma?**
- glaucoma?

- **heart disease?**
- una enfermedad del corazón?

- **high blood pressure?**
- la presión alta?

- **infections?**
  - infecciones?

- **kidney disease?**
  - una enfermedad del riñón?

- **lung disease?**
  - una enfermedad de los pulmones?

- **mental illness?**
  - una enfermedad mental?

- **mental retardation?**
  - retraso mental?

- **migraine headaches?**
  - migrañas (jaquecas)?

- **psychiatric problems?**
  - problemas psiquiátricos?

- **serious illness?**
  - una enfermedad seria?

- **stroke?**
  - embolias o derrames cerebrales?

- **tobacco problems?**
  - problemas con tabaco?

- **other illness?**
  - otra enfermedad?

Have you seen a doctor for that condition?
¿Ha consultado con un doctor por esa condición?

Where is the office of this doctor?
¿Dónde está la oficina de este doctor?

Do you know the telephone number of the doctor?
¿Sabe el número de teléfono del doctor?

Have you ever been hospitalized?
¿Alguna vez ha sido hospitalizado(a)?

What diseases have you had in your youth?
¿Qué enfermedades tuvo cuando era joven?

Have you lost or gained weight recently?
¿Ha bajado o subido de peso recientemente?

How many kilos did you gain or lose?
¿Cuántos kilos subió o bajó?

Do you have the same energy as always?
¿Tiene la misma energía que siempre?

Since when have you been feeling tired?
¿Desde cuándo se siente cansado(a)?

Do you have a fever or night sweats?
¿Tiene fiebre o sudores por la noche?

Have you had a loss of appetite?
¿Ha perdido el apetito?

Surgical
Historial Quirúrgico

Did you have an operation or surgery?
¿Tuvo una operación o una cirugía?

Have you ever had an operation?
¿Alguna vez ha tenido alguna operación?

Where and when?
¿Dónde y cuándo?

When?
¿Cuándo?

Systems
Sistemas

Skin
Piel

Have you ever had jaundice or yellow skin?
¿Alguna vez ha tenido ictericia o la piel de color amarillo?

Do you have skin problems?
¿Tiene problemas de la piel?

Do you have rashes, sores, bedsores, or oozing sores on your skin?
¿Tiene ronchas, úlceras, o llagas en la piel?

Do you have itching?
¿Tiene comezón?

Has the color of your skin or of a mole changed lately?
¿Recientemente, le ha cambiado el color de la piel o de un lunar?

Head
Cabeza

Do you have headaches?
¿Sufre de dolores de cabeza?
  or
¿Tiene dolores de cabeza?

Have you received a blow to the head recently?
¿Ha recibido un golpe en la cabeza recientemente?

Do you have oily hair?
¿Sufre de cabello grasoso?

Have you had inflammation of the salivary gland?
¿Ha tenido inflamación de la glándula salival?

Eyes
Ojos

Can you see well?
¿Puede ver bien?

Do you use glasses?
¿Usa lentes?

Do you have blurred vision at times?
¿Tiene la vista borrosa de vez en cuando?

Do you have double vision at times?
¿Tiene la visión doble a veces?

Have you had visual changes recently?
¿Ha tenido cambios en la visión recientemente?

Have you had eye redness or swelling recently?
¿Ha tenido los ojos enrojecidos o hinchados recientemente?

Have you had eye pain recently?
¿Ha tenido dolor en los ojos recientemente?

Have you had an eye discharge?
¿Ha tenido secreción de los ojos?

Have you had eye burning?
¿Ha tenido ardor en los ojos?

Have you had eye strain?
¿Ha tenido que esforzarse para poder ver.

Do you suffer from cataracts or glaucoma?
¿Sufre de cataratas o glaucoma?

When was the last time you had your eyes checked?
¿Cuándo le revisaron la vista la última vez?

Who examined your eyes?
¿Quién le examinó los ojos?

Have you seen spots or flashes?
¿Ha visto puntos o luces?

When you look at lights, do you see circles?
¿Cuándo mira las luces, ve círculos?

Ears
Oídos

Do you hear well?
¿Oye bien?

Do you hear the same in each ear?
¿Oye igual en cada oído?

Do you have difficulty hearing?
¿Tiene dificultad para oír?

Have you had ear infections?
¿Ha tenido infecciones del oído?

Do you have any discharge from your ears?
¿Tiene salida de pus o secreciones de los oídos?

Do you feel like the room is spinning?
¿Tiene la sensación que el cuarto está dando vueltas?

Nose
Nariz

Do you have allergies to anything?
¿Tiene reacciones alérgicas a alguna substancia?

Do you have sinusitis?
¿Tiene sinusitis?

Have you had many head colds?
¿Ha tenido muchos resfriados?

Can you smell well?
¿Puede oler bien?

Throat
Garganta

Do your teeth hurt?
¿Tiene dolor en los dientes?

Do you have false teeth?
¿Tiene dientes postizos?

Do you have bleeding gums?
¿Tiene Ud. sangrado de las encías?

When was the last time you saw a dentist?
¿Cuándo fue la última vez que visitó a un dentista?

Do you have a sore throat?
¿Tiene dolor de garganta?

Do you have hoarseness?
¿Tiene ronquera?

Do you have a sore tongue?
¿Le duele la lengua?

Do you have a bleeding from the mouth?
¿Tiene Ud. sangrado de la boca?

Do you have mouth soreness?
¿Tiene dolor en la boca?

Do you have problems swallowing?
¿Tiene dificultad al tragar?

Do you have problems swallowing solids or liquids?
¿Tiene dificultad al pasar sólidos o líquidos?

Do you have mouth swelling?
¿Tiene la boca hinchada?

Do you have any lumps in your mouth?
¿Tiene algunas bolas pequeñas en la boca?

Do you have drainage at the back of the throat?
¿Tiene paso de flemas en la parte de atrás de la garganta?

Do you sometimes have fever blisters or cold sores in your mouth?
¿Tiene fuegos o ampollas en la boca de vez en cuando?

Do you have a cough?
¿Tiene tos?

Neck
Cuello

Do you have neck pain?
¿Tiene dolor en el cuello?

Do you have nodules or lumps in your neck?
¿Tiene bolitas o bultos en el cuello?

Do you have neck swelling?
¿Tiene una hinchazón en el cuello?

Cardiovascular
Cardiovascular

Heart
Corazón

Do you take medication for your heart?
¿Toma alguna medicina para el corazón?

Do you have high blood pressure?
¿Sufre de la presión alta?
  or
¿Tiene la presión alta?

Do you have heart problems?
¿Tiene problemas del corazón?

How many pillows do you use to sleep?
¿Cuántas almohadas usa para dormir?

Have you ever awakened with the feeling that you are choking?
¿Alguna vez se ha despertado con la sensación de que se está ahogando?

Do you have a heart murmur?
¿Tiene un soplo del corazón?

Has anyone ever told you that you have a heart murmur?
¿Alguna vez le han dicho que tiene un soplo del corazón?

Have you ever had rheumatic fever?
¿Alguna vez ha tenido fiebre reumática?

Have you lost or gained weight recently?
¿Ha bajado o subido de peso recientemente?

How many kilos or pounds did you gain or lose?
¿Cuántos kilos o libras subió o bajó?

Do you have ankle swelling?
¿Se le hinchan los tobillos?

Do you have the same energy as always?
¿Tiene la misma energía de siempre?

Since when have you been feeling tired?
¿Desde cuándo se siente cansado(a)?

Do you feel dizzy?
¿Se siente mareado(a)?

Do you sleep well?
¿Duerme bien?

How many hours do you sleep?
¿Cuántas horas duerme?

Have you felt dizzy or fainted after eating?
¿Se ha mareado o se ha desmayado después de comer?

Have you felt dizzy or fainted after exercising?
¿Se ha mareado o se ha desmayado después de hacer ejercicios?

Chest Pain
Dolor de Pecho

Do you have chest pain?
¿Tiene dolor de pecho?

Do you have chest pain from time to time?
¿Tiene dolor de pecho de vez en cuando?

Do you feel pressure, a crushing pain, or a burning pain?
¿Siente presión en el pecho o dolor aplastante o ardor?

Does the pain radiate to your back or down your arm?
¿Se mueve el dolor hacia la espalda o hacia el brazo?

Have you ever had chest pain before?
¿Alguna vez ha tenido dolor de pecho?

What brings it on?
¿Qué causa el dolor?

What makes it feel better?
¿Qué alivia el dolor?

How long does the pain last?
¿Por cuánto tiempo dura el dolor?

Do you feel chest pain when you are resting?
¿Siente dolor en el pecho cuando descansa?

Do you have palpitations?
¿Tiene palpitaciones?

Do you have an irregular heart beat?
¿Tiene un latido de corazón irregular?

Are you short of breath?
¿Le falta el aire?

Do you have difficulty breathing?
¿Tiene dificultad al respirar?

Do you take medication for your heart?
¿Toma medicina para el corazón?

Do you have high blood pressure?
¿Sufre de la presión alta?
  or
¿Tiene la presión alta?

Pulmonary

Pulmonar

Do you have difficulty breathing?
¿Tiene dificultad al respirar?

Do you feel short of breath?
¿Siente que le falta el aire?

Do you pant when you walk a bit?
¿Jadea cuándo camina un poco?

How many blocks can you walk without stopping?
¿Cuántas cuadras puede caminar sin parar?

Do you use oxygen?
¿Usa oxígeno?

Do you have a cough?
¿Tiene tos?

Do you have phlegm?
¿Tiene flemas?

What color is the phlegm?
¿De qué color es la flema?

Is it thick?
¿Es espesa?

Do you cough up blood?
¿Tose con sangre?

Do you wheeze?
¿Respira con silbidos?

Do you have asthma?
¿Sufre de asma?

Is there anything that causes an asthma attack?
¿Hay algo que provoca el ataque de asma?

Do you have allergies to pollen, dust, or animals?
¿Tiene una reacción alérgica hacia el polen, el polvo, o los animales?

Have you ever had pneumonia?
¿Alguna vez ha tenido pulmonía (neumonía)?

Have you ever had a TB test?
¿Alguna vez le han hecho una prueba para la tuberculosis?

What was the result?
¿Cuál fue el resultado?

Have you ever had a chest X-ray?
¿Alguna vez le han tomado una radiografía del pecho?

Gastrointestinal
Gastrointestinal

Do you have difficulty swallowing or does the food get stuck in your throat?
¿Tiene dificultad al tragar o se le atora la comida en la garganta?

Do you often have heartburn?
¿Tiene agruras a menudo?

Do you vomit up blood?
¿Vomita sangre?

Are there any foods that bring on stomach pain?
¿Hay comidas que le causan dolor de estómago?

Are you constipated?
¿Está estreñido(a)?

Do you have difficulty moving your bowels?
¿Tiene dificultad al defecar (obrar)?

Do you have diarrhea?
¿Tiene diarrea?

Do you have blood in your stool?
¿Tiene sangre en el excremento?

Have you had black stools like the color of asphalt?
¿Ha tenido excremento negro como el color de asfalto (chapopote)?

Do you have hemorrhoids?
¿Sufre de hemorroides (almorranas)?

Have you had your gallbladder removed?
¿Ha tenido una operación para quitar (extirpar) la vesícula biliar?

Have you ever had hepatitis?
¿Alguna vez ha tenido hepatitis?

What kind of hepatitis was it: A, B, or C?
¿Qué tipo de hepatitis tuvo: A, B, o C?

Do you have nausea?
¿Tiene náusea?

Have you felt dizzy or fainted after eating?
¿Se ha mareado o desmayado después de comer?

Which kind of foods do you eat?
¿Qué clase de comidas come?

Do you defecate without control?
¿Se le sale el excremento (popó) sin querer?

Genitourinary
Genitourinario

General
General

Do you have difficulty urinating?
¿Tiene dificultad para orinar?

Do you have to urinate more frequently?
¿Tiene que orinar con más frecuencia?

Do you have to get up at night to urinate?
¿Tiene que levantarse durante la noche para orinar?

How many times a night do you get up to urinate?
¿Cuántas veces durante la noche se levanta para orinar?

Do you have to strain or force yourself to urinate?
¿Tiene que esforzarse para poder orinar?

How is the flow?
¿Cómo es el chorro cuando orina?

Does it drip after finishing urination?
¿Salen gotas después de terminar de orinar?

Do you have sores on your penis?
¿Tiene llagas en el pene?

Do you have sores in your vagina?
¿Tiene llagas en la vagina?

Do you drip urine without control or when you laugh or cough?
¿Se le sale la orina sin querer o cuando se ríe o tose?

Does it burn or sting when you urinate?
¿Le arde cuando orina?

Do you have blood in your urine?
¿Tiene sangre en la orina?
 or
¿Orina con sangre?

Have you ever had a urinary tract infection?
¿Alguna vez ha tenido una infección de las vías urinarias?

Have you ever passed a stone in your urine?
¿Alguna vez ha eliminado una piedra en la orina?

Menstruation
Menstruación

How old were you with your first period?
¿Qué edad tenía cuando tuvo la primera regla?

Do you have periods?
¿Tiene reglas?

Are your periods regular?
¿Tiene irregularidades con las reglas?

Do you have problems with your periods?
¿Tiene problemas con las reglas?

Do you have pain with your periods?
¿Tiene dolor con las reglas?

Do you bleed a little?
¿Sangra poco?

Do you bleed moderately?
¿Sangra regular?

Do you bleed heavily?
¿Sangra mucho?

Do you have spotting between periods?
¿Tiene manchado entre las reglas?

When was your last period?
¿Cuándo bajó su última regla?

When was the first day of your last period?
¿Cuándo fue el primer día de su última regla?

How many days do you bleed with your periods?
¿Por cuántos días sangra durante su regla?

Menopause
Menopausia

When did menopause begin?
¿Cuándo comenzó la menopausia?

Have you ever had bleeding, spotting, or a period since then?
¿Alguna vez ha tenido sangre, manchados, o una regla desde entonces?

Do you have hot flushes?
¿Tiene bochornos (calores)?

Pregnancy
Embarazo

When was the last time that you had sexual relations?
¿Cuándo fue la última vez que tuvo relaciones?

Is it possible that you are pregnant?
¿Es posible que esté embarazada?

How many times have you been pregnant?
¿Cuántos veces se ha embarazado?

When were your pregnancies?
¿Cuándo fueron sus embarazos?

How many miscarriages?
¿Cuántos abortos (malpartos) ha tenido?

Have you had any abortions? How many?
¿Ha tenido abortos inducidos? ¿Cuántos?

Have you had any premature births?
¿Ha tenido algún parto prematuro?

Have you had any stillborn births?
¿Alguno de sus hijos ha nacido muerto?
  or
¿Ha tenido un mortinato?

How many children do you have?
¿Cuántos hijos tiene?

How many girls do you have?
¿Cuántos niñas tiene?

How many boys do you have?
¿Cuántos niños tiene?

Did you have any problems with your pregnancies?
¿Tuvo algún problema con los embarazos?

How many vaginal deliveries did you have?
¿Cuántos partos vaginales tuvo?

How many cesarean deliveries did you have?
¿Cuántas cesáreas tuvo?

Have you had problems with the deliveries?
¿Ha tenido problemas con los partos?

Your due date, more or less, is . . .
La fecha de su parto, más o menos, es . . .

When is your due date?
¿Cuándo es su fecha de parto?

Birth Control
Espaciamiento de Los Embarazos

When was the last time that you had sexual relations?
¿Cuándo fue la última vez que tuvo relaciones?

Is it possible that you are pregnant?
¿Es posible que esté embarazada?

Do you use birth control?
¿Usa métodos anticonceptivos?

Which of the methods do you use now?
¿Cuál de los métodos usa ahora?

Which of the methods did you use?
¿Cuál de los métodos usó?

Do you use . . .?
¿Usa . . .?

    Example:

    Do you use condoms?
    ¿Usa condones?

    • **the birth control pills?**
    • las pastillas?
      or
    • la píldora?

    • **the sponge?**
    • la esponja?

- **foam?**
- espuma?

- **condoms?**
- condones?
  or
- preservativos?

- **rubbers?**
- hules?

- **the IUD?**
- el aparato?
  or
- la espiral?
  or
- el dispositivo?

- **the diaphragm?**
- el diafragma?

- **the shot?**
- la inyección?

- **the implant?**
- el implante?

- **the rhythm method?**
- el método del ritmo?

- **other methods?**
- otros métodos?

Does your husband take care of you ("pull out")?
¿Su esposo la cuida?
  or
¿Su esposo se sale antes de terminar?

Which problems do you have with birth control?
¿Qué problemas tiene con los métodos anticonceptivos?

Have you had your tubes tied?
¿Le amarraron los tubos?
  or
¿La ligaron?
  or
¿Ha sido operada para no tener familia (hijos)?

Have you had a hysterectomy?
¿Ha tenido la histerectomía?
  or
¿Ha tenido una operación para quitar (extirpar) la matriz?

Have you had an oopherectomy?
¿Ha tenido una ooforectomía?
  or
¿Ha tenido una operación para quitar (extirpar) los ovarios?

Has your husband had a vasectomy?
¿Ha tenido su esposo una vasectomía?

Has your partner had a vasectomy?
¿Ha tenido una vasectomía su pareja?

Have you had a vasectomy?
¿Ha tenido Ud. una vasectomía?

Venereal Disease
Enfermedad Venérea

Have you ever had a venereal disease?
¿Alguna vez ha tenido una enfermedad venérea?

Have you ever had an STD?
¿Alguna vez ha tenido una enfermedad transmitida sexualmente?

Did you receive medical treatment?
¿Recibió tratamiento médico?

Do you have any discharge from the vagina?
¿Tiene un flujo o secreción de la vagina?

Do you have any discharge from the penis?
¿Tiene un flujo o secreción del pene?

What is it like? Can you describe it?
¿Cómo es? ¿Puede describirlo?

Do you have any sores on your genitalia?
¿Tiene llagas en las partes genitales?

Do you feel any itching of the vagina?
¿Siente picazón (comezón) en la vagina?

Do you feel any itching of the penis?
¿Siente picazón (comezón) en el pene?

Does it hurt when you have sex?
¿Le duele cuando tiene relaciones sexuales?

Musculoskeletal

Musculoesquelético

Do you have pain or swelling in your joints?
¿Tiene dolores o hinchazón en las articulaciones (coyunturas)?

Do you have arthritis?
¿Tiene artritis o inflamación de las articulaciones?

Have you ever had joint enlargement?
¿Alguna vez se le han agrandado las articulaciones?

Have you ever had joint swelling?
¿Alguna vez ha tenido hinchazón en las articulaciones?

Have you ever had gout?
¿Alguna vez ha tenido gota?

Do you have back pain?
¿Le duele la espalda?

Do you have back problems?
¿Tiene problemas de la espalda?

Have you ever had an ankle sprain?
¿Alguna vez se torció el tobillo?

Have you ever had a broken bone?
¿Alguna vez se quebró un hueso?

Have you ever had a bunion?
¿Alguna vez ha tenido un juanete?

Have you ever had bursitis?
¿Alguna vez ha tenido bursitis?

Do you have muscle cramps?
¿Tiene calambres?

Have you ever had muscle weakness?
¿Alguna vez ha tenido debilidad en los músculos?

Have you ever had a myalgia?
¿Alguna vez ha tenido dolores musculares?

Have you ever had orthopedic surgery?
¿Alguna vez ha tenido cirugía ortopédica o cirugía de los huesos?

Do you have problems climbing stairs?
¿Tiene problemas al subir escaleras?

Do you have restless legs?
¿Tiene una sensación de incomodidad en las piernas o dificultad para mantener las quietas?

Have you ever had tendinitis?
¿Alguna vez ha tenido tendinitis o inflamación de un tendón?

Neurologic
Neurológico

With which hand do you write?
¿Con cuál mano escribe?

Have you ever had a stroke?
¿Alguna vez ha tenido una embolia o un derrame cerebral?

Does any part of your body feel numb?
¿Siente entumecida (adormecida) alguna parte del cuerpo?

Do you have a tingling sensation?
¿Tiene alguna sensación de hormigueo?

Do you have tremors or shaking?
¿Tiene temblores?

Do you feel dizzy at times?
¿Se siente mareado(a) a veces?

Have you fainted?
¿Se ha desmayado?

Do you have difficulty remembering things?
¿Tiene dificultad para recordar cosas?

Have you ever had seizures?
¿Alguna vez ha tenido ataques o convulsiones?

Do you suffer from headaches?
¿Sufre de dolores de cabeza?

How long have you suffered from headaches?
¿Cuánto tiempo tiene de sufrir dolores de cabeza?

How often?
¿Cada cuánto?

Where are they?
¿Dónde le duele?

Describe them, please.
Describa el dolor, por favor.

How long do they last?
¿Cuánto tiempo dura el dolor?

Endocrine

Endocrino

Have you ever had thyroid problems?
¿Alguna vez ha tenido problemas de la glándula tiroides?

Have you ever consulted a doctor for this problem?
¿Alguna vez ha consultado a un médico por este problema?

How long ago?
¿Hace cuánto tiempo?

What did he / she tell to you?
¿Qué le dijo?

Do you take medicine for this problem?
¿Toma medicina para este problema?

Which medicine?
¿Cuál medicina?

Did the treatment help?
¿Ayudó el tratamiento?

Did the medicines help?
¿Ayudaron las medicinas?

Do you feel warm when others don't?
¿Siente calor cuándo otros no?

Do you feel cold when others don't?
¿Siente frío cuándo otros no?

Have you lost or gained weight recently?
¿Ha bajado o subido de peso recientemente?

How many pounds did you gain or lose?
¿Cuántos libras subió o bajó?

Do you have the same energy as always?
¿Tiene la misma energía que siempre?

Since when have you been feeling tired?
¿Desde cuándo se siente cansado(a)?

Do you have fever or sweats?
¿Tiene fiebre o sudores?

Have you ever had a rapid heart beat?
¿Alguna vez ha tenido palpitaciones o sensaciones de latidos cardiacos rápidos?

Do you feel thirsty with more frequency?
¿Tiene sed con más frecuencia?

Do you urinate with more frequency?
¿Orina con más frecuencia?

Are you eating more than you normally do?
¿Está comiendo más de lo normal o no?

Mental Status / Psychiatric
Estado Mental / Psiquiátrico

Have you ever consulted a psychiatrist?
¿Alguna vez ha consultado un(a) (p)siquiatra?

How long ago?
¿Hace cuánto tiempo?

What did he / she tell to you?
¿Qué le dijo?

Did the treatment help?
¿Ayudó el tratamiento?

Did the medicines help?
¿Ayudaron las medicinas?

Have you ever suffered from depression?
¿Alguna vez ha sufrido de depresión?

Did anyone treat you for depression?
¿Alguien lo(la) ha tratado por depresión?

Do you have the same energy as always?
¿Tiene la misma energía de siempre?

Since when have you been feeling tired?
¿Desde cuándo se siente cansado(a)?

Are you nervous?
¿Tiene nervios?
 or
¿Se siente nervioso(a)?
 or
¿Está nervioso(a)?

Do you feel dizzy?
¿Se siente mareado(a)?

Do you sleep well?
¿Duerme bien?

How many hours do you sleep?
¿Cuántas horas duerme?

Do you take sedatives?
¿Toma calmantes?

Do you take anti-depressants?
¿Toma antidepresivos?

Have you ever had thoughts about committing suicide?
¿Alguna vez ha pensado en suicidarse?

Have you thought about how you would do it?
¿Ha pensado en como hacerlo?

Have you thought about when you would to do it?
¿Ha pensado cuando hacerlo?

Do you have the things you need to commit suicide?
¿Tiene las cosas que necesita para suicidarse?

Have you ever thought of causing harm to others?
¿Alguna vez ha pensado en hacerle daño a otros?

Are you able to take care of yourself?
¿Puede cuidarse a sí mismo?

Is there anyone who can help take care of you?
¿Hay alguien que pueda ayudarlo(la) a cuidarse?

Trauma

Trauma

Did you have an accident?
¿Tuvo un accidente?

Have you ever had an accident?
¿Alguna vez ha tenido un accidente?

Where?
¿Dónde?

When?
¿Cuándo?

What happened?
¿Qué pasó?
  or
¿Qué ocurrió?

Pain

Dolor

What
¿Qué?

Do you have pain?
¿Tiene dolor?

What hurts?
¿Qué le duele?

What kind of pain is it?
¿Qué tipo de dolor es?

How is the pain?
¿Cómo es el dolor?

Is the pain sharp like knives or dull?
¿Es el dolor agudo como una punzada, o es un dolor sordo?

Is it like a pressure or crushing?
¿Es el dolor aplastante o como una presión?

Is the pain burning?
¿Es el dolor quemante?
  or
¿Cómo ardor?

Is the pain light?
¿Es el dolor leve?

Is the pain moderate?
¿Es el dolor moderado?

Is the pain strong?
¿Es el dolor muy fuerte?

Is the pain jabbing?
¿Es el dolor como piquetes?

What makes it better for you?
¿Qué mejora o alivia el dolor?

What makes it worse for you?
¿Qué lo empeora?

Have you used any medications for the pain?
¿Ha usado medicinas para el dolor?

Have you used any medication or home remedies?
¿Ha usado remedios caseros para el dolor?

Did the medicines help?
¿Ayudaron las medicinas?

Did the home remedies help?
¿Ayudaron los remedios caseros?

Do you have any family members with the same problem?
¿Tiene familiares con el mismo problema?

Do you have any friends with the same problem?
¿Tiene amigos con el mismo problema?

Have you ever consulted a doctor for this problem?
¿Alguna vez ha consultado un médico por este problema?

How long ago?
¿Hace cuánto tiempo?

What did he / she tell to you?
¿Qué le dijo?

What happened to make you seek help from us today?
¿Qué le pasó hoy que lo hizo pedir ayuda?

Where
¿Dónde?

Where does it hurt?
¿Dónde le duele?

Can you show me the site of the pain?
¿Puede enseñarme dónde está el dolor?

Can you point with one finger at the site of the pain?
¿Puede señalar con el dedo donde está el dolor?

Does the pain stay in one place?
¿Se queda en un solo lugar el dolor?

Does the pain move to other areas of your body?
¿Se mueve el dolor a otras partes del cuerpo?

When
¿Cuándo?

When did your pain begin?
¿Cuándo comenzó el dolor?

How many times have you had the pain during this week?
¿Cuántas veces ha tenido el dolor durante esta semana?

When was the first time that you felt this pain?
¿Cuándo fue la primera vez que sintió este dolor?

Does the pain feel better with exercise?
¿Cuando hace ejercicio, se alivia o disminuye el dolor?

Does the pain feel worse with exercise?
¿Cuando hace ejercicio, aumenta el dolor?

Do you have the pain with eating?
¿Tiene dolor cuando come?

Do you have the pain with straining?
¿Tiene dolor cuando hace esfuerzos?

Do you have the pain with heavy work?
¿Tiene dolor cuando realiza trabajo pesado?

Did the pain go away for a period of time?
¿Se le quitó el dolor por un tiempo?

Did the pain go away on its own?
¿Se quitó solo el dolor?

When did the pain start again?
¿Cuándo empezó el dolor de nuevo?

Is the pain constant?
¿Es el dolor constante?

Is the pain intermittent?
¿Va y viene el dolor?

What were you doing when the pain began?
¿Qué estaba haciendo cuándo comenzó el dolor?

At what time of day do you have the pain?
¿A qué hora del día tiene el dolor?

Is the pain worse in the morning?
¿Tiene más dolor en la mañana?

Is the pain worse in the afternoon?
¿Tiene más dolor en la tarde?

Is the pain worse at night?
¿Tiene más dolor en la noche?

Vaccinations

Vacunas

Which vaccinations have you / he / she had?
¿Contra qué enfermedades está Ud. / él / ella vacunado(a)?

- **diphtheria?**
- difteria?

- *Haemophilus influenzae b* (**Hib**)?
- hemófilus influenza b?

- **hepatitis?**
- hepatitis?

- **measles?**
- sarampión?

- **mumps?**
- paperas?

- **pertussis?**
- pertusis (tosferina)?

- **polio?**
- polio?

- **rubella?**
- rubéola?

- **tetanus?**
- tétanos?

- **typhoid fever?**
- fiebre tifoidea?

Medications / Allergies
Medicamentos / Alergias

Begin Audio

Medications
Medicamentos

Are you taking any medication?
¿Está tomando algún medicamento?

Are you taking any over-the-counter medications?
¿Está tomando medicamentos que se venden sin receta?

Are you taking any home remedies?
¿Está tomando remedios caseros?

Which medicines do you take?
¿Qué medicamentos toma?

How long have you been taking this medicine?
¿Hace cuánto tiempo toma esta medicina?

Are you taking contraceptive pills?
¿Está tomando píldoras anticonceptivas?

Did you bring your medications?
¿Trajo sus medicamentos?

Do you have your medicines here?
¿Tiene sus medicinas aquí?

What color are your pills?
¿De qué color son las pastillas?

How many times each day do you take your pills?
¿Cuántas veces al día toma las pastillas?

Have you been taking your medication every day?
¿Ha tomado su medicamento todos los días?

Do you sometimes forget to take your medicine?
¿Se le olvida tomar su medicamento a veces?

How many times in one month do you forget to take your medicine?
¿Cuántas veces en un mes se le olvida tomar su medicina?

When was the last time you took your medicine?
¿Cuándo fue la última vez que tomó su medicina?

How many of these pills did you take this morning?
¿Cuántas de estas pastillas tomó esta mañana?

Can you show me which medicine you took today?
¿Puede mostrarme cuál medicina tomó hoy?

Can you show me which medicine you took yesterday?
¿Puede mostrarme cuál medicina tomó ayer?

When did you finish all of your capsules?
¿Cuándo terminó todas las cápsulas?

Did you have an allergic reaction to any medicine?
¿Tuvo una reacción alérgica a alguna medicina?

What happened when you had this reaction?
¿Qué ocurrió cuando tuvo esta reacción?

Do you have allergies to any medicines?
¿Tiene reacciones alérgicas a algunas medicinas?

Did you have an allergic reaction to . . .?
¿Tuvo una reacción alérgica a . . .?

Example:

Did you have an allergic reaction to penicillin?
¿Tuvo una reacción alérgica a penicilina?

• **antibiotics?**
• antibióticos?

• **blood pressure medicines?**
• medicinas para la presión alta?

• **immunizations?**
• vacunas?

• **penicillin?**
• penicilina?

• **sulfa?**
• sulfa?

• **sulfonamides?**
• sulfonamidas?

• **other medicines?**
• otras medicinas?

Have you taken antibiotics before today?
¿Ha tomado antibióticos antes de hoy?

Do you have problems with any medicines?
¿Tiene problemas con alguna medicina?

Do you have problems with medicines, such as . . .?
¿Tiene problemas con medicinas, como . . . ?

Example:

Do you have problems with medicines, such as aspirin?
¿Tiene problemas con medicinas, como aspirina?

• **antibiotics?**
• antibióticos?

• **aspirin?**
• aspirina?

• **blood pressure medicines?**
• medicinas para la presión alta?

• **codeine?**
• codeína?

• **ibuprofen?**
• ibuprofén?

• **immunizations?**
• vacunas?

• **other medicines?**
• otras medicinas?

Can you tolerate asprin?
¿Puede tolerar la aspirina?

Can you tolerate codeine?
¿Puede tolerar la codeína?

Can you tolerate ibuprofen?
¿Puede tolerar ibuprofeno?

Allergies
Alergias

Do you have allergies to anything?
¿Tiene reacciones alérgicas a alguna substancia?

What are your allergies?
¿Cuáles son sus alergias?

What were your symptoms?
¿Cuáles fueran sus síntomas?

Does your skin itch?
¿Le pica la piel?

Do you have asthma?
¿Tiene asma?

Are you allergic to . . .?
¿Es alérgico(a) a . . .?

> **Example:**
>
> **Are you allergic to plants?**
> ¿Es alérgico(a) a plantas?
>
> • **animals?**
> • animales?
>
> • **foods?**
> • comidas?

- **insect stings?**
  - picaduras de insectos?

- **medicines?**
  - medicinas?

- **nuts?**
  - nueces?

- **plants?**
  - plantas?

- **pollen?**
  - polen?

Were you stung by a bee?
¿Le picó una abeja?

Where?
¿Dónde?

When?
¿Cuándo?

Has this happened before today?
¿Ha ocurrido esto antes de hoy?

Asthma

Asma

Do you wheeze?
¿Respira con sibilancias?

Do you have asthma?
¿Sufre de asma?

How long have you suffered from asthma?
¿Hace cuánto tiempo que está sufriendo de asma?

Is there anything that causes an asthma attack?
¿Hay algo que le provoca un ataque de asma?

Do you have allergies to pollen, dust, or animals?
¿Tiene alergias a polen, polvo, o animales?

In the past 2 weeks:
En las últimas 2 semanas:

Have you coughed, wheezed, felt short of breath, or had chest tightness?
¿Ha tosido, ha tenido silbidos (pitillo, pito, piido, silbilancia, ronquera, o hervor de pecho), dificultad al respirar, o ha sentido presión en el pecho?

During the day?
¿Durante el día?

At night, causing you to wake up?
¿En la noche y lo hizo despertar?

During or soon after exercise?
¿Durante o después de hacer ejercicio?

Have you needed more "quick-relief "medicine than usual?
¿Ha necesitado usar más medicina de la que acostumbra "para alivio rápido?"

Has your asthma kept you from doing anything you wanted to do?
¿Le ha impedido el asma hacer algo que quería hacer?

What was it?
¿Qué cosa?

Have your asthma medicines caused you any problems, like shakiness, sore throat, or upset stomach?
¿Las medicinas que toma para el asma le han causado algún problema, como tembladera, dolor de garganta, o malestar en el estómago?

In the past few months:
En los últimos meses:

> **Have you missed school or work because of your asthma?**
> ¿Ha faltado a la escuela o al trabajo debido al asma?

> **Have you gone to the emergency room or hospital because of your asthma?**
> ¿Ha ido a la sala de emergencia o al hospital debido al asma?

Family History
Historia Familiar

Begin Audio

General

Are there any illnesses or conditions, which run in your family, such as . . .?
¿Hay algunas enfermedades que son comunes en su familia, como . . .?

> **Example:**
>
> **Are there any illnesses or conditions, which run in your family, such as asthma?**
> ¿Hay algunas enfermedades o condiciones que son comunes en su familia, como asma?

• **alcohol problems?**
• problemas con alcohol?

• **allergies?**
• alergias?

• **asthma?**
• asma?

• **blood disease?**
• una enfermedad de la sangre?

• **blood transfusions?**
• transfusiones de sangre?

• **bronchitis?**
• bronquitis?

- **cancer?**
- cáncer?

- **cholesterol problems?**
- problemas con colesterol?

- **depression?**
- depresión?

- **diabetes?**
- diabetes?

- **drug problems?**
- problemas con drogas?

- **epilepsy or seizures?**
- epilepsia o ataques?

- **glaucoma?**
- glaucoma?

- **heart disease?**
- una enfermedad del corazón?

- **high blood pressure?**
- la presión alta?

- **infections?**
- infecciones?

- **kidney disease?**
- enfermedades de los riñones?

- **lung disease?**
- enfermedades de los pulmones?

- **mental illness?**
- una enfermedad mental?

- **mental retardation?**
- retraso mental?

- **psychiatric problems?**
- problemas psiquiátricos?

- **serious illness?**
- una enfermedad seria?

- **stroke?**
- embolias o derrame cerebral?

- **suicide?**
- suicidio?

- **tobacco problems?**
- problemas con tabaco?

- **tuberculosis?**
- tuberculosis?

- **other illness?**
- otra enfermedad?

Relatives
Familiares

Do you have family with your same problem?
¿Tiene un familiar con el mismo problema que usted?

Do you have family members, who have had colon cancer?
¿Tiene algún familiar que haya tenido cáncer del colon?

Are your parents living?
¿Están vivos sus padres?

Is your mother living?
¿Está viva su madre?

Is your father living?
¿Está vivo su padre?

Does your mother have medical problems?
¿Sufre su madre de algunos problemas médicos?

Does your father have medical problems?
¿Sufre su padre de algunos problemas médicos?

Of what did your mother die?
¿De qué murió su madre?

Of what did your father die?
¿De qué murió su padre?

How many siblings do you have?
¿Cuántos hermanos tiene?

Are your siblings living?
¿Están vivos sus hermanos?

Do your siblings have any medical problems?
¿Sufren sus hermanos de algunos problemas médicos?

Of what did your brother die?
¿De qué murió su hermano?

Of what did your sister die?
¿De qué murió su hermana?

Of what did your grandmother die?
¿De qué murió su abuela?

Of what did your grandfather die?
¿De qué murió su abuelo?

Of what did other relatives die?
¿De qué murieron otros parientes?

How old was she/he when she/he died?
¿Cuántos años tenía él/ella cuando se murió?

Social History
Historia Social

Occupation
Ocupación

Where do you work?
¿Dónde trabaja?

What do you do there?
¿Qué hace allí?

What kind of work do you do?
¿Qué tipo de trabajo hace?

How long have you been out of work?
¿Hace cuánto tiempo que está sin trabajo ?

Why can't you work?
¿Por qué no puede trabajar?

Are there any chemicals or hazardous substances where you work?
¿Hay algunas sustancias químicas o peligrosas donde trabaja?

Living
Hábitos de Vida

Do you eat well?
¿Come bien?

Do you sleep well?
¿Duerme bien?

Do you have a place to stay?
¿Tiene un lugar dónde quedarse?

Do you live with anyone else?
¿Vive con otras personas?

Where have you lived for the major part of your life?
¿Dónde ha vivido la mayor parte de su vida?

When was the last time you left the country?
¿Cuándo fue la última vez que salió del país?

Where did you go?
¿Adónde fue?

How long have you been in the United States?
¿Hace cuánto tiempo que está en los Estados Unidos?

Do you have children?
¿Tiene niños?

How many?
¿Cuántos?

Do your children live with you?
¿Viven sus niños con usted?

Tobacco
Tabaco

Do you smoke or have you ever smoked?
¿Fuma o alguna vez ha fumado?

How many packs per day?
¿Cuántos paquetes por dia?

When did you quit smoking?
¿Cuándo dejó de fumar?

Were you successful?
¿Lo logró?
  or
¿Tuvo éxito para dejar de fumar?

Alcohol
Alcohol

Do you drink alcohol, wine or beer?
¿Toma bebidas alcohólicas, vino, o cerveza?

When was the last time you had a drink?
¿Cuándo fue la última vez que tomó un trago?

How much wine, beer or hard liquor do you drink?
¿Cuánto vino o cerveza o tragos toma?

How much can you drink when you feel like drinking?
¿Cuánto puede tomar cuando tiene ganas?

Do your hands tremble when you quit drinking?
¿Le tiemblan las manos cuando deja de tomar?

Have you ever had seizures when you quit drinking?
¿Alguna vez ha tenido ataques o convulsiones cuando dejó de tomar?

Have you tried to quit drinking?
¿Ha tratado de dejar de tomar?

Were you successful?
¿Lo logró?
  or
¿Tuvo éxito en dejar la bebida?

Drugs
Drogas

Have you ever used drugs?
¿Alguna vez ha usado drogas?

Which ones?
¿Cuáles?

Have you ever injected drugs?
¿Alguna vez se ha inyectado drogas?

Do you share needles with others?
¿Comparte agujas con otros?

Do you have a drug habit or do you just use drugs from time to time?
¿Tiene un hábito o sólo usa drogas de vez en cuando?

How often do you use drugs?
¿Qué tan seguido usa drogas?

Have you tried to quit using drugs?
¿Ha tratado de dejar de usar drogas?

Were you successful?
¿Lo logró?
 or
¿Tuvo éxito en dejar las drogas?

Sexual Relations
Relaciones Sexuales

Do you have sexual relations with more than one person?
¿Tiene relaciones sexuales con más de una persona?

Have you had sexual relations with more than one person?
¿Ha tenido relaciones sexuales con más de una persona?

How many partners do you / he / she have?
¿Cuántas parejas sexuales tiene?

How many partners have you had?
¿Cuántas parejas sexuales ha tenido?

Have you ever had sexual relations with men?
¿Alguna vez ha tenido relaciones sexuales con hombres?

Have you ever had sexual relations with women?
¿Alguna vez ha tenido relaciones sexuales con mujeres?

Have you ever had sexual relations with prostitutes?
¿Alguna vez ha tenido relaciones sexuales con prostitutas?

Did you use condoms?
¿Usó condones?

Have you ever received a blood transfusion?
¿Alguna vez ha recibido una transfusión de sangre?

Have you taken an AIDS test?
¿Ha tenido una prueba para el virus del SIDA?

What was the result?
¿Cuál fue el resultado?

Review of Systems
Revisión por Sistemas

General
General

Example:

Have you / he / she ever had fatigue?
¿Alguna vez Ud. / él / ella ha tenido fatiga?

abuse : una experiencia de maltrato
aching (all over) : el cuerpo adolorido, el cuerpo quebrado
bleeding : sangrado, sangría, hemorragia, desangramiento
cachexia : caquexia, adelgazamiento extremo, debilitamiento general
congenital defect : un defecto congénito
cramps (general) : retortijones, retorcijones
debility : una debilidad
defect, congenital : un defecto congénito
deterioration : un empeoramiento, un deterioro
diathesis : una diátesis, una predisposición a contraer ciertas enfermedades, a presentar hemorragias
Down Syndrome : Síndrome de Down
dwarfism : enanismo
dysgenesis : disgenesia, un desarrollo defectuoso
dystrophy : una distrofia, una falta de crecimiento de un organismo o tejido
emaciation : enflaquecimiento, emaciación
exhaustion : agotamiento
experience of rape : una experiencia de violación
fatigue : fatiga
fetal alcohol syndrome : síndrome alcohol fetal
fever, persistent : fiebre persistente
fistula : una fístula, una comunicación anormal entre dos órganos

gain of weight; How much? : aumento de peso; ¿Cuánto ha subido de peso?

giantism : gigantismo

handicapped problems : problemas de los lisiados

harelip : hendidura

hospitalizations : hospitalizaciones

hyperplasia : hiperplasia, un aumento del tamaño de un órgano o de un tejido

hyperpyrexia : hiperpirexia, fiebre extremadamente elevada

hyperthermia : hipertermia, elevación de la temperatura del cuerpo

hypervitaminosis : hipervitaminosis, un estado causado por ingestión excesiva de vitaminas

incarceration : una incarceración

inflammation : una inflamación

lassitude : lasitud, debilidad, cansancio, agotamiento, fatiga

lethargy : letargo, somnolencia, indiferencia

loss of weight; How much? : pérdida de peso; ¿Cuánto peso ha perdido?

malaise : un malestar

malnutrition : malnutrición, desnutrición

monitoring : monitorización, control o supervisión con ayuda de un monitor

night sweats : sudores por la noche

operation, surgical : un procedimiento quirúrgico, una operación quirúrgica

over-weight condition : condición obesidad

pain : un dolor

pain, side : dolor en un lado del cuerpo

persistent fever : fiebre persistente

photophobia : fotofobia, aversión a la luz

photosensitivity : fotosensibilidad, una respuesta anormal de la piel a la luz

pyrexia : pirexia, fiebre

queasy feelings : sensaciones nauseabundas, propensión al vómito

radiography : una radiografía

rape, the experience of : una experiencia de violación
sensation of pleasure : una sensación de placer
surgery : una cirugía
surgical procedure : un procedimiento quirúrgico, una operación quirúrgica
sweats : sudores
sweats, night : sudores por la noche
tired feelings : sensación de cansancio
trauma : un trauma
undernourished periods : períodos de malnutrición
wasting : un pérdida de peso extrema
weakness : una debilidad
weight, gain of; How much? : aumento de peso; ¿Cuánto ha subido de peso?
weight, loss of; How much? : pérdida de peso; ¿Cuánto ha perdido de peso?

Skin
Piel

Example:

Have you / he / she ever had acne?
¿Alguna vez Ud. / él / ella ha tenido acné?

abrasion : una abrasión, una erosión química o física
abscess : un absceso
acne : acné , granitos, barros
alopecia : alopecia
anthrax : ántrax, una inflamación de la piel con úlceras purulentas y negras
aphtha : un afta
athlete's foot : pie de atleta
atopic problems : problemas atópicos
baldness : calvicie
bed sore : una llaga de cama, una úlcera de cama, una úlcera de decúbito
beriberi : beriberi
biopsy : una biopsia, la extirpación de un fragmento de tejido
bites : mordidas, mordeduras, picaduras
blackheads : espinillas
blemishes : lunares, manchas, tachas
blisters : ampollas
boil (skin) : un grano enterrado, un nacido, un tacotillo
bruise : un moretón
bump : un chichón
burn : una quemadura
callous : un callo
candidiasis : candidiasis, una infección por un hongo del género Cándida
carbuncle : un grano enterrado, un nacido, un tacotillo
cat bite : una mordida de gato
cauterization : una cauterización
cellulitis : una celulitis, una inflamación del tejido bajo la piel

cellulitis, orbital : una celulitis orbital, una inflamación del tejido bajo la piel alrededor de la órbita del ojo

chapped hands : manos agrietadas, manos rajadas

chapped lips : labios agrietados, labios rajados

chapped skin : piel rajada, piel agrietada, reseca

chloasma : un cloasma, manchas pigmentadas que aparecen generalmente en la cara

comedone : un comedón, una espinilla

corn (callous) : un callo, un engrosamiento de la piel

cut : una cortada

cyst : un quiste, un tumor de contenido líquido

cyst, sebaceous : quiste sebáceo, un lobanillo

dandruff : caspa

decubitus, ulcer : una formación de úlceras y necrosis en la piel por permanecer en cama largo tiempo

depigmentation : despigmentación, una escasez o una carencia de pigmentación de la piel

dermatitis : dermatitis, una inflamación de la piel

dermatomycosis : dermatomicosis, una enfermedad de la piel causada por hongos

dermatophytosis : dermatofitosis, una enfermedad de la piel causada por hongos

dermatosis : dermatosis, una enfermedad de la piel

desquamation : descamación, formación exagerada de escamas en la piel

dog bite : una mordida de perro

dry skin : piel seca, piel reseca

ecchymosis : una equimosis, un cardenal, un moretón

eczema : eczema

enanthema : enantema, manchas rojas en las mucosas orales

epidermophitosis : epidermofitosis

erosion : una erosión, un desgaste, una destrucción o ulceración de un tejido

eruption : una erupción, un brote en la piel

erythema : eritema, un enrojecimiento de la piel

erythrasma : eritrasma, una enfermedad de la piel en la que aparece una placa amarilla pardusca, sobre todo en las caras internas de los muslos, las ingles y las axilas

exanthema : exantema, erupción en la piel

excoriation : una excoriación, raspón

exfoliation : exfoliación, un desprendimiento de escamas de la capa superficial de la piel

exudate : un exudado, un líquido que aparece en una superficie inflamada

fibroid : un fibroide

fibroma : un fibroma

fibrosis : fibrosis, un aumento del tejido conjuntivo

fibrositis : fibrositis, una inflamación del tejido conjuntivo

fissure : una fisura, una hendidura, una cisura, un surco

folliculitis : foliculitis, una inflamación de uno o más folículos pilosos

frost bite : congelamiento parcial de los dedos o las orejas

furuncle : un furúnculo

ganglion : un ganglio, un engrosamiento localizado en un nervio, tendón, o aponeurosis

ganglionitis : ganglionitis

hands, chapped : manos agrietadas, manos rajadas

hard skin : piel áspera, piel dura

head lice : piojos de la cabeza

heat rash : salpullido, sarpullido de calor

herpes simplex : herpes simple, una enfermedad viral de la piel y de las mucosas

herpes zoster : herpes zóster, culebrilla, una erupción viral y dolorosa a lo largo de un nervio, caracterizada por el aparecimiento de vesículas en la piel y las mucosas

human bite : una mordedura humana

hyperhidrosis : hiperhidrosis, sudoración exagerada

hyperkeratosis : hiperqueratosis, un aumento del grosor de la capa córnea de la piel

hypertrichosis : hipertricosis, un aumento del espesor del vello corporal

ichthyosis : ictiosis, un trastorno de la piel que la hace seca y escamosa

icterus : ictericia

impetigo : impétigo, una infección purulenta de la piel con vesículas y costras

induration : induración, un endurecimiento, un punto o lugar anormalmente duros

ingrown nail : una uña enterrada, una uña encarnada

intertrigo : intertrigo, reacción inflamatoria de los pliegues cutáneos

itching : comezón, picazón

ivy, poison : hiedra venenosa

jaundice : ictericia

keloid : un queloide, una cicatriz engrosada y elevada

knot : un nudo

laceration : una laceración, una herida desgarrada

laser treatment : un tratamiento con láser

leukoplakia : leucoplasia, una formación de manchas blancas en las mucosas

lice, head : piojos de la cabeza

lichenification : liquenificación, un engrosamiento de ciertas capas de la piel

lines, full of skin : piel llena de líneas

lips, chapped : labios agrietados, labios rajados

lump : un nódulo, una bolita, un bulto

maculopapular rash : una erupción maculopapular, consistente en manchas y pápulas

marks, stretch : estrías

melanosis : melanosis, una coloración oscura superficial de la piel o las mucosas

microsurgery : una microcirugía

mole : un lunar

mole changes in color or texture : un lunar que cambia en color o textura

nail, ingrown : una uña enterrada, una uña encarnada

necrolysis : necrólisis, una separación y exfoliación al tejido a causa de la muerte de las células

nodule : un nódulo, una bolita, un bulto
oily face : la cara aceitosa, la cara grasosa
oily hair : el pelo aceitoso, el pelo grasoso
oily hair (head) : el cabello aceitoso, el cabello grasoso
oily skin : la piel aceitosa, la piel grasosa
operation, surgical : un procedimiento quirúrgico, una operación quirúrgica
panniculitis : paniculitis, una reacción inflamatoria de la grasa debajo de la piel
papillitis : papilitis, una inflamación de una papila
papule : una pápula, una pequeña elevación sólida y circunscrita en la piel
paronychia : paroniquia, una inflamación de la uña
pediculosis : pediculosis, una infestación humana por piojos
pemphigus : pénfigo, una enfermedad grave de la piel caracterizada por vesículas, ampollas y erosiones
phlegmon : flemón, una inflamación difusa de los tejidos subcutáneos
pimples : granitos, acné, barros
pityriasis : pitiriasis, una descamación de la piel en pequeñas laminillas
plastic surgery : una cirugía plástica
pocks : marcas de viruelas
prickly feelings : sensaciones como pinchazos o piquetazos leves en la piel
prickly heat : salpullido, sarpullido por calor
problems, skin : unos problemas de la piel
pruritis : prurito, una enfermedad de la piel caracterizada por picazón
psoriasis : psoriasis, soriasis, una enfermedad de la piel caracterizada por descamación
pubic lice : piojos públicos, piojos pegadizos
pyoderma : piodermia, cualquier enfermedad purulenta de la piel
rash : roncha
rash, heat : salpullido, sarpullido de calor
rash, red : roncha rosada

rhagades : rágades, fisura, grieta, o escara lineal en la unión de la piel y la mucosa de los labios

rosacea : rosácea

scabies : escabiosis, sarna, sarcoptiosis

sebaceous cyst : quiste sebáceo, un lobanillo

seborrhea : seborrea, una secreciòn excesiva de sebo

skin color changes : cambios de coloración de la piel

skin problems : problemas de la piel

skin, chapped : piel agrietada

skin, dry : piel seca, piel reseca

skin, oily : la piel aceitosa, la piel grasosa

snakebite : una mordedura de serpiente

sore, bed : una llaga de cama, una úlcera de cama, una úlcera por decúbito

spider bite : una picadura de araña

stitches : puntadas, puntos de suturas

stretch marks : estrías

sunburn : una quemadura por el sol

surgery, plastic : una cirugía plástica

tatoo : un tatuaje, un dibujo permanente en la piel

telangiectasia : una telangiectasia, una dilatación de vasos terminales

tick bite : una mordedura de garrapata

tinea : tiña, infección de la piel, causada por una clase de hongos

tinea pedis : tiña del pie, una infección superficial de la piel del pie causada por hongos

ulcers : úlceras

wart : una verruga, un mezquino

wheals : ronchas, unas ronchas en la piel causadas por una alergia

whitlow : un panadizo, un panarizo

xanthoma : un xantoma, un granuloma lipoideo

HEENT / Neck
COONG / Cuello

Example:

Have you / he / she ever had a canker?
¿Alguna vez Ud. / él / ella ha tenido una úlcera?

ablepsy : ablepsia, ceguera
allergies to pollen, dust, or animals : una reacción alérgica a polen, polvo, o animales
allergies, animal : reacciones alérgicas a los animales
allergies, dust : reacciones alérgicas al polvo
allergies, pollen : reacciones alérgicas al polen
amblyopia : ambliopía, visión disminuida
animal allergies : reacciones alérgicas a los animales
anisocoria : anisocoria, desigualdad del diámetro de las pupilas
astigmatism : astigmatismo
bad breath : mal aliento
bleeding gums : encías sangrantes
blepharitis : blefaritis, una inflamación del borde libre de los párpados
blindness : ceguera, ablepsia
bloody nose : sangre por la nariz, epistaxis
blurred vision : la vista borrosa
breath, bad : mal aliento
bulging fontanelle : fontanela abombada, mollera abombada
buzzing (in the ears) : un tintineo, un zumbido
calculus , dental : cálculo dental, sarro dental
canal, root : una endodoncia, tratamiento de canales
canker : una úlcera
caries : caries, dientes podridos, un deterioro localizado en el diente
cataract : catarata, enturbiamiento de la lente transparente del ojo
catarrh : catarro

cavities, dental : caries, dientes podridos, un deterioro localizado en el diente

changes in your voice : cambios en su voz

choking : un episodio de atragantamiento; atragantarse

choroiditis : coroiditis

cleft palate : una fisura del paladar, paladar hendido

coated tongue : la lengua sucia

color-blindness : daltonismo, la incapacidad de percibir ciertos colores

congested, nasally : la nariz constipada, la nariz tapada

conjunctivitis : conjuntivitis, una inflamación de la mucosa que cubre los ojos

corneal ulcer : una úlcera en la córnea

cough : tos

crossed eyes : los ojos bizcos

croup : crup, garrotillo

cycloplegia : cicloplejía, una parálisis del músculo ciliar

deaf sensation : sensación de sordera

degeneration, macular : una degeneración de la mácula

dental calculus : cálculo dental, sarro dental

dental caries : caries, dientes podridos, un deterioro localizado en el diente

dental cavities : caries, dientes podridos, un deterioro localizado en el diente

dental pain : un dolor en los dientes

dental surgery : una cirugía dental

depressed fontanelle : fontanela deprimida, caída de la mollera

diabetic retinopathy : retinopatía diabética

difficulty, hearing : una dificultad para oír

dirty tongue : la lengua sucia

discharge from the ear : una supuración del oído

double vision : la visión doble

dry eyes : los ojos secos

dust allergies : reacciones alérgicas al polvo

ear discharge : una supuración del oído

earache : un dolor de oído

eardrum perforation : perforación del tímpano, tímpano roto

ectropion : ectropión

entropion : entropión
epiglottitis : epiglotitis
epipharyngitis : epifaringitis
episcleritis : episcleritis
epistaxis : epistaxis, sangre por la nariz
epitympanitis : epitimpanitis
extraction : una extracción, extirpación quirúrgica
eye irritation : irritación de los ojos
eye strain : los ojos cansados, los ojos fatigados
eyelids, inflamed : párpados inflamados
eyes, dry : los ojos secos
eyes, tired : los ojos cansados, los ojos fatigados
eyes, watery : los ojos llorosos
face, oily : la cara aceitosa, la cara grasosa
false teeth : dentadura postiza
farsightedness : presbicia
fontanelle, bulging : fontanela abombada
fontanelle, depressed : fontanela deprimida, caída de la mollera
gingivitis : gingivitis, una inflamación de las encías
glaucoma : glaucoma, una enfermedad de los ojos con aumento de la presión intraocular
glossitis : glositis, una inflamación de la lengua
glossodynia : glosodinia, un dolor en la lengua
grippe : gripe, influenza, enfermedad respiratoria de origen viral
gonioscopy : gonioscopía, examen del ángulo de la cámara anterior del ojo
gums, bleeding : encías sangrantes
gums, sore : encías dolorosas, adoloridas
hair (head), oily : el cabello aceitoso, el cabello grasoso
hair, oily : el pelo aceitoso, el pelo grasoso
halitosis : mal aliento, halitosis
halos around lights : círculos o halos alrededor de las luces
head trauma : un golpe en la cabeza
headache : dolor de cabeza, jaqueca
headaches : dolores de cabeza, jaquecas
hearing difficulty : una dificultad para oír
hoarseness : ronquera

hyperope : hiperópico, présbite
hyperopia : hiperopía, presbicia
hyperopic : hiperopía
hypoacusis : hipoacusia, una disminución de la audición
inflamed eyelids : párpados inflamados
iridectomy : iridectomía
iridocyclitis : iridociclitis, una inflamación del iris y del cuerpo ciliar
iritis : iritis, una inflamación del iris
irritation, eye : irritación de los ojos
keratitis : queratitis, una inflamación de la córnea del ojo
keratoconjunctivitis : queratoconjuntivitis, una inflamación de la córnea y de la conjuntiva del ojo
laryngitis : laringitis, una inflamación de la laringe
laser treatment : un tratamiento con láser
lisp : un ceceo
macular degeneration : una degeneración de la mácula
masses in the neck : unas masas en el cuello
mastoiditis : mastoiditis, una inflamación de la apófisis mastoides, en el oído
myopia : miopía, dificultad para la visión de lejos
nasally congested : la nariz constipada, la nariz tapada, la nariz tupida
nearsightedness : miopía
neck masses : unas masas del cuello
neck pain : un dolor de cuello
neck swelling : una hinchazón en el cuello
need for glasses : necesidad de anteojos, necesidad de usar lentes
nose, bloody : sangre por la nariz, epistaxis
nose, runny : la nariz mocosa , secreción nasal
nose, stuffed-up : la nariz constipada, la nariz tapada, la nariz tupida
nystagmus : nistagmo, un movimiento rápido e involuntario del globo ocular
operation, surgical : un procedimiento quirúrgico, una operación quirúrgica

ophthalmia : oftalmía, conjuntivitis
ophthalmoscopy : una oftalmoscopía
orbital cellulitis : una celulitis orbital, una inflamación del tejido bajo la piel alrededor de la órbita
otitis : otitis, una inflamación del oído
otorrhea : otorrea, salida de fluido por la oreja
otosclerosis : otosclerosis, una enfermedad del laberinto óseo del oído
pain, dental : un dolor de dientes
pain, neck : un dolor de cuello
palate, cleft : paladar hendido
papilledema : papiledema, una hinchazón de la papila óptica
parotiditis : parotiditis, una inflamación de la glándula salival
parotitis : parotiditis, una inflamación de la glándula salival
perforation, eardrum : una perforación del tímpano, un tímpano roto
pharyngitis : faringitis, una inflamación de la garganta
pinkeye : oftalmía contagiosa, oftalmía rosada, conjuntivitis
plaque, dental : placa dental, sarro
plastic surgery : una cirugía plástica
pollen allergies : reacciones alérgicas al polen
poor vision : mala visión
presbyopia : presbicia
proptosis : proptosis, protrusión anormal del globo ocular
pterygium : pterygion, una enfermedad del ojo con crecimiento anormal de la mucosa que cubre los ojos (conjuntiva)
ptosis : ptosis, una caída de un órgano, especialmente del párpado
pyorrhea : piorrea
quinsy : una inflamación supurativa de las amígdalas
retinal artery occlusion : oclusión de la arteria retiniana
retinal vein occlusion : oclusión de la vena retiniana
retinitis : retinitis, una enfermedad inflamatoria de la retina
retinopathy : retinopatía, una enfermedad no inflamatoria de la retina, a diferencia de la retinitis
retinopathy, diabetic : retinopatía diabética
rhinitis : rinitis, una inflamación de la mucosa nasal

rhinopharyngitis : rinofaringitis, una inflamación de la mucosa nasal y de la faringe, una inflamación de la mucosa nasal y de la garganta

rhinorrhea : rinorrea, secreción excesiva de moco por la nariz

ringing (in the ears) : un tintineo, un zumbido

root canal : una endodoncia, un tratamiento de canales

runny nose : la nariz mocosa, secreción nasal

scleritis : escleritis

scotoma : un escotoma, un punto ciego, la pérdida de la facultad para ver ciertas zonas del campo visual

seasickness : mareo, náuseas causadas por barco u otro vehículo

sinus congestion : congestión nasal

sinusitis : sinusitis, una inflamación de los senos de la cara

sore gums : encías dolorosas

sore throat : un dolor de garganta

stomatitis : estomatitis, una inflamación de la mucosa oral

strabismus : estrabismo

strain, eye : los ojos cansados, los ojos fatigados

stuffed-up nose : la nariz constipada, la nariz tapada, la nariz tupida

sty : un orzuelo

surgery, dental : una cirugía dental

swelling, neck : una hinchazón en el cuello

swollen tonsils : amígdalas hinchadas, anginas hinchadas

tartar of the teeth : sarro

teeth, false : dentadura postiza

thrush : afta, una infección por hongos de la mucosa oral con aparición de placas blancas en el cielo de la boca, la lengua, y la faringe

tinnitus : tinnitus, un tintineo, un zumbido de oído

tired eyes : los ojos cansados, los ojos fatigados

tongue, coated : la lengua sucia, capa blanquecina de la lengua

tongue, dirty : la lengua sucia

tonsillitis : tonsilitis, amigdalitis, una inflamación de una o ambas amígdalas

tonsils, swollen : amígdalas hinchadas, anginas hinchadas

tooth decay : caries

toothache : un dolor de muelas, odontalgia
tracheitis : traqueítis, una inflamación de la tráquea
trachoma : tracoma, una enfermedad infecciosa de la conjuntiva y de la córnea
trismus : trismo, la imposibilidad de abrir bien la boca causada por espasmo de los músculos de la mandíbula o por un defecto congénito
tympanitis : timpanitis
ulcer, corneal : una úlcera en la córnea
uveitis : uveítis, una inflamación de la túnica vascular del ojo
vertigo : vértigo, sensación de que el cuarto está dando vueltas
vision, blurred : la vista borrosa
vision, double : la visión doble
vision, poor : mala visión
voice changes : cambios en su voz
watery eyes : los ojos llorosos
whooping cough (pertussis) : tosferina
xanthopsia : xantopsia, la visión amarillenta
xerophthalmia : xeroftalmía, sequedad en el globo ocular
xerostomia : xerostomía, excesiva sequedad en la boca causada por la disminución de la secreción de saliva

Pulmonary

Pulmonar

Example:

Have you / he / she ever had asthma?
¿Alguna vez Ud. / él / ella ha tenido asma?

acrocyanosis : acrocianosis
allergies to pollen, dust, or animals : una reacción alérgica al polen, polvo, o animales
alveolitis : alveolitis, una inflamación de los alvéolos del pulmón
anoxia : anoxia, una insuficiencia de oxígeno en los tejidos
apnea : apnea, una suspensión de la respiración
artificial respiration : respiración artificial
aspiration : aspiración, acción de inhalar
asthma : asma
biopsy : una biopsia, la extirpación de un fragmento de tejido
bleb : una ampolla
bloody sputum : sangre en el esputo
bradypnea : bradipnea, la respiración lenta
breathing difficulty : dificultad para respirar
breathing difficulty at night : dificultad para respirar por la noche
bronchial asthma : asma bronquial
bronchiectasis : bronquiectasia, distorción y dilatación de los bronquios
bronchitis : bronquitis, catarro de pecho
bronchoconstriction : broncoconstricción, un estrechamiento de la luz de los bronquios
bronchodilatation : broncodilatación, una dilatación de los bronquios
bronchopneumonia : bronconeumonía, una inflamación pulmonar difusa, generalmente causada por un agente infeccioso
bronchospasm : broncoespasmo, un espasmo de los bronquios
bulla : una ampolla

bullous disease : una enfermedad bulosa, una enfermedad con bulas o ampollas

chest cold : catarro en el pecho, resfriado en el pecho

chest x-ray; Result? : una radiografía del pecho; ¿Cuál fue el resultado?

cold, chest : catarro en el pecho, resfriado en el pecho

colored phlegm : flema coloreada

consumption : marasmo, tuberculosis

cor pulmonale : corazón pulmonar, una enfermedad del corazón derecho causada por una enfermedad de los pulmones

cough with sputum : tos con esputo, tos con flema

cough, dry : tos seca

cyanosis : cianosis, una coloración azulada o violácea de la piel y de las mucosas

cystic fibrosis : fibrosis quística

difficulty breathing at night : dificultad para respirar por la noche

difficulty with expiration : dificultad para la espiración

difficulty with inspiration : dificultad para la inspiración

difficulty, breathing : dificultad para respirar

disease, lung : una enfermedad de los pulmones

double pneumonia : neumonía doble, pulmonía doble

dry cough : tos seca

dyspnea : disnea, dificultad para respirar

echography : una ecografía, técnica de diagnóstico que usa ondas de sonido para producir imágenes de los órganos y tejidos del cuerpo

edema, pulmonary : un edema pulmonar

emphysema : enfisema, la presencia excesiva de aire en los pulmones o tejidos corporales

gasping : jadeo

hemoptysis : hemoptisis, tos con expulsión de sangre de los pulmones

hypercapnia : hipercapnia, un aumento del bióxido de carbono disuelto en el plasma sanguíneo

hyperventilation : hiperventilación, la respiración anormalmente prolongada, rápida y profunda

106

hypoventilation : hipoventilación, una disminución del volumen de aire que entra en los pulmones

hypoxemia : hipoxemia, contenido bajo de oxígeno en la sangre

hypoxia : hipoxia, una disminución en el suministro de oxígeno a los tejidos

intubation : intubación, la introducción de un tubo en un órgano hueco

lung disease : una enfermedad de los pulmones

need for oxygen : una falta de oxígeno

operation, surgical : un procedimiento quirúrgico, una operación quirúrgica

panting (breathing) : jadeo

phlegm : flema

phlegm, colored : flema teñida

phlegm, thick : flema espesa

pleuritis : pleuritis, una inflamación de la pleura, que es la membrana que reviste los pulmones y la cavidad torácica

pneumonia : neumonía, pulmonía, enfermedad infecciosa de los pulmones con acumulación de material purulento en los alvéolos del pulmón (células pulmonares normalmente llenas de aire)

pneumonia, double : neumonía doble, pulmonía doble

pneumopathy : neumopatía, una enfermedad del pulmón

problems climbing stairs : problemas para subir escaleras

radiography : una radiografía

resection : una resección, la extirpación quirúrgica parcial o total de un órgano o tejido

shortness of breath : falta de aire, sofoco

silicosis : silicosis

sputum : esputo, secreción de los bronquios expulsada por la boca

sputum, bloody : sangre en el esputo

test for tuberculosis; Result? : una prueba para la tuberculosis; ¿Resultado?

thick phlegm : flema espesa

tuberculosis : tuberculosis, tisis, una enfermedad causada por el bacilo de la tuberculosis

wheezes : respiración con silbidos o silbancias

Cardiovascular

Cardiovascular

Example:

Have you / he / she ever had angina?
¿Alguna vez Ud. / él / ella ha tenido angina?

aneurysm : un aneurisma, una dilatación de una arteria del corazón
angiitis : angiítis, una inflamación de un vaso sanguíneo o linfático
angina : angina, una sensación opresiva de dolor
angina pectoris : angina de pecho
angioneurotic problem : un problema angioneurótico, un trastorno funcional de la regulación vascular
ankle swelling : una hinchazón en el tobillo
aortitis : aortitis
arrhythmia : una arritmia, falta de ritmo regular
arterial occlusion : una oclusión de una arteria
arteriography : una arteriografía, una radiografía de algunas arterias
arteriosclerosis : arteriosclerosis
arteritis : arteritis, una inflamación de una arteria
asystole : asistolia, un paro cardíaco
atheroma : una ateroma
atheromatosis : ateromatosis, un depósito de placas de grasa en las arterias
atrophy of the heart : una atrofia del corazón
blood pressure, high : la presión alta
blood pressure, low : la presión baja
blood pressure, normotensive : la presión normal o que está normotensa
bradycardia : bradicardia, una lentitud anormal del ritmo cardíaco
breath feelings, out of : sensación de sofoco
breath, shortness of : falta de aire, dificultad para respirar

breathing difficulty : dificultad para respirar

burning feelings : un ardor, sensaciones de ardor, sensaciones quemantes

cardialgia : cardialgia, dolor de corazón

cardiomegaly : cardiomegalia, un aumento del tamaño del corazón

cardiomyopathy : cardiomiopatía, un trastorno crónico que afecta al músculo cardíaco

cardiopathy : cardiopatía, dolencia cardíaca, afección cardíaca

carditis : carditis, una inflamación del corazón

catheterization : cateterismo, la introducción de una sonda en una cavidad hueca

chest pain : un dolor de pecho

chest pressure : una presión en el pecho

chest tightness : una opresión en el pecho

claudication : claudicación, cojera producida por insuficiencia vascular

cold hands : las manos frías, las manos húmedas

crushing pain : un dolor aplastante

defibrillation : desfibrilación, un restablecimiento del ritmo normal del corazón

dehydration : deshidratación, una carencia de agua en el cuerpo

diaphoresis : diaforesis, una sudoración abundante

difficulty, breathing : dificultad para respirar

discomfort : un malestar, una incomodidad

disease, heart : una enfermedad del corazón

echography : una ecografía, técnica de diagnóstico que usa sonido para producir imágenes de órganos y tejidos del cuerpo

edema : un edema, líquido excesivo en los tejidos

electrocardiogram : una electrocardiograma

electrocardiography : una electrocardiografía

embolus : una embolia

endocarditis : endocarditis, una inflamación de la membrana de revestimiento interior del corazón

extrasystole : una extrasístole, un latido prematuro del corazón

fibrillation : una fibrilación, contracciones desordenadas e ineficaces del corazón

flutter : flúter, aleteo del corazón

hands, cold : las manos frías, las manos húmedas

heart attack : un ataque cardíaco, un ataque del corazón, un infarto del corazón

heart disease : una enfermedad del corazón

heart disease, rheumatic : enfermedad reumática del corazón

heart failure : una insuficiencia cardíaca

heart murmur : un soplo en el corazón

heartbeat, irregular : latidos cardíacos irregulares

heartbeat, rapid : latidos cardíacos rápidos

heat-stroke : insolación

high blood pressure : la presión alta

hyperlipidemia : hiperlipidemia, un aumento de la cantidad de lípidos en la sangre

hypertension : hipertensión, un aumento de la presión

hypervolemia : hipervolemia, un aumento anormal de volumen de sangre o fluido circulante

hypotension : hipotensión, la presión sanguínea anormalmente baja

hypovolemia : hipovolemia, una disminución de la cantidad de sangre o fluido circulante

infarction, cardiac : un infarto del corazón

intubation : intubación, la introducción de un tubo en un órgano hueco

irregular heartbeat : latidos cardíacos irregulares

ischemia : isquemia, una zona que sufre una deficiencia de irrigación sanguínea y la reducción consecuente del aporte de oxígeno

low blood pressure : la presión baja

monitoring : monitorización, control o supervisión con ayuda de un monitor

myocardial infarction : un infarto del miocardio, un infarto del corazón, la muerte de un área del corazón

myocarditis : miocarditis, una inflamación del miocardio

normotensive blood pressure : la presión normal, que está normotensa

occlusion, arterial : oclusión de una arteria

occlusion, retinal artery : oclusión de la arteria retiniana

occlusion, retinal vein : oclusión de la vena retiniana

occlusion, venous : oclusión de una vena

operation, surgical : un procedimiento quirúrgico, una operación quirúrgica

orthopnea : ortopnea, una dificultad para respirar al dormir en posición plana

orthostatic blood pressure : la presión ortostática, relativa a la posición del cuerpo

pain with exertion : un dolor al realizar un esfuerzo

pain, chest : un dolor en el pecho

palpitations : palpitaciones, sensaciones de latidos cardiacos rápidos e irregulares

pericarditis : pericarditis, una inflamación de la envoltura del corazón

phlebography : flebografía, una radiografía de una o más venas

pressure, chest : presión en el pecho

problems sleeping flat : problemas para dormir en posición plana

pulmonary edema : un edema pulmonar

radiation of pain to your arm or shoulder : una irradiación del dolor a su brazo u hombro

radiation of pain to your back : una irradiación del dolor a su espalda

radiography : una radiografía

rapid heartbeat : latidos cardíacos rápidos

Raynaud's phenomenon : el fenómeno de Raynaud, caracterizado por el amoratamiento de las manos al sumergirlas en agua fría como resultado de una constricción anormal de los vasos sanguineos

resuscitation : una resucitación, un restablecimiento de la vida de un sujeto aparentemente muerto o con una enfermedad seria

rheumatic heart disease : reumatismo del corazón

shock : choque, un colapso, un fallo

shortness of breath : falta de aire, dificultad para respirar

sleeping flat, problems : problemas para dormir en posición plana

111

stabilization : estabilización, creación de un estado estable

sweats : sudores

swelling, ankle : una hinchazón en el tobillo

tachyarrhythmia : taquiarritmia, una forma rápida e irregular del ritmo cardíaco

tachycardia : taquicardia, una aceleración de la frecuencia cardíaca

thrombosis coronary : una trombosis coronaria

tightness, chest : una presión en el pecho

torsade de pointes : torsade de pointes (francés), una forma electrocardiográfica de taquicardia ventricular

varicose vein : una várice, una vena varicosa, una vena tortuosa y aumentada de tamaño

vasculitis : vasculitis, una inflamación de los vasos sanguíneos

venous occlusion : oclusión de una vena

Gastrointestinal
Gastrointestinal
Example:

Have you / he / she ever had amebas?
¿Alguna vez Ud. / él / ella ha tenido amibas (amebas)?

abdominal heaviness : una pesadez en el abdomen
abdominal surgery : una cirugía abdominal
ache, stomach : un dolor del estómago
adhesions : adherencias
aerophagy : aerofagia, acción de tragar aire
amebas : amibas, amebas
apepsia : apepsia
appendicitis : apendicitis
appetite, poor : falta de apetito, falta de ganas de comer
ascites : ascitis, una acumulación de cierto líquido en el vientre
biopsy : una biopsia, la extirpación de un fragmento de tejido
black stool : excremento negro
bloated feelings : sensación de estar embotado(a) sensación de estar inflado(a) o hinchado(a) en alguna parte del cuerpo
blood in the stool : sangre en el excremento, sangre en las heces
bloody stool : sangre en el excremento, sangre en las heces
bowel movement : un movimiento de los intestinos
bowel movement, irregular : un movimiento irregular de los intestinos
burp : eructo, acto de sacar gas por la boca
cholangiography : colangiografía, una radiografía de contraste de los conductos biliares
cholangitis : colangitis, una inflamación de las vías biliares
cholecystectomy : una colecistectomía, la extirpación de la vesícula biliar
cholecystitis : colecistitis, una inflamación de la vesícula biliar
cholelithiasis : colelitiasis, la presencia de una o más piedras en los conductos de la vesícula biliar
cholestasis : colestasis, retención de hiel (bilis) en los conductos biliares

cirrhosis : cirrosis, una enfermedad caracterizada por una degeneración del hígado

colic : cólico

colitis : colitis, una inflamación del intestino grueso

colonopathy : colonopatía

colonoscopy : una colonoscopía, una observación del interior del intestino grueso con un endoscopio

constipation : constipación, estreñimiento

cramps (abdominal) : retorcijones, torcijones, cólicos

dark stool : excremento oscuro, heces oscuras

diarrhea : diarrea

difficulty swallowing : una dificultad para tragar

distention : distensión, estiramiento excesivo de un tejido u órgano

diverticulitis : diverticulitis, una inflamación de un divertículo del intestino

duodenitis : duodenitis

dyspepsia : dispepsia, un trastorno de la digestión

dysphagia : disfagia, una dificultad o imposibilidad de ingerir o tragar

echography : una ecografía, técnica de diagnóstico que usa sonido para producir imágenes de órganos y tejidos del cuerpo

emesis : emesis, vómito

endogastritis : endogastritis

endoscopy : una endoscopía, una inspección de una cavidad del cuerpo

enlargement, liver : un agrandamiento del hígado

enteralgia : enteralgia, dolor de los intestinos

enteritis : enteritis, una inflamación del intestino delgado

enterocolitis : enterocolitis, una inflamación de los intestinos delgados y gruesos

enterogastritis : enterogastritis

enteropathy : enteropatía, una enfermedad o anomalía del intestino

enteroplegia : enteroplejía, parálisis del intestino

epigastralgia : epigastralgia, un dolor alrededor del estómago

eructations : eructos, acto de sacar gas por la boca

esophagitis : esofagitis, una inflamación del esófago, la parte del tubo digestivo que va de la boca al estómago
farts : pedos
fecal incontinence : incontinencia de heces
flatulence : flatulencia, la presencia de abundante gas en el estómago o el intestino
flatus : flato
fluoroscopy : una fluoroscopía, una radiografía en movimiento para examinar estructuras internas del cuerpo
food problems : problemas con comidas
food problems that cause pain : problemas con comidas que le causan dolor
food problems with sticking in the throat : problemas con comidas que se atoran en la garganta
gallstones : cálculos biliares, piedras biliares
gas expulsion : expulsión de gas
gas, stomach : gas en el estómago
gastralgia : gastralgia, un dolor de estómago
gastritis : gastritis, una inflamación del estómago
gastroduodenitis : gastroduodenitis
gastroenteritis : gastroenteritis, una inflamación del estómago y del intestino delgado
gastronephritis : gastronefritis, una inflamación del estómago y del riñón
gastrorrhagia : gastrorragia, hemorrhagia del estómago
heartburn : agruras, cardialgia, pirosis
heaviness, abdominal : una pesadez en el abdomen
hematemesis : hematemesis, vómitos de sangre
hemorrhoids : hemorroides, almorranas
hepatitis : hepatitis, una inflamación del hígado
hepatitis A : hepatitis tipo A
hepatitis B : hepatitis tipo B
hepatitis C : hepatitis tipo C
hepatomegaly : hepatomegalia, un aumento del tamaño del hígado
hepatotoxic illness : una enfermedad hepatotóxica, una enfermedad nociva para las células del hígado

hiccups : singulto, hipo
hunger : hambre
hyperemia : hiperemia, un exceso de sangre en los vasos de un órgano
ileitis : ileítis, una inflamación del íleon, la última parte del intestino delgado
ileus : íleo, una obstrucción o parálisis intestinal
impaction : impactación, generalmente por heces
incontinence, fecal : incontinencia de heces
indigestion : una indigestión
intestinal polyp : un pólipo del intestino
intestinal worm : una lombriz intestinal
irregular bowel movement : un movimiento irregular de los intestinos
jaundice : ictericia
liver enlargement : un agrandamiento del hígado
malabsorption : malabsorción, un trastorno de la absorción intestinal de nutrientes
megacolon : megacolon, el colon anormalmente grande o dilatado
melena : melena, el excremento oscuro conteniendo sangre
movement, bowel : un movimiento de los intestinos
nauseous feelings : sensación de náuseas, el estómago revuelto
obstipation : constipación, estreñimiento
obstruction : una obstrucción, una acción y efecto de bloquear o taponar
operation, surgical : un procedimiento quirúrgico, una operación quirúrgica
pain, stomach : un dolor del estómago
pancreatitis : pancreatitis, una inflamación del páncreas
paracentesis : una paracentesis
peptic ulcer : una úlcera péptica, una úlcera causada, en parte, por la acción del jugo gástrico
peritonitis : peritonitis, una inflamación de la envoltura de los órganos abdominales
piles : hemorroides, almorranas
polyp, intestinal : un pólipo del intestino

problems defecating : problemas para defecar, problemas para pasar excremento

problems with food sticking in the throat : problemas con comidas que se atoran en la garganta

problems with foods : problemas con comidas

problems with foods that cause pain : problemas con comidas que le causan dolor

prolapse, rectal : un prolapso del recto, una caída del recto

pyrosis : pirosis, un ardor del estómago

qualm (sensation, fit) : acceso de náusea

radiography : una radiografía

rectal prolapse : un prolapso del recto, una caída del recto

reflux : reflujo, flujo en dirección retrógrada

regurgitation : regurgitación, reflujo del contenido de un órgano hueco

resection : una resección, la extirpación quirúrgica parcial o total de un órgano o tejido

singultus : singulto, hipo

splenomegaly : esplenomegalia, un agrandamiento del bazo

steatorrhoea : esteatorrea, cantidad excesiva de grasas en las heces

stomach ache : un dolor del estómago

stomach gas : gas en el estómago

stomach pain : un dolor de estómago

stomach, upset : el estómago revuelto, malestar estomacal

stool, black : excremento negro, heces negras

stool, bloody : sangre en el excremento, sangre en las heces

stool, change in color of : un cambio de color del excremento o de las heces

stool, dark : excremento oscuro, heces oscuras

surgery, abdominal : una cirugía abdominal

swallowing difficulty : una dificultad al tragar

tapeworm : una lombriz intestinal

tenesmus : un tenesmo, un deseo doloroso e ineficaz de orinar o defecar

typhoid fever : fiebre tifoidea

ulcer : una úlcera

upset stomach : el estómago revuelto
varices : várices
worm (tapeworm) : una lombriz intestinal plana
worm, intestinal : una lombriz intestinal

Genitourinary
Genitourinario

Example:

Have you / he / she ever had flushing?
¿Alguna vez Ud. / él / ella ha tenido bochornos?

abortion : un aborto, una interrupción del embarazo
adnexitis : anexitis, una inflamación de los anexos femeninos
amenorrhea : amenorrea, una ausencia de la menstruación
anovulatory cycles : ciclos anovulatorios
anuria : anuria, una ausencia de la eliminación de orina
atrophy of the testicle : una atrofia del testículo
azoospermia : azoospermia, una falta de espermatozoos en el semen
azotemia : azotemia, azoemia, un exceso de cuerpos nitrogenados en la sangre
balanitis : balanitis, una inflamación del miembro viril (pene)
biopsy : una biopsia, la extirpación de un fragmento de tejido
bladder stones : cálculos en la vejiga
bloody urine : sangre en la orina
blushes : bochornos, incendios
breast discharge : una secreción de los senos
breast masses : unas masas de los senos
breast tenderness : senos adoloridos, pechos adoloridos
burning, urinary : un ardor al orinar, una sensación quemante al orinar
calciuria : calciuria
calculus : un cálculo, una piedra
castration : castración, la extirpación de los órganos sexuales
cesarean operation : una operación cesárea
chancre : un chancro
change of life : menopausia, la cesación de la menstruación en la mujer
childbirth : un parto
circumcision : una circuncisión

cold in the womb : un frío en la matriz
condyloma : un condiloma, una excrecencia parecida a una verruga
crabs (disease) : ladillas
cramps (menstrual) : cólicos menstruales
creatinemia : creatinemia, la presencia de mucha creatina en la sangre
curettage : un curetaje, un raspado
cyst, ovarian : un quiste en los ovarios
cyst, penile : un quiste en el pene
cystitis : cistitis, una inflamación de la vejiga urinaria
cystoscopy : una cistoscopía, una observación del interior de la vejiga
dialysis : diálisis
difficulty starting the stream : una dificultad para empezar el chorro o flujo urinario
difficulty stopping the stream : una dificultad para parar el chorro o flujo urinario
difficulty urinating : una dificultad para orinar
dilatation : una dilatación, un ensanchamiento
discharge, breast : una secreción de los senos
discharge, penile : una secreción del pene
discharge, vaginal : un flujo o secreción de la vagina
diuresis : diuresis, la formación y excreción de la orina
dribbling after urination : un goteo después de orinar
dysmenorrhea : dismenorrea, un trastorno de la menstruación que se presenta con mucho dolor
dyspareunia : dispareunia, un dolor durante la relación sexual
dysuria : disuria, una emisión dolorosa de la orina
echography : una ecografía, técnica de diagnóstico que usa sonido para producir imágenes de órganos y tejidos del cuerpo
eclampsia : eclampsia, convulsiones y una elevación de la presión arterial en mujeres embarazadas
ectopic pregnancy : un embarazo ectópico, un embarazo fuera del lugar habitual
endometriosis : endometriosis
enlargement, kidney : un agrandamiento del riñón

enlargement, renal : un agrandamiento del riñón

enuresis : enuresis, una emisión involuntaria de orina en la noche

epididymitis : epididimitis

epinephritis : epinefritis

episiotomy : una episiotomía, un corte vaginal

experience of rape : una experiencia de violación

flushing : bochorno, incendio

frigidity : frigidez, insensibilidad sexual

genital warts : verrugas genitales

glands swollen in the groin : ganglio inguinal inflamado, encordio, incordio

glomerulonephritis : glomerulonefritis, una enfermedad renal con inflamación de los glomérulos

gonorrhea : gonorrea, una infección de la mucosa urinaria y genital

groin, swollen glands in the : ganglio inguinal inflamado, encordio, incordio

hematuria : hematuria, orina sanguinolenta

hemodialysis : hemodiálisis, una técnica para la eliminación de sustancias nocivas de la sangre

hot flushes : bochornos, incendios

hot sensations : calores, bochornos

hydrocele : un hidrocele, una acumulación del líquido, en particular en la túnica vaginal del testículo

hyperemesis : hiperemesis, vómitos excesivos y persistentes

hypertrophy, prostatic : hipertrofia de la próstata

hyperuricemia : hiperuricemia, un exceso de ácido úrico en la sangre

hypogonadism : hipogonadismo, un desarrollo sexual insuficiente

hysterectomy : una histerectomía, la extirpación quirúrgica del útero

implantation : implantación, anidación del óvulo fecundado

impotence : impotencia, una falta del poder de erección o eyaculación en el hombre

impregnation : impregnación, fecundación del óvulo

121

incontinence, urinary : incontinencia urinaria
induction : una inducción, la provocación de un proceso
infection, kidney : una infección de los riñones
itching, penile : picazón en el pene, comezón en el pene
itching, vaginal : picazón en la vagina, comezón en la vagina
kidney enlargement : un agrandamiento del riñón
kidney infection : una infección de los riñones
leukorrhea : leucorrea, una secreción anormal de flujo blanquecino por la vagina
libido, poor : poco(a) libido, poco deseo sexual
lice, pubic : piojos púbicos, piojos pegadizos
mastalgia : mastalgia, mastodinia, dolor en los pechos, dolor en las mamas
mastitis : mastitis, una inflamación de la glándula mamaria
mastodynia : mastodinia, un dolor de la mama, un dolor de los senos
menorrhagia : menorragia, menstruación anormalmente prolongada y con flujo abundante
menstrual pain : dolor menstrual, dolor durante la regla
metrorrhagia : metrorragia, una pérdida sanguínea uterina que no es menstrual
microsurgery : una microcirugía
miscarriage : un malparto, un aborto natural, un aborto involuntario, un aborto espontáneo
morning sickness : asco, basca
nephritis : nefritis, una inflamación del riñón
nephrolith : un nefrolito, una piedra del riñón
nephropathy : nefropatía, una enfermedad del riñón
nephrotic syndrome : un síndrome nefrótico, síndrome relativo a una enfermedad del riñón
nephrotoxic : nefrotóxico, que es tóxico para el riñón
nocturia : nicturia, una emisión más frecuente de orina durante la noche
oligomenorrhoea : oligomenorrea, menstruación poco frecuente
oliguria : oliguria, emisión escasa de orina
oophorectomy : una ooforectomía, la extirpación de uno o ambos ovarios

operation, surgical : un procedimiento quirúrgico, una operación quirúrgica
orchitis : orquitis, una inflamación de un testículo
ovarian cyst : un quiste en los ovarios
ovarian pain : dolor en los ovarios
pain with sexual intercourse : dispareunia, dolor durante la relación sexual
pain, menstrual : dolor menstrual, dolor durante la regla
pain, ovarian : un dolor de ovarios
pain, urinary : un dolor cuando orina
pain, uterine : un dolor de matriz, un dolor de útero
penile cyst : un quiste en el pene
penile discharge : una secreción por el pene
penile itching : picazón en el pene, comezón en el pene
penile sores : llagas en el pene, úlceras en el pene
polyp, uterine : un pólipo del útero
poor urinary control with coughing or laughing : poco control de la orina cuando tose o se ríe
poor urinary flow : un chorro escaso al orinar, pobre flujo urinario pobre
preeclampsia : preeclampsia, síntomas que preceden a las convulsiones eclámpticas
pregnancy : un embarazo
pregnancy, ectopic : un embarazo ectópico, un embarazo fuera del lugar habitual
priapism : priapismo, una erección anormal y persistente
problems, genital : problemas con las partes genitales
proctitis : proctitis, una inflamación del recto
prolapse, uterine : un prolapso del útero, una caída del útero, una caída de la matriz
prostatic hypertrophy : hipertrofia de la próstata
prostatism : prostatismo, una compresión y obstrucción de la uretra por la próstata
prostatitis : prostatitis, una inflamación de la próstata
pyelitis : pielitis, una inflamación de la pelvis renal
pyelonephritis : pielonefritis, una inflamación conjunta del riñón y de la pelvis renal

radiography : una radiografía
rape, the experience of : una experiencia de violación
renal enlargement : un agrandamiento del riñón
resection : una resección, la extirpación quirúrgica parcial o total de un órgano o tejido
salpingitis : salpingitis, una inflamación de la trompa uterina de Falopia
sexual intercourse, pain with : dispareunia, un dolor experimentado durante la relación sexual
sickness, morning : asco, basca por la mañana (matutina)
spotting : manchado de sangre por la vagina
STDs : ETS, enfermedades venéreas, enfermedades transmitidas por contacto sexual, enfermedades que resultan del acto sexual
sterilization : una esterilización, un procedimiento que hace a un individuo incapaz para concebir
tenderness, breast : senos adoloridos, pechos adoloridos
tension, premenstrual : tensión premenstrual
testicular torsion : una torsión del testículo
to get up at night to urinate more than once : levantarse por la noche más de una vez para orinar
tomography : una tomografía, una radiografía de una sección del cuerpo o de un órgano
torsion, testicular : una torsión del testículo
toxemia : toxemia, una intoxicación de la sangre
tubal ligation : una ligadura de trompas
urethritis : uretritis, una inflamación de la uretra
urgency : una urgencia para ir al baño
urinary burning : un ardor al orinar, una sensación quemante al orinar
urinary pain : un dolor cuando orina
urinary tract infection : una infección de la orina, una infección del tracto urinario
urination, change in frequency of : un cambio en la frecuencia para orinar
urine, bloody : sangre en la orina
urine, change in color of the : un cambio en el color de la orina
urography : una urografía, una radiografía del aparato urinario

uterine pain : un dolor de matriz, un dolor de útero
uterine polyp : un pólipo del útero
uterine prolapse : un prolapso del útero, una caída del útero, una caída de la matriz
vaginal discharge : un flujo o secreción de la vagina
vaginal itching : picazón en la vagina, comezón en la vagina
vaginal sores : llagas en la vagina, úlceras en la vagina
vaginitis : vaginitis
varicocele : una varicocele
vasectomy : una vasectomía
venereal disease : una enfermedad venérea
virilization : una virilización, una masculinización
vulvovaginitis : vulvovaginitis, una inflamación de los genitales externos femeninos y de la vagina, generalmente causada por una infección bacteriana o por hongos
warts, genital : verrugas genitales
womb, cold in the : frío en la matriz

Musculoskeletal
Musculoequelético

Example:

Have you / he / she ever had aches?
¿Alguna vez Ud. / él / ella ha tenido dolores?

ache : un dolor
acromegaly : acromegalia
amputation : una amputación
ankle sprain : una torcedura del tobillo
ankylosis : anquilosis
apophysitis : apofisitis
arthralgia : una artralgia, un dolor de las articulaciones
arthritis : artritis, una inflamación de una o más articulaciones
arthropathy : una artropatía, una enfermedad de las articulaciones
arthrosis : artrosis, una anomalía en una articulación por desgaste
back pain : dolor de espalda
back problems : unos problemas de la espalda
back sprain : una torcedura de la espalda
biopsy : una biopsia, la extirpación de un fragmento de tejido
bowed legs : piernas corvas, piernas zambas
broken bone : un hueso fracturado, un hueso quebrado, un hueso roto
bruised bone : un hueso golpeado, un hueso magullado
bruised muscle : un músculo golpeado, un músculo magullado
bunion : un juanete
bursitis : bursitis, una inflamación de una bolsa articular
callus : una callosidad
contracture : una contractura, una contracción persistente e involuntaria de los músculos, flexión permanente por consecuencia de daño a un músculo o un tendón
contusion : una contusión, una lesión por golpe, una compresión
coxalgia : coxalgia, un dolor en la articulación de la cadera

cramps (muscular) : calambres musculares
cramps, leg : calambres en las piernas
crippled extremity : una extremidad tullida o lisiada
deformed extremity : una deformación de una extremidad, una extremidad chueca o patizamba
densitometry : una densitometría
deossification : deosificación
dislocation : una dislocación, un desplazamiento de un hueso
effusion : una efusión, un derrame
enlargement, joint : un agrandamiento de una articulación
epicondylitis : epicondilitis, una inflamación del epicóndilo
fixation : una fijación
flat foot : un pie plano
fluoroscopy : una fluoroscopía
foot sprain : una torcedura del pie
fracture : una fractura, una quebradura, una ruptura de una parte, especialmente de un hueso
gout : gota, podagra
hernia : una hernia, una protrusión de un órgano o tejido fuera de su cavidad normal
hyperostosis : hiperostosis, un engrosamiento de un hueso
immobilization : inmovilización, colocar en reposo el cuerpo o alguna de sus partes
joint enlargement : un agrandamiento de una articulación
joint pain : un dolor de articulaciones (coyunturas)
joint swelling : una hinchazón en las articulaciones (coyunturas)
lame extremity : una extremidad lisiada
leg cramps : calambres en las piernas
ligament, torn : un desgarro
limp : una extremidad lisiada
lumbago : lumbago, un dolor en la parte inferior de la columna vertebral
luxation : lujación, desplazamiento de los huesos de una articulación
microsurgery : una microcirugía
muscle pain : un dolor de músculos
muscle weakness : una debilidad de los músculos

myalgia : mialgia, un dolor en un músculo o varios músculos

myelitis : mielitis

myopathy : miopatía, una enfermedad muscular

myositis : miositis, una inflamación de un músculo voluntario

operation, surgical : un procedimiento quirúrgico, una operación quirúrgica

opisthotonos : opistótonos, espasmo violento de la columna vertebral que se contrae en un arco, quedando el cuerpo apoyado sobre la cabeza y los talones.

orthopedic surgery : una cirugía ortopédica

osteitis : osteítis, una inflamación del tejido óseo

osteoarthritis : osteoartritis, una inflamación degenerativa de las articulaciones

osteodystrophy : osteodistrofia, una distrofia de los huesos

osteolysis : osteólisis, una destrucción o muerte del hueso

osteomalacia : osteomalacia, un ablandamiento de los huesos

osteomyelitis : osteomielitis, una inflamación de la médula ósea

osteoporosis : osteoporosis, desmineralización esquelética

osteotomy : osteotomía, una sección o corte quirúrgico de parte de un hueso

pain, back : un dolor de espalda

pain, joint : un dolor de articulaciones

pain, muscle : un dolor de músculos

periarthritis : periartritis, una inflamación de los tejidos que rodean una articulación

periostitis : periostitis, inflamación de la membrana fibrosa y gruesa que cubre los huesos

plastic surgery : una cirugía plástica

polyarthritis : poliartritis, una inflamación de varias articulaciones simultáneamente

problems climbing stairs : problemas para subir escaleras

problems, back : problemas de la espalda

problems, spinal column : problemas de la columna vertebral

radiography : una radiografía

resection : una resección, la extirpación quirúrgica parcial o total de un órgano o tejido

restless legs : las piernas inquietas, una sensación de incomodidad en las piernas

rheumatism : un reumatismo, una enfermedad caracterizada por dolor y inflamación de los articulaciones

rheumatoid arthritis : artritis reumatoidea, que se asemeja al reumatismo

sciatica : ciática, un dolor que abarca de la espalda a la parte posterior de las piernas y llega hasta el pie

spasm : un espasmo

spondylitis : espondilitis, una inflamación de las vértebras

sprain : una torcedura

sprain, ankle : una torcedura del tobillo

sprain, back : una torcedura de la espalda

sprain, foot : una torcedura del pie

strain : esguince, daño que sufre una extremidad a consecuencia de un esfuerzo excesivo

surgery, orthopedic : una cirugía ortopédica

swelling, joint : una hinchazón en las articulaciones

synovitis : sinovitis, una inflamación de la membrana sinovial

tendinitis : tendinitis, una inflamación de un tendón

tenosynovitis : tenosinovitis, una inflamación del tendón y de su vaina

tetany : tetania, un estado caracterizado por contracciones fuertes e intermitentes de los músculos

thoracic pain : un dolor torácico

torn ligament : un desgarro

torticollis : tortícolis, cuello torcido, cuello rígido

weakness, muscle : una debilidad de los músculos

Immuno / Heme / Lymph
Inmunológico /

Example:

Have you / he / she ever had allergies?
¿Alguna vez Ud. / él / ella ha tenido alergias?

adenitis : adenitis, una inflamación de las glándulas
agammaglobulinemia : agammaglobulinemia, déficit de gammaglobulina en la sangre
agranulocytosis : agranulocitosis
AIDS : SIDA, síndrome de inmunodeficiencia adquirida
allergies : alergias, coriza
anaphylactic reaction : una reacción anafiláctica, una reacción alérgica general violenta
anemia : anemia, una deficiencia de glóbulos rojos en la sangre
anemia, aplastic : anemia aplástica, una formación insuficiente de células de la sangre
anergy : anergia, una falta de reacción a un estimulo inmunológico, como una vacuna
angioedema : un edema angioneurótico
aplasia : aplasia, un desarrollo incompleto
aplastic anemia : anemia aplástica, una formación insuficiente de células de la sangre
autoimmune illness : una enfermedad autoinmune, se caracteriza por problemas inflamatorios que afectan varios órganos debida a trastornos en el sistema inmunológico que reacciona contra elementos del propio cuerpo.
bee sting : una picadura de abeja
biopsy : una biopsia, la extirpación de un fragmento de tejido
blood loss : una pérdida de sangre
blood problems : problemas de la sangre
clot : un coágulo
crossallergy : una alergia cruzada, una alergia a sustancias emparentadas
dermographia : una dermografía, un dibujo en la piel

dyscrasia : una discrasia, enfermedad de la sangre
embolism : una embolia
enlargement, spleen : un agrandamiento del bazo
eosinophilia : eosinofilia, un aumento de células eosinófilas en la sangre
fever, hay : fiebre de heno
granulocytopenia : granulocitopenia, una disminución de los granulocitos en la sangre
hay fever : fiebre del heno
hematoma : un hematoma, una acumulación de sangre extravasada
hemolysis : hemólisis, una destrucción de los glóbulos rojos
hemopathy : una hemopatía, una enfermedad de la sangre
hemophilia : hemofilia
hives : ronchas
hornet sting : una picadura de avispón
hypersensitivity : hipersensibilidad, una reacción exagerada ante ciertos estímulos
inflamed spleen : un bazo inflamado
insect sting : una picadura de insecto
itching : comezón, picazón
leukemia : leucemia
leukocytosis : una leucocitosis, un incremento del número de glóbulos blancos en la sangre
leukopenia : leucopenia, una reducción del número de glóbulos blancos en la sangre
lupus : lupus
lymphadenopathy : linfadenopatía, una tumefacción de uno o más ganglios linfáticos
lymphangitis : linfangitis, una inflamación de los vasos linfáticos
methemoglobinemia : metahemoglobinemia, la presencia de metahemoglobina en la sangre
myelosuppression : mielosupresión, una supresión de la actividad de la médula ósea
neutropenia : neutropenia, una disminución del número de leucocitos neutrófilos en la sangre

oak, poison : roble venenoso, zumaque venenoso
operation, surgical : un procedimiento quirúrgico, una operación quirúrgica
paleness : palidez
pancytopenia : pancitopenia, una deficiencia de todos los tipos de células sanguíneas
petechiae : petequia, puntitos purpúreos de la piel, manchas hemorrágicas pequeñas de la piel
phlebitis : flebitis, una inflamación de las paredes de una vena
photosensitization : fotosensibilización, una reacción anormal de la piel a la luz
poison ivy : hiedra venenosa
poison oak : roble venenoso, zumaque venenoso
poison sumac : zumaque venenoso
problems, blood : problemas de la sangre
purpura : púrpura, hemorragia capilar
rash (hives) : urticaria, ronchas, erupciones
spleen enlargement : un agrandamiento del bazo
spleen, inflamed : un bazo inflamado
spleen, swollen : un bazo hinchado
sting, bee : una picadura de abeja
sting, hornet : una picadura de avispón
sting, insect : una picadura de insecto
sting, wasp : una picadura de avispa
sumac, poison : zumaque venenoso
swollen spleen : un bazo hinchado
thrombocytopenia : trombocitopenia, una disminución del número de plaquetas sanguíneas
thrombocytosis : trombocitosis, un aumento exagerado de las plaquetas sanguíneas
thromboembolism : tromboembolismo, una obstrucción de un vaso sanguíneo con material trombótico
thrombophlebitis : tromboflebitis, una inflamación de una vena acompañada por la formación de un trombo
thrombosis : una trombosis, la formación, el desarrollo, o la presencia de un trombo

thrombus : un trombo, un tapón de sangre en el sistema circulatorio

urticaria : urticaria

wasp sting : una picadura de avispa

wheals : ronchas, unas ronchas en la piel causadas por una alergia

Metabolic / Endocrine

Example:

Have you / he / she ever had diabetes?
¿Alguna vez Ud. / él / ella ha tenido diabetes?

acidosis : acidosis, un exceso de acidez en el cuerpo
Addisson's disease : la enfermedad de Addisson
agalorrhea : agalorrea, falta de leche en las mamas
alkalosis : alcalosis, una disminución de la acidez de la sangre y los tejidos
biopsy : una biopsia, la extirpación de un fragmento de tejido
breast tenderness : senos adoloridos, pechos adoloridos
Caisson's disease : la enfermedad de Caisson, una enfermedad que consiste de dolor de nervios, parálisis, y dificultad para respirar, causada por la liberación de burbujas de grasa entre los tejidos
calcemia : calcemia, el nivel o índice de calcio en la sangre
colder than others, feeling : una sensación de tener más frío que otras personas
diabetes : diabetes, una enfermedad caracterizada por la presencia de cantidades anormales de azúcar en la sangre y la orina
echography : una ecografía, técnica de diagnóstico que usa sonido para producir imágenes de órganos y tejidos del cuerpo
exophthalmos : exoftalmía, la propulsión del globo del ojo
feeling colder than others : una sensación de tener más frío que otras personas
feeling warmer than others : una sensación de tener más calor que otras personas
flush : rubor, enrojecimiento
galactorrhea : galactorrea, la eliminación espontánea de leche por el pezón
glycosuria : glucosuria, la presencia de la glucosa en la orina
goiter : bocio

gynecomastia : ginecomastia, un desarrollo anormal de la glándula mamaria masculina

hemoperfusion : hemoperfusión

hormone problems : problemas con las hormonas

hyperaldosteronism : hiperaldosteronismo, una producción excesiva de aldosterona por la glándula suprarrenal

hypercalcemia : hipercalcemia, un exceso de calcio en la sangre

hyperchloremia : hipercloremia, un exceso de cloruros en la sangre

hyperglycemia : hiperglicemia, un nivel exagerado de glucosa en la sangre

hyperkalemia : hipercalemia, un exceso de potasio en la sangre

hyperlipidemia : hiperlipidemia, un exceso de lípidos (grasa) en la sangre

hypernatremia : hipernatremia, un exceso de sodio en la sangre

hyperthermia : hipertermia, temperatura corporal alta

hyperthyroidism : hipertiroidismo, la actividad exagerada de la glándula tiroides

hyperuricemia : hiperuricemia, un exceso de ácido úrico en la sangre

hypervitaminosis : hipervitaminosis, un exceso de una o más vitaminas esenciales

hypoaldosteronism : hipoaldosteronismo, un descenso de la producción de aldosterona por la glándula suprarrenal

hypocalcemia : hipocalcemia, un nivel bajo de calcio en la sangre

hypochloremia : hipocloremia, un nivel bajo de cloro en la sangre

hypoglycemia : hipoglicemia, un nivel bajo de glucosa en la sangre

hypokalemia : hipocalemia, un nivel bajo de potasio en la sangre

hypolipidemia : hipolipidemia, un nivel bajo de lípidos (grasa) en la sangre

hyponatremia : hiponatremia, un nivel bajo del sodio en la sangre

hypothermia : hipotermia, temperatura corporal baja

hypothyroidism : hipotiroidismo, la actividad insuficiente de la glándula tiroides

hypouricemia : hipouricemia, una deficiencia de ácido úrico en la sangre

hypovitaminosis : hipovitaminosis, una carencia de una o más vitaminas esenciales

inflammation of the thyroid gland : una inflamación de la glándula tiroidea

ketoacidosis : cetoacidosis, un exceso de ácidos y cuerpos cetónicos en la sangre

lipodystrophy : lipodistrofia, una alteración en el metabolismo de las grasas

menopause : menopausia, la cesación de la menstruación en la mujer

natriuresis : natruresis, una excreción de cantidades anormales de sodio en la orina

obesity : obesidad, un exceso de peso corporal por acumulación de grasa

operation, surgical : un procedimiento quirúrgico, una operación quirúrgica

over-weight condition : obesidad

PMS : SPM, síndrome premenstrual, una tensión premenstrual

podagra : podagra, gota

polydipsia : polidipsia, sed excesiva y persistente

polyphagia : polifagia, hambre excesiva y persistente

polyuria : poliuria, orina excesiva y persistente

porphyria : porfiria, un trastorno del metabolismo de las porfirinas

problems, hormone : problemas con las hormonas

problems, thyroid gland : problemas de la glándula tiroides

Rickets : raquitismo

stroke, heat- : insolación

stroke, sun- : insolación

sunstroke : insolación

thirst : sed

thyroid gland problems : unos problemas de la glándula tiroidea

thyroid gland, inflammation of the : una inflamación de la glándula tiroidea

thyroiditis : tiroiditis

thyrotoxicosis : tirotoxicosis, un conjunto de síntomas debido a un exceso de hormonas tiroideas

uremia : uremia, una acumulación de urea en la sangre

warmer than others, feeling : una sensación de tener más calor que otras personas

Neurologic
Neurológico

Example:

Have you / he / she ever had delirium?
¿ Alguna vez Ud. / él / ella ha tenido delirio?

absence : ausencia, una pérdida momentánea del conocimiento
akathisia : acatisia, dificultad para mantenerse quieto, necesidad de moverse constantemente aún al estar sentado.
akinesia : acinesia
alexia : alexia
ambiopia : ambiopía
amnesia : amnesia, una pérdida total o parcial de la memoria
anosmia : anosmia, una pérdida o disminución del sentido del olfato
aphasia : afasia, una imposibilidad o dificultad para hablar
aphonia : afonía
apoplexy : apoplejía
arms, flaccid : brazos flácidos
asphyxia : asfixia
asthenia : astenia, un cansancio físico intenso
ataxia : ataxia, una falta de coordinación de los movimientos voluntarios
athetosis : atetosis, un movimiento involuntario y no coordinado de los miembros
atony : atonía, una ausencia o una deficiencia del tono o tensión de un tejido o de los miembros
aura : aura, una sensación que precede a un ataque como el epiléptico
automatism : automatismo
biopsy : una biopsia, la extirpación de un fragmento de tejido
blurred vision : la vista borrosa
bradykinesia : bradiquinesia, una lentitud anormal de los movimientos
catatonia : catatonia

cephalalgia : cefalalgia, jaqueca, un dolor de cabeza

cerebral hemorrhage : un derrame cerebral, una hemorragia cerebral

cerebral infarction : un infarto cerebral, una embolia cerebral

cerebral palsy : la diplejía espástica, la parálisis cerebral

cerebral paralysis : la parálisis cerebral, la diplejía espástica

changes, visual : cambios visuales

chorea : corea, un exceso de movimientos involuntarios

collapse : un colapso, una caída abrupta

coma : coma, una pérdida completa de la conciencia

confusion : confusión

convulsion : una convulsión, una contracción repentina, violenta, involuntaria y dolorosa de los músculos

delirium : delirio, un estado caracterizado por confusión mental, alucinaciones, y sentimientos distorsionados

delirium tremens : delirium tremens, una enfermedad peligrosa con delirio y alucinaciones producida por el síndrome de abstinencia de alcohol

dementia : demencia, un deterioro progresivo de las funciones intelectuales

dementia praecox : demencia precoz

difficulty, speaking : una dificultad para hablar

diplopia : diplopía, visión doble

disorientation : una desorientación, una pérdida de la noción del espacio y del tiempo

dizziness : mareos

dumb (speech) : mudez

dysarthria : disartria, tartamudez

dyskinesia : discinesia, una dificultad de los movimientos

dystonia : distonía, una falta de la tensión o tono normal de los músculos

electroencephalography : una electroencefalografía

embolic stroke : un infarto cerebral, una embolia cerebral

encephalopathy : encefalopatía, una enfermedad que afecta el funcionamiento del cerebro

epilepsy : epilepsia, undesorden neurológico que se manifiesta con ataques o convulsiones

139

ergotism : ergotismo, una intoxicación producida por el cornezuelo
facial paralysis : una parálisis facial
fainting spells : desmayos, desfallecimientos
falls : caídas
fasciculations : fasciculaciones, contracciones espontáneas y desordenadas de varias fibras musculares
flaccid arms : brazos flácidos
flaccid legs : piernas flácidas
grand mal seizures : ataques de gran mal, epilepsia generalizada
hallucination : una alucinación, una percepción visual no fundada en una realidad objetiva
head trauma : un golpe en la cabeza
headache : dolor de cabeza, jaqueca
headaches : dolores de cabeza, jaquecas
headaches, persistent : dolores de cabeza persistentes, cefalalgia
hemeralopia : hemeralopía, ceguera diurna
hemialgia : hemialgia
hemicrania : hemicránea
hemiopia : hemiopía
hemiplegia : hemiplejía, una parálisis total o parcial de un lado del cuerpo
hemorrhage, cerebral : un derrame cerebral
hemorrhagic stroke : un derrame cerebral
hydrocephalus : hidrocefalia, un aumento o una acumulación de líquido en el cerebro
hyperalgesia : hiperalgia, una sensibilidad exagerada al dolor
hyperesthesia : hiperestesia, una sensibilidad exagerada
hyperkinesia : hiperquinesia, la actividad motora exagerada
hyperreflexia : hiperreflexia, una exageración de los reflejos
hypertonia : hipertonía, una tensión aumentada
hypotonia : hipotonía, tono muscular disminuido
infantile paralysis : la parálisis infantil
infarction, cerebral : un infarto cerebral, una embolia cerebral

intention tremor : un temblor intencional, un temblor que aparece al intentar efectuar un movimiento

legs, flaccid : piernas flácidas

migraine : migraña

mood change, sudden : un cambio de humor repentino

mood swing, sudden : un cambio de humor repentino

multiple sclerosis : esclerosis múltiple, un endurecimiento progresivo de los nervios

muscle weakness : una debilidad de los músculos

mute : mudez

myasthenia : miastenia, una debilidad o fatiga musculares anormales

nervous disorder : un desorden nervioso

nervous strain : una tensión nerviosa

neuralgias : neuralgias, dolores en el trayecto de los nervios

neuritis : neuritis, una inflamación de un nervio

neurodermatitis : neurodermatitis, una enfermedad de la piel con liquenificación

neuropathy : una neuropatía, una enfermedad nerviosa

neurosis : neurosis

neurotic feelings : unas sensaciones neuróticas, relativo a la neurosis

numb feeling : sensación de entumecimiento, entumida, sensaciones de adormecimiento

numbness : un adormecimiento

operation, surgical : un procedimiento quirúrgico, una operación quirúrgica

palsy : una parálisis, una perlesía

palsy, cerebral : la diplejia espástica, la parálisis cerebral

paralysis : una parálisis

paralysis, cerebral : la parálisis cerebral, la diplejia espástica

paralysis, facial : una parálisis facial

paralysis, infantile : la parálisis infantil

paraplegia : paraplejía, una parálisis de las piernas y parte inferior del cuerpo

paresis : paresia, una forma leve de parálisis parcial

paresthesia : una parestesia, una sensación de hormigueo, una sensación de pinchazos en la piel

Parkinsonism : Parkinsonismo

Parkinson's disease : la enfermedad de Parkinson, caracterizada por degeneración de las neuronas en la parte del cerebro donde se controla el movimiento; se manifiesta con debilidad muscular progresiva, temblores, e inhabilidad para formar expresiones faciales y dificultad para el habla

persistent headaches : dolores de cabeza persistentes, cefalalgia

petit mal : epilepsia minor, epilepsia con ataques poco intensos caracterizados por crisis de ausencia

polyneuritis : polineuritis, una inflamación de muchos nervios simultáneamente

problems climbing stairs : problemas para subir escaleras

problems moving your arms or legs : problemas para mover sus brazos o piernas

problems remembering : problemas para recordar

problems talking : problemas para hablar

problems thinking : problemas para pensar

problems walking : problemas para andar

radiography : una radiografía

sclerosis, multiple : esclerosis múltiple, un endurecimiento progresivo de los nervios

seizures : convulsiones, ataques

senility : senilidad, ancianidad, vejez

sleepy feelings : sensaciones adormecidas

spasticity : espasticidad, un aumento de la resistencia muscular

speech difficulties : una dificultad al hablar

spinal column problems : problemas de la columna vertebral

stammering : tartamudeo, tartamudez

stroke (embolic) : un infarto cerebral, una embolia cerebral

stroke (hemorrhagic) : un derrame cerebral

stupor : estupor, una pérdida parcial o casi completa de la conciencia

stuttering : tartamudeo, tartamudez

swoons : desmayos

syncope : síncope, desmayos, desvanecimientos

142

tic : un tic, un movimiento involuntario que se produce repetidamente

tingling : un hormigueo

tremors : tremores, temblores

unconsciousness : inconsciencia, insensibilidad, una pérdida del conocimiento

vertigo : vértigo, un trastorno del equilibrio

visual changes : cambios visuales

weakness : una debilidad

weakness in one area of the body : una debilidad en un área del cuerpo

weakness, muscle : una debilidad de los músculos

Cancer

Cáncer

Example:

Have you / he / she ever had cancer?
¿Alguna vez Ud. / él / ella ha tenido cáncer?

adenoma : un adenoma, un tumor benigno de estructura glandular
biopsy : una biopsia, la extirpación de un fragmento de tejido
cancer : cáncer
cancer pain : dolor de cáncer
carcinoma : un carcinoma, un tumor nocivo
dysplasia : displasia, una anomalía en el desarrollo de un órgano o tejido
epithelioma : un epitelioma, un tumor de la piel o de la mucosa
leukemia : leucemia
lymphoma : un linfoma, un tumor maligno originado en el tejido linfoide
malignant tumor : un tumor maligno, pernicioso o de evolución fatal
melanoma : un melanoma, un tumor, generalmente maligno, de la piel o las mucosas
metaplasia : metaplasia, un proceso de transformación de las células o tejidos
metastasis : metástasis del cáncer, una aparición de un cáncer o un foco patológico a distancia
myeloma : un mieloma, un tumor maligno de la médula ósea
myelomatosis : mielomatosis, un cáncer de la médula ósea
neoplasia : una neoplasia, un neoplasma, un tumor
neoplasm : un neoplasma, una neoplasia, un tumor
neoplastic tumor : un tumor neoplásico, relativo a un cáncer, cualquier crecimiento nuevo y anormal
operation, surgical : un procedimiento quirúrgico, una operación quirúrgica
pain, cancer : dolor de cáncer

pseudotumor : un seudotumor, un tumor que se parece a un neoplasma pero no es un verdadero tumor

radiography : una radiografía

radiotherapy : radioterapia, un tratamiento mediante radiaciones

sarcoma : un sarcoma, un tipo de tumor maligno

tumor : un tumor, una neoplasia, un neoplasma

wen : quiste sebáceo, un lobanillo

Infectious

Example:

Have you / he / she ever had fever?
¿Alguna vez Ud. / él / ella ha tenido fiebre?

abscess : un absceso
acne : acné, granitos, barros
athlete's foot : pie de atleta
bacteremia : bacteriemia, la presencia de bacterias en la sangre
blood poisoning : un envenenamiento de la sangre
boil (skin) : un grano enterrado, un nacido, un tacotillo
brucellosis : brucelosis
bubonic fever : fiebre bubónica
candidiasis : candidiasis, una infección por un hongo del género Cándida
carbuncle : un grano enterrado, un nacido, un tacotillo
cellulitis : una celulitis, una inflamación del tejido bajo la piel
cellulitis, orbital : una celulitis orbital, una inflamación del tejido bajo la piel y cerca de la órbita ocular
chickenpox : varicela
chills : escalofríos
chlamydia : clamidia
cholera : cólera
cold (disease) : catarro, resfriado
crossinfection : una infección cruzada, contagio mutuo entre dos personas afectadas
crossresistance : resistencia cruzada, una resistencia a antibióticos emparentados
dengue : dengue
diphtheria : difteria
dysentery : disentería, una enfermedad intestinal que causa diarrea grave con sangre
empyema : empiema, una colección de pus en una cavidad natural

encephalitis : encefalitis, una inflamación del cerebro
encephalomyelitis : encefalomielitis
endemic illness : una enfermedad endémica, una enfermedad
que se presenta como propia de una población
endotoxic : una enfermedad endotóxica, una enfermedad
relativa a las endotoxinas
endotoxin : endotoxina
epidemic illness : una enfermedad epidémica
erysipelas : erisipela, un tipo de infección cutánea aguda
fever : fiebre, calentura
fever, glandular : fiebre glandular
fever, ratbite : fiebre de la mordedura de rata
fever, recurrent : fiebre recurrente
fever, rheumatic : fiebre reumática
fever, scarlet : fiebre de escarlatina
fever, typhoid : fiebre tifoidea
fever, undulant : fiebre ondulante
folliculitis : foliculitis, una inflamación de uno o más folículos
pilosos
fungal infection : una infección por hongos
furuncle : un furúnculo
gangrene : gangrena, muerte local de los tejidos por falta de
irrigación sanguínea adecuada
glandular fever : fiebre glandular
head lice : piojos de la cabeza
herpes : herpes, infección vírica
herpes simplex : herpes simple, una enfermedad viral de la piel
y de las mucosas
herpes zoster : herpes zóster, culebrilla, una erupción viral y
dolorosa a lo largo de un nervio, caracterizada por el
aparecimiento de vesículas en la piel y las mucosas
HIV : VIH, virus que causa el SIDA
impetigo : impétigo, una infección purulenta de la piel con
vesículas y costras
infection, fungal : una infección por hongos
infection, kidney : una infección de los riñones
infection, skin : una infección de la piel

influenza : influenza, gripe
intermittent fever : fiebre intermitente
leprosy : lepra
lice, head : piojos de la cabeza
lice, pubic : piojos púbicos, piojos pegadizos
malaria : malaria, paludismo
malta fever : fiebre de Malta
mastitis : mastitis, una inflamación de la glándula mamaria
mastodynia : mastodinia, un dolor de la mama, un dolor de los senos
measles : sarampión
mediterranean fever : fiebre del mediterráneo
meningitis : meningitis, una inflamación de las meninges
mononucleosis : mononucleosis, una leucocitosis mononuclear o un incremento del número de leucocitos mononucleares en la sangre
mumps : paperas
mycobacterium : micobacteria
mycosis : micosis, una enfermedad causada por hongos
mycotic infection : una infección micótica, una infección producida por hongos, una infección relativa a las enfermedades de hongos
nosocomial illness : una enfermedad nosocomial, una enfermedad relacionada con la hospitalización o con un hospital
operation, surgical : un procedimiento quirúrgico, una operación quirúrgica
opportunistic infection : una infección oportunista, una infección relativa a microorganismos que producen enfermedad en determinadas circunstancias solamente
orbital cellulitis : una celulitis orbital, una inflamación del tejido bajo la piel y cerca de la órbita ocular
otitis : otitis, una inflamación del oído
parasite : un parásito, organismo que vive a expensa de otro organismo
paratyphoid fever : fiebre paratifoidea
pediculosis : pediculosis, una infestación humana por piojos

pemphigus : pénfigo, una enfermedad grave de la piel caracterizada por vesículas, ampollas y úlceras

pertussis : pertussis, tosferina

pharyngitis : faringitis, una inflamación de la garganta

pityriasis : pitiriasis, una descamación de la piel en pequeñas laminillas de color grisáceo

plague : la plaga

pneumonia : neumonía, pulmonía, enfermedad infecciosa de los pulmones con acumulación de material purulento en los alvéolos del pulmón (células pulmonares normalmente llenas de aire)

poliomyelitis : poliomielitis, una enfermedad contagiosa e inflamatoria que ataca la sustancia gris de la médula espinal del sistema nervioso y que causa parálisis

protozoon : protozoos, organismos unicelulares

psittacosis : psittacosis

pubic lice : piojos púbicos, piojos pegadizos

pyoderma : piodermia, cualquier enfermedad purulenta de la piel

rabies : rabia

ratbite fever : fiebre de la mordedura de rata

recurrent fever : fiebre recurrente

rheumatic fever : fiebre reumática

rickettsia : rickettsia, un tipo de microorganismos

Rocky Mountain spotted fever : fiebre manchada de las montañas Rocosas

roseola : roséola

rubella : rubéola, sarampión alemán

scabies : escabiosis, sarna, sarcoptiosis

scarlatina : escarlatina, una enfermedad contagiosa aguda caracterizada por fiebre y erupción de la piel y lengua

scarlet fever : fiebre escarlatina

scurvy : escorbuto, una enfermedad causada por la carencia de vitamina C que resulta en encías sangrantes, anemia y debilidad

septicemia : septicemia, un estado de contaminación por microorganismos que invaden la sangre y todo el cuerpo

skin infection : una infección de la piel

sleeping sickness : la enfermedad del sueño

smallpox : viruela
stiff neck : cuello rígido, tortícolis
swollen glands : ganglios inflamados
swollen groin glands : ganglios inguinales inflamados, encordio, incordio
syphilis : sífilis
tetanus : tétano, tétanos
tinea : tiña, infección de la piel, causada por una clase de hongos
tinea pedis : tiña del pie, una infección superficial de la piel de los pies, crónica, producida por un tipo de hongo
tonsillitis : tonsilitis, amigdalitis, una inflamación de una o ambas amígdalas
toxoplasmosis : toxoplasmosis, una enfermedad infecciosa causada por Toxoplasma gondii
trench fever : fiebre de las trincheras
tuberculosis : tuberculosis, tisis, enfermedad causada por el bacilo de la tuberculosis
typhoid fever : fiebre tifoidea
typhus : tifus
undulant fever : fiebre ondulante
vaccinia : viruela
varicella : varicela
variola : variola, infección viral de las vacas
wart : una verruga, un mezquino
yeast infection : una infección por hongos
yellow fever : fiebre amarilla, enfermedad viral causada por la picadura de un mosquito y que produce ictericia, albuminuria y fiebre

Psychiatric

Example:

Have you / he / she ever had anxiety?
¿Alguna vez Ud. / él / ella ha tenido ansiedad?

acrophobia : acrofobia, miedo a las alturas
addiction : una adicción, una dependencia de drogas
aggressiveness : agresividad
agitation : agitación, inquietud y actividad aumentada
agoraphobia : agorafobia, terror a los espacios abiertos
alcoholism : alcoholismo, dipsomanía
altered perception : una percepción alterada
anger : enojo, ira
anguish : angustia
anorexia : anorexia, una falta de apetito o ansia de adelgazar
anxiety : una ansiedad
apathy : apatía, una falta de sentimiento o emoción
bad thoughts : pensamientos malos
claustrophobia : claustrofobia, terror irracional a los espacios pequeños o encerrados
concerns : preocupaciones
content feelings : sensaciones de alegría,
conversion reaction : una reacción de conversión, una transformación de las emociones en manifestaciones corporales
depersonalization : despersonalización, una sensación de extrañeza
depressed feelings : sentimientos depresivos, achicopalados, tristeza
depression : depresión, estar triste, un derrumbamiento, una disminución
detoxification : detoxificación, desintoxicación, una reducción de las propiedades nocivas de un veneno
dipsomania : dipsomanía, alcoholismo
dissociation : disociación, una separación de una cosa de otra

151

distortion : distorsión, una tergiversación de las ideas o pensamientos

drug addiction : una adicción a las drogas, una dependencia de las drogas

dysgeusia : disgeusia, una perversión del gusto

dysphoria : disforia, un malestar general, vago e inespecifico

euphoria : euforia, una sensación de bienestar

fear : miedo

feelings of pleasure : sentimientos de placer

feelings, content : sentimientos de alegría

feelings, depressed : sentimientos depresivos, achicopalados, tristeza

feelings, happy : sentimientos de alegría

feelings, hydrophobic : sentimientos hidrofóbicas, sentimientos de terror ante cualquier líquido

feelings, hyperactive : sensaciones hiperactivas

feelings, indifferent : sentimientos indiferentes

feelings, jumpy : sensaciones de estar nervioso(a), muy excitable

feelings, overwhelmed : sentimientos acongojados

feelings, poor-spirited : sentimientos de estar abatido(a), sentimientos de poco ánimo

feelings, restless : sentimientos de inquietud

feelings, sad : sentimientos de tristeza

feelings, scared : sentimientos de miedo

feelings, uneasy : sentimientos de inquietud, sentimientos de desasosiego

feelings, upset : sentimientos de turbación, sentimientos de malestar

fright : susto, terror

happy feelings : sentimientos de alegría

homesickness : nostalgia por el hogar

homicidal thoughts : pensamientos homicidas, pensamientos de matar a alguien

hydrophobia : hidrofobia, el horror al agua

hydrophobic feelings : sentimientos hidrofóbicas, sentimientos de terror ante cualquier líquido

hyperactive feelings : sensaciones hiperactivas
hypochondria : hipocondria, preocupación exagerada con respecto a la salud personal
hypochondriasis : hipocondria, una preocupación exagerada por la salud
hypomania : hipomanía, una forma de la manía
hysteria : histeria
indifferent feelings : sentimientos indiferentes
insanity : locura, demencia
insomnia : insomnio, una incapacidad para dormir
jumpy feelings : sensaciones de estar nervioso(a), sensaciones muy excitable
kleptomania : cleptomanía, una tendencia irresistible al robo
loss of sexual desire : una pérdida de deseo sexual
mania : manía
masochism : masoquismo
megalomania : megalomanía
mental disease : una enfermedad mental
mental illness : un trastorno mental
monomania : monomanía
mood change : un cambio de humor
mood swing : un cambio de humor
nervousness : nerviosismo, excitabilidad e irritabilidad excesivas
nymphomania : ninfomanía
obsession : una obsesión, una idea fija
ophidiophobia : ofidiofobia, terror a las culebras
overwhelmed feelings : sentimientos acongojadas
paranoia : paranoia
perception, altered : una percepción alterada
phobia : fobia, miedo persistente e irracional
poor-spirited feelings : sentimientos de estar abatido(a), sentimientos de poco ánimo
premenstrual tension : tensión premenstrual
problems taking care of yourself : problemas para cuidarse a sí mismo(a)
psychoanalysis : psicoanálisis

psychological testing : exámenes psicológicas
psychopath diagnosis : un diagnóstico de psicopatología
psychosis : psicosis, sicosis, un trastorno mental grave
psychosomatic illness : una enfermedad psicosomática, una enfermedad que tiene síntomas corporales de origen psíquico
pyromania : piromanía
pyrophobia : pirofobia, terror irracional al fuego
qualm (mental feeling) : remordimiento de la conciencia
reaction, conversion : una reacción de conversión, una transformación de las emociones en manifestaciones corporales
restless feelings : sentimientos de inquietud
sad feelings : sentimientos de tristeza
scared feelings : sentimientos de miedo
schizophrenia : esquizofrenia, locura con desdoblamiento de la personalidad
sexual desires : deseos sexuales
sexual desire, loss of : una pérdida de deseo sexual
somnambulism : sonambulismo, camina dormido, andar en sueños, realiza actos complejos mientras duerme
strain, nervous : una tensión nerviosa
stress : estrés, el estado de tener muchas preocupaciones y tensión emocional en la vida
suicidal method : un método para matarse (suicidarse)
suicidal plan : un plan para matarse (suicidarse)
suicidal thoughts : pensamientos de matarse (suicidarse)
thoughts : pensamientos
thoughts of harming others : pensamientos de hacer daño a otros
thoughts, bad : pensamientos malos
thoughts, suicidal : pensamientos de matarse
treatment for depression : un tratamiento para la depresión
treatment for mental illness : un tratamiento para una enfermedad mental
uneasy feelings : sentimientos de inquietud, sentimientos de desasosiego
upset feelings : sentimientos de turbación, sentimientos de malestar

worries : preocupaciones

xenophobia : xenofobia, miedo irracional a conocer a personas o cosas foráneas, terror a los extranjeros

Physical Examination
Examen Físico

Begin Audio

Intake
Entrevista

Hello
Hola.

Good morning.
Buenos días.

Good afternoon.
Buenas tardes.

Good evening.
Buenas noches.

Come in.
Pase adelante.
 or
Pase usted.

My name is . . .
Me llamo . . .

What is your name?
¿Cómo se llama Ud.?

How are you?
¿Cómo está?

Who is the patient?
¿Quién es él (la) paciente?

It is nice to meet you.
Mucho gusto en conocerlo(a).

Can you please sign this form?
¿Podría firmar este formulario por favor?

Do you give your authorization to receive medical treatment and consulting services?
¿Da su autorización para recibir tratamiento y consultas médicas?

I give my authorization to receive medical treatment and consulting services.
Doy mi autorización para recibir tratamiento y consultas médicas.

Yes.
Sí.

No.
No.

Maybe.
Quizás
   or
Tal vez

Always.
Siempre.

Never.
Nunca.

Patient Signature
Firma del (de la) paciente

Witness Signature
Firma del (de la) testigo

Stand on the scale, please.
Súbase a la báscula, por favor.
  or
Súbase a la pesa, por favor.

You weigh 60 kilograms.
Pesa sesenta kilos.

You weigh 135 pounds.
Pesa ciento treinta y cinco libras.

Permit me to take your arm.
Permítame el brazo.

I must check your blood pressure.
Debo chequear su presión arterial.

Your blood pressure is 120/80.
Su presión arterial es ciento veinte sobre ochenta.

I must check your pulse.
Debo chequear su pulso.

Your pulse is 85 beats per minute.
Su pulso es ochenta y cinco latidos por minuto.

Open your mouth, please.
Abra la boca, por favor.

I need to take your temperature.
Necesito tomarle la temperatura.

Keep the thermometer under your tongue.
Mantenga el termómetro debajo de la lengua.

Your temperature is 98.6 degrees.
Su temperatura es noventa y ocho punto seis (98.6) grados.

Breath slowly, please.
Respire despacio, por favor.

I need to count your respirations.
Debo contar sus respiraciones.

Your respiratory rate is 16 breaths per minute.
Su frecuencia respiratoria es dieciséis por minuto.

General Instructions
Instrucciones Generales

Again, please.
Otra vez, por favor.

Close, please.
Cierre, por favor.

Open, please.
Abra, por favor.

Please do like I do.
Por favor, haga lo mismo que yo.

Relax.
Relájese.

Rest.
Descanse.

Don't be afraid.
No tenga miedo.

Do this.
Haga esto.

Imitate me.
Imíteme.
  or
Haga lo mismo que yo.

Please remove your clothes.
Quítese la ropa por favor.

Remove your clothes, except your underwear please.
Quítese la ropa, menos la ropa interior, por favor.

Remove your clothes, including your underwear please.
Quítese la ropa, incluyendo la ropa interior, por favor.

Remove your underwear also please.
Quítese la ropa interior también, por favor.

Remove your bra also please.
Quítese el sostén, por favor.

You may leave on your underwear.
Puede dejarse la ropa interior.

Remove your clothes and put on this gown, please.
Quítese la ropa y póngase esta bata, por favor.

Put on this gown, please.
Póngase esta bata, por favor.

Raise your sleeve, please.
Súbase la manga, por favor.

Remove your shirt, please.
Quítese la camisa, por favor.

Remove your skirt, please.
Quítese la falda, por favor.

Remove your dress, please.
Quítese el vestido, por favor.

Remove your pants, please.
Quítese los pantalones, por favor.

Remove your jacket, please.
Quítese la chaqueta, por favor.

Remove your shoes, please.
Quítese los zapatos, por favor.

Remove your socks, please.
Quítese los calcetines, por favor.

Position
Posición

Do this.
Haga esto.

Imitate me.
Imíteme.
  or
Haga lo mismo que yo.

Sit down, please.
Siéntese, por favor.

Sit down on the exam table, please.
Siéntese en la camilla, por favor.

Sit down facing this way, please.
Siéntese de frente, viendo hacia este lado, por favor.

Sit down, and dangle your legs, please.
Siéntese con las piernas colgando, por favor.

Sit up (from a supine position).
Enderécese.

Stand up.
Párese.

Get up.
Levántese.

Turn your back to me.
Dése vuelta.

Turn your face to me.
Vuélvase de frente hacia mí.
  or
Voltéese y míreme.

Turn to the side.
Vuélvase hacia un lado.

Lie down.
Acuéstese.

Lie down on your back.
Acuéstese boca arriba.

Lie down on your stomach.
Acuéstese boca abajo.

Lie down on your left side.
Acuéstese del lado izquierdo.

Lie down on your right side.
Acuéstese del lado derecho.

Left side . . .
A la izquierda . . .

Right side . . .
A la derecha . . .

Straight ahead (on). . .
Hacia enfrente. . .

Bend forward.
Agáchese hacia adelante.

Bend backward.
Inclínese hacia atrás.

Roll over.
Dése vuelta.

Move here.
Muévase para aquí.

Don't move.
No se mueva.

Come here.
Venga aquí.

Pain
Dolor

Where does it hurt?
¿Dónde tiene dolor?
  or
¿Dónde le duele?

Indicate where it hurts you please.
Dígame dónde le duele, por favor.

Can you show me?
¿Puede enseñarme ?

Can you show me with one finger?
¿Puede indicarme con un dedo?

Indicate when it hurts you, please.
Dígame cuándo le duele, por favor.

Do you have pain when I do this?
¿Duele cuándo yo hago esto?

HEENT / Neck
COONG / Cuello

Head
Cabeza

I will feel your head.
Voy a palpar (tocar) su cabeza.

Watch my finger, please.
Mire mi dedo, por favor

Open your eyes widely.
Abra bien los ojos.

Close your eyes tightly.
Cierre bien los ojos.

Stare at this area of the wall.
Fije la vista en este lugar de la pared.

Raise your eyebrows.
Levante las cejas.

Frown, please.
Frunza el ceño, por favor.

I will look in your nose.
Voy a mirar adentro de la nariz.

I will look in your ears.
Voy a mirar adentro de los oídos.

Open your mouth.
Abra la boca.

Close your mouth tightly.
Cierre la boca con fuerza.

Bite hard.
Muerda con fuerza.

Stick out your tongue.
Saque la lengua.

Move your tongue to each side.
Mueva la lengua de lado a lado.

Move your tongue up and down.
Mueva la lengua para arriba y para abajo.

Say "ah," please.
Diga "aaa," por favor.

Spit, please.
Escupa, por favor.

Swallow, please.
Trague, por favor.

Smile, please.
Sonría, por favor.

Eyes
Ojos

Do your eyes itch?
¿Tiene comezón en los ojos?
  or
¿Le pican los ojos?

Only one eye or both?
¿Sólo un ojo o ambos?

Look at my finger.
Mire mi dedo.

Open your eyes widely.
Abra bien los ojos.

Close your eyes tightly.
Cierre los ojos con fuerza.

Stare at this area of the wall.
Fije la vista en este lugar de la pared.

Stare at this area of the wall and do not move your eyes please.
Fije la vista en este lugar de la pared y no mueva los ojos, por favor.

Look in each direction.
Mire en cada dirección.

Look up.
Mire para arriba.

Look down.
Mire para abajo.

Look at my left eye.
Mire mi ojo izquierdo.

Look at my right eye.
Mire mi ojo derecho.

Look at the light.
Mire la luz.

Look at my nose.
Mire mi nariz.

Don't move your eyes.
No mueva los ojos.

I am going to move my finger from side to side.
Voy a mover mi dedo de lado a lado.

Look straight ahead.
Mire hacia adelante .

Tell me when you see my finger.
Dígame cuando vea mi dedo.

Do you prefer the first lens or the second?
¿Prefiere el primer lente o el segundo?

Which is better – "a" or " b"?
¿Cuál es mejor – "a" o "b"?

Is it the same?
¿Es igual?

Blink, please.
Parpadee, por favor.

Read the next line, please.
Lea la siguiente línea, por favor.

And the next line.
Y la próxima línea.

Let's perform a routine exam of your eyes.
Vamos a hacer un examen rutinario de sus ojos.

Do you have irritation or problems?
¿Tiene molestias o problemas?

Look straight ahead.
Mire hacia adelante .

Cover your left eye.
Tápese el ojo izquierdo.

Cover your right eye.
Tápese el ojo derecho.

Read the line with the smallest letters possible.
Lea hasta la línea que pueda con letras más pequeñas.

Read the pictures.
Lea los gráficos.

Your vision is 20/20.
Su vista es veinte/veinte.

I will put some drops in your eyes.
Voy a poner unas gotas en sus ojos.

Put your chin here, please.
Ponga el mentón aquí, por favor.

You must press your forehead against the upper part of the machine.
Presione su frente contra la parte de arriba del aparato.

Let's look at your eyes with this machine.
Vamos a mirar sus ojos con este aparato.

You need glasses.
Necesita lentes.

You don't need glasses yet.
No necesita lentes todavía.

Please return in one year for a recheck; sooner if you have problems.
Regrese dentro de un año para otro chequeo; venga antes si tiene problemas.

Ears
Oídos

I will look in your ears.
Voy a mirar adentro de sus oídos.

I will perform a routine exam of your ears.
Voy a hacer un examen rutinario de sus oídos.

Do you have irritation or problems?
¿Tiene molestias o problemas?

Close your eyes.
Cierre los ojos.

Cover one ear.
Tápese un oído.

Now, the other ear. . .
Ahora, el otro oído . . .

Cover your left ear.
Tápese el oído izquierdo.

Cover your right ear.
Tápese el oído derecho.

Can you hear me?
¿Puede oírme?

What did I say?
¿Qué dije yo?

What did I whisper?
¿Qué dije en voz baja?
  or
¿Oyó lo que susurré ?

Is the sound stronger when I put the tuning fork here or there?
¿Es más fuerte el sonido cuando pongo el diapasón por aquí o por allí?

Please return in one year for a recheck; sooner if you have problems.
Regrese dentro de un año para otro chequeo; antes si tiene problemas.

Nose
Nariz

I will look in your nose.
Voy a mirar adentro de su nariz.

Do you have irritation or problems?
¿Tiene molestias o problemas?

Cover your left nostril.
Tápese el hueco de la nariz izquierda.

Cover your right nostril.
Tápese el hueco de la nariz derecha.

Throat
Garganta

Open your mouth widely.
Abra bien la boca.

Stick out your tongue.
Saque la lengua

Say "ah," please.
Diga "aaa," por favor.

Spit, please.
Escupa, por favor.

Which tooth hurts you?
¿Qué diente le duele?

Where in your mouth is the problem?
¿Dónde está el problema en la boca ?

Dental
Dental

Sit down, please.
Siéntese, por favor.

Are you nervous?
¿Está nervioso(a)?

Don't worry.
No se preocupe.

Which tooth hurts you?
¿Qué diente le duele?

Where in your mouth is the problem?
¿Dónde está el problema en la boca?

Is your tooth bleeding?
¿Está sangrando el diente?

Open your mouth widely.
Abra bien la boca.

Stick out your tongue.
Saque la lengua.

I must obtain an x-ray of your tooth.
Debo obtener (sacar) una radiografía del diente.

Your gums are high.
Sus encías están altas.

Your gums are low.
Sus encías están bajas.

Your gums are receded.
Sus encías están retraídas.

I am going to anesthetize your tooth.
Voy a adormecer el diente.

Is your lip asleep?
¿Está dormido el labio?

Is your tooth asleep?
¿Está dormido el diente?

Is your tongue asleep?
¿Está dormida la lengua?

I can save your tooth.
Puedo salvar su diente.

I cannot save your tooth.
No puedo salvar su diente.

I must pull your tooth.
Debo sacar el diente.

I must pull your tooth because it is loose.
Debo sacar el diente porque está flojo.

You will feel much pressure.
Va a sentir mucha presión.

You should not feel pain.
No sentirá dolor.

I must extract the nerve of your tooth.
Debo extraer el nervio del diente.

Does the filling feel well, or is it too high?
¿Siente bien el relleno, o está un poco alto?

I must rinse your tooth with water.
Debo rociar el diente con agua.

I have a special toothbrush that makes a lot of noise.
Tengo un cepillo de dientes especial que hace mucho ruido.

If you hurt, raise your hand, and I will stop.
Si le duele, levante la mano, y voy a parar.

Please refrain from using the gas for one-half hour.
Por favor, absténgase de usar el gas por media hora.

Please, close your mouth gently.
Por favor, cierre la boca suavemente.

Don't cry. You won't feel anything.
No llore. No va a sentir nada.

This ring will be tight.
Este anillo estará apretado.

Look at me.
Míreme.

Almost finished.
Ya casi termino.

I'm finished.
Ya terminé.

I am going to prescribe medicine for the pain.
Voy a recetarle una medicina para el dolor.

I am going to prescribe medicine for the infection.
Voy a recetarle una medicina para la infección.

You must return for another appointment in two weeks.
Debe volver para otra cita en dos semanas.

Can you return for another appointment in two weeks?
¿Puede volver para otra cita en dos semanas?

Neck
Cuello

I will feel you neck.
Voy a palpar su cuello.

I must examine your thyroid gland.
Debo examinar la glándula tiroides.

Swallow, please.
Trague, por favor.

Turn your head to the left.
Voltee la cabeza a la izquierda.

Turn your head to the right.
Voltee la cabeza a la derecha.

Look at the ceiling.
Mire al techo.

Look at the floor.
Mire al piso.

Pulmonary
Pulmonar

Remove your shirt, please.
Quítese la camisa, por favor.

Lift up your shirt.
Levántese la camisa.

I will examine your lungs.
Voy a examinar sus pulmones.

Don't breathe.
No respire.

Breathe deeply.
Respire profundamente.

Breathe normally.
Respire normalmente.

Breathe like I do.
Respire como yo.

Breathe with your mouth open.
Respire con la boca abierta.

Hold your breath.
Aguante la respiración.

Cross your arms.
Cruce los brazos.

Exhale.
Saque el aire.

Inhale.
Inspire.

Cough.
Tosa.

Say "ay," please.
Diga "ee," por favor.

Say "eee," please.
Diga "i i i," por favor.

Cardiovascular
Cardiovascular

Remove your shirt.
Quítese la camisa.

Lift up your shirt.
Levántese la camisa.

I will listen to your heart.
Voy a escuchar su corazón.

I must put my hand on your chest.
Debo poner mi mano sobre su pecho.

I must put my hand on your pulses.
Debo poner mi mano sobre los pulsos.

Don't move, please.
No se mueva, por favor.

Squat on the floor.
Póngase de cuclillas.

Lean forward, please.
Agáchese hacia delante, por favor.

Stand up again.
Póngase de pie otra vez.

Gastrointestinal
Gastrointestinal

Abdomen
Abdomen

Lie on your back, please.
Acuéstese boca arriba, por favor.

I will listen to your stomach.
Voy a oír su estómago.

Please be quiet and do not move.
Por favor, no hable, y no se mueva.

I am going to tap on your stomach.
Voy a darle unos golpecitos en el estómago.

Relax your stomach.
Relaje el abdomen.

Tell me where it hurts you.
Dígame dónde le duele.

Breathe deeply.
Respire profundo.

Rectal
Rectal

I must examine your rectum.
Debo examinar el recto.

I must insert my finger in your rectum.
Debo introducir mi dedo adentro del recto.

You will feel some discomfort, but you should not feel pain.
Va a sentir algún malestar, pero no sentirá dolor.

Lie down on your left side.
Acuéstese sobre su lado izquierdo.

Relax and bend your legs toward your chest please.
Relájese y doble las piernas hacia el pecho, por favor.

Stand up.
Párese.

Lean forward, please.
Agáchese hacia adelante, por favor.

Separate your buttocks with your hands.
Separe los glúteos con las manos.

Are you ready?
¿Está listo(a)?

Push as if you were defecating.
Puje como si estuviera defecando (obrando).

Here it comes.
Ahora viene.

Squeeze my finger, please.
Apriete mi dedo, por favor.

I must put pressure on your prostate gland.
Debo hacer presión sobre la próstata.

Indicate if it hurts you.
Dígame si le duele.

I am removing my finger.
Estoy sacando mi dedo.

I'm finished.
Ya terminé.

Not so bad, huh?
¿No fue tan malo, verdad?

I will test your stool for blood.
Voy a hacer una prueba de heces para saber si hay presencia de sangre.

Genitourinary
Genitourinario

Male
Hombre

I must examine your penis.
Debo examinar el pene.

I must examine your testicles.
Debo examinar los testículos.

I must examine you for a hernia.
Debo examinar para ver si tiene una hernia.

I must insert my finger into your groin.
Debo introducir mi dedo hacia el interior de la ingle.

Cough.
Tosa.

Female
Mujer

Remove your clothes, including your underwear, please.
Quítese la ropa, incluyendo la ropa interior, por favor.

Remove your bra, please.
Quítese el sostén, por favor.

Tell me, please, if you feel uncomfortable.
Dígame, por favor, si se siente incómoda.

Don't be afraid, please.
No tenga miedo, por favor.

I must to touch your breasts to examine them.
Debo tocar sus pechos para examinarlos.

Lift your hands above your head.
Levante las manos arriba de la cabeza.

Do like I do, please.
Haga como yo, por favor.

Lie down on your back, please.
Acuéstese boca arriba, por favor.

I must examine your genitalia.
Debo examinar los genitales.

I must do an internal exam.
Debo hacer un examen interno.

Lie down on your back, please.
Acuéstese boca arriba, por favor.

182

Relax, bend your legs, and separate your knees, please.
Relájese, doble las piernas, y separe las rodillas, por favor.

I will put your feet in the stirrups.
Voy a poner sus pies en los estribos.

Move your buttocks towards me.
Mueva los glúteos hacia adelante.

I am going to touch you with my hands.
Voy a tocarla con mis manos.

I am going to introduce two gloved fingers into your vagina to examine it.
Voy a introducir dos dedos adentro de su vagina, usando un guante, para examinarla.

I am going to introduce the speculum into your vagina.
Voy a introducir el espéculo adentro de la vagina.

You are going to feel some pressure.
Va a sentir alguna presión.

I will obtain cultures.
Voy a tomar cultivos.

I will obtain the specimen for the Pap Smear.
Voy a tomar una muestra para el examen de Papanicolau.

I must examine your rectum.
Debo examinar el recto.

I must insert my finger in your rectum.
Debo introducir mi dedo adentro del recto.

Just a few more minutes…
Sólo unos minutos más…

Please call in 10 days to receive the results.
Por favor, llame en diez días para darle los resultados.

Move back, and sit up, please.
Hágase hacia atrás y siéntese, por favor

You may get dressed.
Puede vestirse.

Musculoskeletal
Musculoequelético

Upper Extremities
Miembros Superiores

I will move your arms.
Voy a mover los brazos.

I will move your wrists and hands.
Voy a mover las muñecas y las manos.

Extend your arm.
Estire el brazo.

Bend your arm.
Doble el brazo.

Close your hand.
Cierre la mano.

Make a fist tightly.
Empuñe la mano con fuerza.

Open your hand.
Abra la mano.

Wash your hands.
Lávese las manos.

Lower Extremities
Miembros Inferiores

I will move your legs.
Voy a mover las piernas.

I will move your knees and ankles.
Voy a mover las rodillas y los tobillos.

Extend your leg.
Estire la pierna.

Bend your hip.
Doble la cadera.

Extend your hip.
Estire la cadera.

Bend your knee.
Doble la rodilla.

Extend your knee.
Estire la rodilla.

Move your ankle up and down, please.
Mueva el tobillo para arriba y para abajo, por favor.

Move your toes.
Mueva los dedos del pie.

Back

Espalda

Bend over.

Dóblese hacia adelante.

Bend over backwards.

Dóblese hacia atrás.

Twist from side to side.

Gire la cintura hacia ambos lados.

I must put my hand on your back.

Debo poner mi mano sobre su espalda.

I will raise your leg.

Voy a levantar la pierna.

I will straighten your leg.

Voy a enderezar la pierna.

Tell me where it hurts you.

Dígame dónde le duele.

Tell me when it hurts you.

Dígame cuándo le duele.

Neurologic

Neurológico

Motor

Motor

Open your eyes widely, please.

Abra bien los ojos, por favor.

Close your eyes tightly.
Cierre los ojos con fuerza.

Look in both directions.
Mire hacia los dos lados.

Don't move your head.
No mueva la cabeza.

Lift your eyebrows.
Levante las cejas.

Puff up your cheeks.
Infle las mejillas.

Open your mouth widely.
Abra bien la boca.

Stick out your tongue.
Saque la lengua.

Move your tongue to each side.
Mueva la lengua de lado a lado.

Move your tongue up and down.
Mueva la lengua para arriba y para abajo.

Say "ah," please.
Diga "aaa," por favor.

Swallow, please.
Trague, por favor.

Smile, please.
Sonría, por favor.

Bite hard.
Muerda con fuerza.

Move your head in each direction against my hand.
Empuje la cabeza hacia cada lado, empujando mi mano.

Make a fist tightly.
Empuñe con fuerza.

Stronger . . .
Más fuerte . . .

Squeeze my fingers strongly.
Apriete mis dedos fuerte.

Separate your fingers strongly.
Separe los dedos de la mano con fuerza.

Push your hands against my hands.
Empuje las manos contra las mías.

Pull my hands.
Jale mis manos.

Extend your arm with force.
Estire el brazo con fuerza.

Bend your arm with force.
Doble el brazo con fuerza.

Extend your leg with force, please.
Estire la pierna con fuerza, por favor.

Bend your leg with force.
Doble la pierna con fuerza.

Raise your leg with force.
Suba la pierna con fuerza.

Raise your shoulders.
Suba los hombros.

Move your foot up with force.
Mueva el pie para arriba con fuerza.

Move your foot down with force.
Mueva el pie para abajo con fuerza.

Curl your toes with force.
Enrolle los dedos del pie con fuerza.

Sensory
Sensorio

Vision
Visión

Look at my finger and follow it, please.
Mire mi dedo y sígalo, por favor.

Do your eyes itch?
¿Le pican los ojos?

One eye or both?
¿Un ojo o ambos ?

Watch my finger.
Mire mi dedo.

Open your eyes widely.
Abra bien los ojos.

Close your eyes tightly.
Cierre los ojos con fuerza.

Stare at this area of the wall.
Fije la vista en este punto de la pared.

Stare at this area of the wall, and do not move your eyes, please.
Fije la vista en este punto de la pared, y no mueva los ojos, por favor.

Look both ways.
Mire para cada lado.

Look up.
Mire para arriba.

Look down.
Mire para abajo.

Look at my left eye.
Mire mi ojo izquierdo.

Look at my right ear.
Mire mi oído derecho.

Look at the light.
Mire la luz.

Look at my nose.
Mire mi nariz.

Don't move your eyes.
No mueva los ojos.

I am going to move my finger to each side.
Voy a mover mi dedo de lado a lado.

Look straight ahead.
Mire hacia enfrente.

Tell me when you see my finger.
Dígame cuando vea mi dedo.

Blink, please.
Parpadee, por favor.

Read the next line.
Lea la siguiente línea.

And the next line.
Y la próxima línea.

Cover your right eye.
Tápese el ojo derecho.

Cover your left eye.
Tápese el ojo izquierdo.

Read the line with the smallest letters possible.
Lea hasta donde pueda la línea con las letras más pequeñas.

Read the pictures.
Lea los gráficos.

Smell
Olfato

Can you smell?
¿Puede oler esto?

What do you smell?
¿Qué huele?

191

Hearing
Oído

Close your eyes.
Cierre los ojos.

Cover one ear.
Tápese un oído.

Now, the other ear. . .
Ahora, el otro oído . . .

What did I whisper?
¿Qué susurré ?

Can you hear the sound of my fingers rubbing together?
¿Puede oír el sonido de mis dedos cuando los froto?

Is the sound stronger when I put the tuning fork here or there?
¿Es el sonido más fuerte cuando pongo el diapasón por aquí o por allí?

Is the sound stronger on the left or the right?
¿Es el sonido más fuerte a la izquierda o a la derecha?

Is the sound equal on the left and the right?
¿Es el sonido igual a la izquierda que a la derecha?

Touch
Tacto

Can you feel my finger here?
¿Puede sentir mi dedo aquí?

Can you feel the sharp object here?
¿Siente el objeto afilado aquí?

Can you feel the dull object here?
¿Siente el objeto romo aquí?

Do you feel the sharp or dull object here?
¿Siente el objeto afilado o romo aquí?

Can you feel one point or two points?
¿Puede sentir un punto o dos puntos?

Can you feel the cotton?
¿Siente el algodón?

Can you feel the vibration of the tuning fork?
¿Siente la vibración del diapasón?

Can you feel anything?
¿Siente algo?

Coordination
Coordinación

Walk straight to this wall.
Camine en línea recta hacia esta pared.

Turn around.
Dése vuelta.

Walk straight to me.
Camine en línea recta hacia mí.

Walk with one foot directly in front of the other.
Camine poniendo un pie directamente en frente del otro.

Walk on your heels.
Camine apoyado en los talones.

Walk on your toes.
Camine de puntillas.

Jump on one foot.
Brinque en un pie.

Jump on the other.
Brinque con el otro pie.

Squat on the floor.
Póngase de cuclillas.

Stand up without the help of your arms.
Levántese sin la ayuda de los brazos.

Stand still with your eyes closed.
Párese inmóvil con los ojos cerrados.

Open your eyes.
Abra los ojos.

Straighten your arms towards me with your eyes closed.
Estire los brazos hacia mí con sus ojos cerrados.

Touch my finger with your finger.
Toque mi dedo con su dedo.

Touch my finger with your finger, then touch your nose.
Toque mi dedo con su dedo, luego tóquese la nariz.

Again, please.
Otra vez, por favor.

Rapidly, please.
Rápido, por favor.

Reflexes
Reflejos

I am going to check your reflexes.
Voy a chequear sus reflejos.

Relax your ankles, please.
Relaje los tobillos, por favor.

Relax your arms and legs.
Relaje los brazos y las piernas.

I must tap your arms, legs, and knees with my hammer.
Debo dar golpecitos a sus brazos, piernas, y rodillas con mi martillo.

Psychiatric
Psiquiátrico

Orientation
Orientación

What is your name?
¿Cómo se llama?

What is the date today?
¿Cuál es la fecha de hoy?

What is the month?
¿Cuál es el mes?

What is the year?
¿Cuál es el año?

Do you hear voices in your head?
¿Escucha voces en la cabeza?

What do they say?
¿Qué dicen?

Where are you?
¿Dónde está?

What is the name of this place?
¿Cómo se llama este lugar?

Who am I?
¿Quién soy?

What is my job?
¿Cuál es mi trabajo?

Memory
Memoria

What is your wife's (husband's) name?
¿Cómo se llama su esposa (esposo)?

How did you get here today?
¿Cómo llegó aquí hoy?
  or
¿Qué transporte usó para llegar aquí hoy?

What is your telephone number?
¿Cuál es su número de teléfono?

There are three objects here: a pencil, a ball, and a paper clip.
Hay tres objetos aquí: un lápiz, una pelota, y una abrazadera para papeles.

Can you remember these three objects?
¿Puede acordarse de estos tres objetos?

Can you tell me the names of the three objects.
¿Puede decirme los nombres de los tres objetos?

Proverbs
Proverbios

What does this proverb mean?
¿Qué significado tiene este proverbio?

Don't put all your eggs in one basket.
No ponga todos los huevos en una canasta.

Don't put all your meat on the spit.
No ponga toda la carne en el asador.

All that glitters is not gold.
No todo lo que brilla es oro.

Don't throw the baby out with the bathwater.
No tire al bebé con el agua del baño.

Don't throw out the fresh fruit with the discolored.
No tire las frutas frescas con las descoloridas.

Procedures
Procedimientos

Authorization
Autorización

Do you give your authorization to perform . . .
¿Da su autorización para que le hagan . . .?

> **Example:**
>
> **Do you give your authorization to perform an abdominal ultrasound?**
> ¿Da su autorización para que le hagan un ultrasonido abdominal?

I give my authorization to perform . . .
Doy mi autorización para que me hagan . . .

> **Example:**
>
> **I give my authorization to perform an abdominal ultrasound.**
> Doy mi autorización para que me hagan un ultrasonido abdominal.

I give my authorization to receive medical treatment and consulting services.
Doy mi autorización para recibir tratamiento y consultas médicas.

Patient Signature
Firma del paciente

Witness Signature
Firma del testigo

Notary
Notario (m)
Notaria (f)

Notarize
Autenticar mediante acta notarial

Common Procedures / Instructions
Procedimientos Comunes / Instrucciones

Blood Sample
Muestra de sangre

I need a blood sample.
Necesito sacar un poco de sangre.

Permit me to have your right arm.
Permítame el brazo derecho.

Extend your arm.
Estire el brazo.

Keep it straight and please don't bend it.
Manténgalo derecho y por favor no lo doble.

I must put the tourniquet on your arm.
Debo poner el torniquete en el brazo.

Close your hand.
Cierre la mano.

The needle will hurt a little bit.
La aguja va a dolerle un poco.

Don't be afraid, the procedure is quick.
No tenga miedo, el procedimiento es rápido.

Are you ready?
¿Está listo(a)?

Here it comes.
Ahora viene.

Open your hand please.
Abra la mano por favor.

Please put pressure on the cotton for a short time.
Haga un poco de presión con el algodón por un ratito, por favor.

Intravenous Line
Línea intravenosa

I must start an intravenous line.
Debo ponerle una línea intravenosa.

Permit me to have your right arm.
Permítame el brazo derecho.

Extend your arm.
Extienda el brazo.

Keep it straight, and please don't bend it.
Manténgalo derecho y no lo doble por favor.

I must put the tourniquet on your arm.
Debo poner el torniquete en el brazo.

Close your hand.
Cierre la mano.

The needle of the catheter will hurt a little bit.
El pinchazo de la aguja va a dolerle un poco.

Don't be afraid, the procedure is quick.
No tenga miedo, el procedimiento es rápido.

Are you ready?
¿Está listo(a)?

Here it comes.
Ahora viene.

Open your hand, please.
Abra la mano, por favor.

I must fasten the catheter.
Debo fijar la aguja.

You are connected to the intravenous line. Don't forget, please.
Está conectado a este suero. No se olvide por favor.

If you wish to go for a walk, please call me.
Si quiere ir a caminar, llámeme por favor.

Urine Sample
Muestra de Orina

Female
Mujer

We need a urine sample.
Necesitamos una muestra de orina.

Take the disposable towels to the bathroom.
Lleve las toallas desechables al baño.

Wash your hands in the sink.
Lávese las manos en el lavabo (lavamanos).

Take a disposable towel and separate your vaginal lips.
Tome una toalla desechable y separe los labios vaginales.

Then, you need to wash each vaginal lip from front to back and inside of them also.
Luego debe lavar cada labio vaginal de adelante hacia atrás y adentro de los labios también.

You must urinate a small quantity in the toilet
Comience a orinar una cantidad pequeña en el inodoro.

Next, you need to urinate in the container.
Después, orine en el frasco.

Finally, finish urinating in the toilet.
Al final puede terminar de orinar en el inodoro.

Put the top on the container.
Póngale la tapadera al frasco.

Leave the container on the counter.
Deje el frasco en la ventanilla.

Wash your hands again afterwards.
Vuélvase a lavar las manos.

Male
Hombre

We need a urine sample.
Necesitamos una muestra de orina.

Take the disposable towels to the bathroom.
Lleve las toallas desechables al baño.

Wash your hands in the sink.
Lávese las manos en el lavabo (lavamanos).

Take a disposable towel.
Tome una toalla desechable.

Then, you need to wash the tip of your penis.
Luego, límpiese la punta del pene.

You must urinate a small quantity in the toilet
Comience a orinar una cantidad pequeña en el inodoro.

Next, you need to urinate in the container.
Después, orine en el frasco.

Finally, finish urinating in the toilet.
Al final, puede terminar de orinar en el inodoro.

Put the top on the container.
Póngale la tapadera al frasco.

Leave the container on the counter.
Deje el frasco en la ventanilla.

Wash your hands again afterwards.
Vuélvase a lavar las manos.

Procedural Phrases

Frases relacionadas con procedimiento

Explanation:

You need / He needs / She needs . . .
Ud. / Él / Ella necesita . . .

Example:

abdominal ultrasound

You need / He needs / She needs abdominal ultrasound, which is an image of the abdominal organs produced by the rebound of high-frequency sound waves.
Ud. / Él / Ella necesita un ultrasonido abdominal, que es una imagen de los órganos abdominales producida por el rebote de ondas de sonido de alta frecuencia.

A

abdominal surgery
Necesita cirugía abdominal, que es una cirugía de los órganos abdominales.

abdominal ultrasound
Necesita ultrasonido abdominal, que es una imagen de los órganos abdominales producida por el rebote de ondas de sonido de alta frecuencia.

abortion
Necesita un aborto, que es la interrupción del embarazo.

amputation
Necesita una amputación, que es una desmembración de una parte del cuerpo.

analysis
Necesita un análisis, que es un método de examen.

arterial doppler
Necesita un ultrasonido arterial, que es una imagen de las arterias producida por el rebote de ondas de sonido de alta frecuencia.

arteriography
Necesita una arteriografía, que es una radiografía de algunas arterias.

artificial respiration
Necesita respiración artificial, que es respiración mantenido por alguien o una máquina.

assay
Necesita un procedimiento de detección o una prueba.

autopsy
Necesita una autopsia, que es un examen del cuerpo muerto.

B

biopsy
Necesita una biopsia, que es la extirpación de un fragmento de tejido.

C

castration
Necesita una castración, que es la extirpación de los órganos sexuales.

catheterization
Necesita un cateterismo, que es la introducción de una sonda en una cavidad hueca o un vaso sanguíneo.

cauterization
Necesita una cauterización, que es quemar un tejido con un aparato llamado cauterio.

cesarean operation
Necesita una operación cesárea.

childbirth
Va a tener un parto.

cholangiography
Necesita una colangiografía, que es una radiografía de contraste de los conductos biliares.

cholecystectomy
Necesita una colecistectomía , que es la extirpación de la vesícula biliar.

circumcision
Necesita una circuncisión, que es la extirpación del prepucio del pene.

colonoscopy
Necesita una colonoscopía, que es una observación del interior del intestino grueso con un aparato especial.

computerized axial tomography
Necesita tomografía axial computarizada, que es un examen de secciones del cuerpo o de un órgano usando una computadora

cosmetic surgery
Necesita cirugía cosmética, que es una cirugía para mejorar la apariencia.

curettage
Necesita un curetaje o legrado, que es un raspado del tejido, en particular del tejido interno del útero.

cystoscopy
Necesita una cistoscopía, que es una observación del interior de la vejiga con un aparato especial.

D

defibrillation
Necesita desfibrilación, que es el restablecimiento del ritmo normal del corazón.

densitometry
Necesita una densitometría, que es una prueba de los huesos para determinar su solidez.

dental surgery
Necesita cirugía dental.

detoxification
Necesita una desintoxicación, que es la reducción de los efectos nocivos de un veneno en el cuerpo.

dialysis
Necesita diálisis, un procedimiento usado para limpiar el cuerpo de substancias nocivas que no pueden eliminar los riñones.

dilatation
Necesita una dilatación, que es un ensanchamiento.

doppler
Necesita una forma de ultrasonido, que es una imagen producida
por el rebote de ondas de sonido de alta frecuencia cuando
chocan contra los órganos y los fluidos presentes en el cuerpo.

doppler, arterial
Necesita un ultrasonido arterial, que es una imagen de las arterias
producida por el rebote de ondas de sonido de alta frecuencia.

doppler, venous
Necesita un ultrasonido venoso, que es una imagen de las venas
producida por el rebote de ondas de sonido de alta frecuencia.

douching
Necesita la aplicación de duchas.

E

echography
Necesita una ecografía, que es una imagen del sonido.

elective surgery
Necesita una cirugía electiva o cirugía que no es de urgencia.

electrocardiography
Necesita una electrocardiograma, que es un registro de la
actividad eléctrica del corazón.

electroencephalography
Necesita un electroencefalografía, que es un registro de la
actividad eléctrica del cerebro.

endoscopy
Necesita una endoscopía, que es una inspección de una cavidad del cuerpo con un aparato especial.

episiotomy
Necesita una episiotomía, que es un corte vaginal para facilitar el parto.

evacuation of an abscess
Necesita la evacuación de un absceso, que es vaciar o drenar un absceso.

exam
Necesita un examen, que es una prueba o un análisis.

exam, physical
Necesita un examen físico.

examination
Necesita un examen, que es una prueba o un análisis.

extraction
Necesita una extracción, que es una extirpación quirúrgica.

F

first aid
Necesita primeros auxilios.

fixation
Necesita una fijación, que es una inmovilización.

fluoroscopy
Necesita fluoroscopía, que es un tipo de radiografía.

G

gonioscopy
Necesita una gonioscopía, que es un examen del ángulo de la cámara anterior del ojo.

gram stain
Se requiere una tinción de Gram, que es una tinción para ver bacterias con un microscopio.

H

hemodialysis
Necesita una hemodiálisis, que es una técnica para eliminar sustancias nocivas de la sangre que no puede eliminar el riñón por estar enfermo o por otra razón.

hemoperfusion
Necesita hemoperfusión, que es una técnica para eliminar sustancias nocivas de la sangre.

hemostasis
Se requiere hemostasia, que es la detención de una hemorragia.

hospitalization
Necesita hospitalización, que es un ingreso a un centro médico.

hysterectomy
Necesita una histerectomía, que es la extirpación quirúrgica del útero.

I

immobilization
Necesita inmovilización, que es colocar en reposo alguna parte del cuerpo, ej. un brazo golpeado, un hueso fracturado.

implantation
Necesita la implantación, que es la nidación del óvulo fecundado.
Or
Necesita una implantación, que es la inserción de un tejido o cualquier material en un área del cuerpo.

impregnation
Necesita impregnación, que es la fecundación del óvulo.

induction
Necesita inducción, que es una provocación de un proceso, en particular del parto.

instillation
Necesita la administración de un líquido.

insufflation
Necesita insuflación, que es llenar con aire.

intervention
Necesita una intervención, que es una operación, o un procedimiento, o la administración de una medicina.

intubation of the trachea
Necesita intubación, que es la introducción de un tubo en la tráquea.

iridectomy
Necesita una iridectomía, que es la extirpación del iris.

J

(none)
(ninguna)

K

(none)
(ninguna)

L

laser treatment
Necesita tratamiento con láser, que es un tratamiento con una luz especial.

localization
Necesitamos localizar o determinar el sitio o lugar.

lumbar puncture
Necesita una punción lumbar, que es una punción o perforación en la región de la espalda baja para analizar el liquido que rodea la médula espinal y el cerebro

M

micrography
Necesita una micrografía, que es una fotografía hecha a través del microscopio.

microsurgery
Necesita microcirugía, que es una cirugía delicada realizada a través de un microscopio.

mobilization
Necesita movilización, que es un proceso de volver móvil (mover) una parte del cuerpo.

monitoring
Necesita monitorización (monitoreo) que es un control o supervisión con ayuda de un monitor.

N

normalization
Necesita normalización, que es un proceso de volver o de restablecer el estándar normal.

O

oophorectomy
Necesita una ooforectomía, que es la extirpación de uno o ambos ovarios.

operation
Necesita una operación.

operation, surgical
Necesita un procedimiento quirúrgico.

ophthalmoscopy
Necesita una oftalmoscopía, que es un examen de los ojos con un aparato llamado oftalmoscopio.

orthopedic surgery
Necesita cirugía ortopédica, que es una cirugía de los huesos y las articulaciones.

osteotomy
Necesita una osteotomía, que es un corte quirúrgico en una parte de un hueso.

P

palpation
Necesita una palpación, que es un examen con la mano de un área del cuerpo.

paracentesis
Necesita una paracentesis, que es una punción en el abdomen para extraer (retirar) líquido o sangre.

pelvic surgery
Necesita una cirugía pélvica, que es una cirugía de los órganos pélvicos.

pelvic ultrasound
Necesita un ultrasonido pélvico, que es una imagen de los organos pélvicos producida por el rebote de ondas de sonido de alta frecuencia.

phlebography
Necesita una flebografía, que es una radiografía de una o más venas.

plastic surgery
Necesita cirugía plástica, que es una cirugía muy fina con el objetivo de mejorar la apariencia.

procedure
Necesita un procedimiento.

procedure, surgical
Necesita un procedimiento quirúrgico.

psychoanalysis
Necesita psicoanálisis, que es un tipo de análisis hecho por un psiquiatra.

psychological testing
Necesita pruebas psicológicas, que son exámenes realizados por un psiquiatra o un psicólogo.

puncture, lumbar
Necesita una punción lumbar, que es una punción o perforación
en la región de la espalda baja para analizar el liquido que rodea
la médula espinal y el cerebro

Q

(none)
(ninguna)

R

radiography
Necesita una radiografía, que es una imagen de rayos "X".

radiotherapy
Necesita radioterapia, que es un tratamiento mediante
radiaciones.

resection
Necesita una resección, que es la extirpación quirúrgica parcial o
total de un órgano o tejido.

resuscitation
Necesita resucitación, que es el restablecimiento de la vida de un
sujeto aparentemente muerto o quien no tiene signos de vida.

retrograde urography
Necesita una urografía retrógrada, que es una radiografía del
aparato urinario usando medio de contraste realizada en sentido
retrógrado, de las vejiga hacia los riñones.

root canal
Necesita tratamiento de canales o endodoncia, que es un
tratamiento de la raíz del diente.

S

spinal tap
Necesita una punción lumbar, que es una punción o perforación en la región de la espalda baja para analizar el liquido que rodea la médula espinal y el cerebro

stabilization
Necesita estabilización, que es la creación de un estado estable.

sterilization
Necesita una esterilización, que es un procedimiento que hace incapaz a un individuo para concebir familia.

stitches
Necesita puntadas.

surgery
Necesita una cirugía.

surgery, abdominal
Necesita una cirugía abdominal, que es una cirugía de los órganos abdominales.

surgery, dental
Necesita una cirugía dental.

surgery, elective
Necesita una cirugía electiva o cirugía que no es de urgencia.

surgery, micro-
Necesita microcirugía, que es una cirugía delicada, realizada a través de un microscopio.

surgery, orthopedic
Necesita cirugía ortopédica, que es una cirugía de los huesos y las articulaciones.

surgery, pelvic
Necesita una cirugía pélvica, que es una cirugía de los órganos pélvicos.

surgery, plastic
Necesita una cirugía plástica, que es una cirugía muy fina con el objetivo de mejorar la apariencia.

surgical procedure
Necesita un procedimiento quirúrgico.

T

tap, spinal
Necesita una punción lumbar, que es una punción o perforación en la región de la espalda baja para analizar el liquido que rodea la médula espinal y el cerebro

test
Necesita una prueba, que es un método de examen o de análisis.

tomography
Necesita una tomografía, que es un examen de secciones del cuerpo o de un órgano, en particular usando una computadora.

tomography, computerized axial
Necesita una tomografía axial computarizada, que es un examen de secciones del cuerpo o de un órgano usando una computadora

transplantation
Necesita un trasplante, que es la implantación de un órgano en buen estado, proveniente de otro individuo, para reemplazar un órgano que no está funcionando.

treatment, laser
Necesita un tratamiento con láser, que es un tratamiento con una luz especial.

tubal ligation
Necesita una ligadura de trompas, que es una ligadura de las trompas de Falopio de una mujer para que ya no pueda tener familia.

U

ultrasound
Necesita un ultrasonido, que es una imagen producida por el rebote de ondas de sonido de alta frecuencia al chocar contra órganos y fluidos presentes en el cuerpo.

ultrasound, abdominal
Necesita un ultrasonido abdominal, que es una imagen de los órganos abdominales producida por el rebote de ondas de sonido de alta frecuencia.

ultrasound, pelvic
Necesita un ultrasonido pélvico, que es una imagen de los organos pélvicos producida por el rebote de ondas de sonido de alta frecuencia.

urography
Necesita una urografía, que es una radiografía del aparato urinario usando medio de contraste.

urography, retrograde
Necesita una urografía retrógrada, que es una radiografía del aparato urinario usando medio de contraste realizada en sentido retrógrado, de las vejiga hacia los riñones.

V

vasectomy
Necesita una vasectomía, que es una ligadura de los tubos del hombre para que ya no pueda tener familia.

venous doppler
Necesita ultrasonido, que es una imagen de las venas producida por el rebote de ondas de sonido de alta frecuencia.

W

(none)
(ninguna)

X

(none)
(ninguna)

Y

(none)
(ninguna)

Z

(none)
(ninguna)

General Diagnostic Phrases

Frases relacionadas con diagnósticos

Begin Audio

You have / He has / She has / It has . . .
Ud. tiene/ Él tiene / Ella tiene / Tiene . . .

> **Example:**
> **You have adhesions.**
> Ud. tiene adherencias.

You are / He is / She is / He is / It is . . . (temporarily)
Ud. Está / Él está / Ella está / Está . . ..(temporalmente)

> **Example:**
> **You are contagious.**
> Ud. está contagioso(a).

You are / He is / She is / He is / It is . . . (permanently)
Ud. Es / Él es / Ella es / Es . . ..(permanentemente)

> **Example:**
> **You are lame.**
> Ud. es lisiado(a).

The doctor has made the diagnosis of . . .
El doctor le ha hecho el diagnóstico de . . .

> **Example:**
> **The doctor has made the diagnosis of cancer.**
> El doctor le ha hecho el diagnóstico de cáncer.

Your / His / Her . . . does not function properly.
Su . . . no funciona debidamente.

Example:
Your thyroid gland does not function properly.
Su glándula tiroidea no funciona debidamente.

Your . . . does not function at all.
Su . . . no funciona en absoluto (para nada).

Example:
Your thyroid gland does not function at all.
Su glándula tiroidea no funciona en absoluto (para nada).

Your . . . does not function well.
Su . . . no funciona bien.

Example:
Your thyroid gland does not function well.
Su glándula tiroidea no funciona bien.

Your . . . works with difficulty.
Su . . . trabaja con dificultad.

Example:
Your heart works with difficulty.
Su corazón trabaja con dificultad.

Your . . . does not produce enough . . .
Su . . . no produce suficiente . . .

Example:
Your thyroid gland does not produce enough hormone.
Su glándula tiroidea no produce suficientes hormonas.

Your . . . produces too much . . .
Su . . . produce demasiado(a) . . .

Example:
Your thyroid gland produces too much hormone.
Su glándula tiroidea produce demasiadas hormonas.

Your . . . does not receive enough blood
Su . . . no recibe suficiente sangre.

Example:
Your kidney does not receive enough blood.
Su riñón no recibe suficiente sangre.

Your . . . does not receive enough oxygen
Su . . . no recibe suficiente oxígeno.

Example:
Your blood does not receive enough oxygen.
Su sangre no recibe suficiente oxígeno.

Please take this written information about your problem.
Por favor llevese esta información escrita acerca de su problema.

The cause of your disease is known.
La causa de su enfermedad es conocida.

The cause of your disease is not known.
No se sabe la causa de su enfermedad.

Diagnostic Phrases
Frases relacionadas con diagnósticos

You have / He has / She has / It has . . .
Ud. tiene / Él tiene / Ella tiene / Tiene . . .

You are / He is / She is / He is / It is . . .   **(temporarily)**
Ud. está / Él está / Ella está / Está . . .   (temporalmente)

You are / He is / She is / He is / It is . . .   **(permanently)**
Ud. es / Él es / Ella es / Es . . .   (permanentemente)

You need / He needs / She needs / It needs . . .
Ud. necesita / Él necesita / Ella necesita / Ello (aquello)
necesita . . .

A

ablepsy :
Tiene ablepsia, ceguera, o sea la incapacidad de ver.

abortion, threatened :
Tiene una amenaza de aborto

abrasion :
Tiene una abrasión.

abscess :
Tiene un absceso, que es una cavidad que contiene pus.

acidosis :
Tiene acidosis, o sea un estado de acidez del cuerpo y la sangre.

acne :
Tiene granitos o acné.

226

acrocyanosis :
Tiene acrocianosis, que es una enfermedad con mala circulación de las manos y los pies donde las manos y los pies se ponen amoratados, fríos y sudorosos.

acromegaly :
Tiene acromegalia, o sea un desorden que resulta de la secreción excesiva de la hormona del crecimiento y que se manifiesta por un aumento del tamaño de las manos, la cabeza, la cara, los pies, y el tórax.

acute illness :
Tiene una enfermedad aguda.

addiction :
Tiene una adicción o una dependencia de drogas.

Addisson's disease :
Tiene la enfermedad de Addisson, que es una enfermedad que resulta de la pérdida de función de la glándula suprarrenal y que se manifiesta con fatiga, presión baja, pérdida de peso, coloración oscura de la piel y las mucosas, anorexia y náusea.

adenitis :
Tiene adenitis o una inflamación de las glándulas.

adenoma :
Tiene un adenoma, que es un tumor benigno en alguna glándula.

adhesions :
Tiene adherencias bandas, como cicatrices, entre dos o más partes u órganos del cuerpo.

adnexitis :
Tiene anexitis, o sea una inflamación de los anexos (ovarios, trompas) femeninos.

aerophagy :
Tiene aerofagia o la acción de tragar aire.

affliction :
Tiene una aflicción o un sufrimiento.

agalactia :
Tiene agalactia, que es la ausencia de leche en los senos después del parto.

agammaglobulinemia :
Tiene agammaglobulinemia, que es un déficit de gammaglobulina en la sangre.

agoraphobia :
Tiene agorafobia, que es terror a los espacios abiertos.

agranulocytosis :
Tiene agranulocitosis, o sea una reducción marcada del número de leucocitos o glóbulos blancos de la sangre.

AIDS :
Tiene SIDA, que es el síndrome de inmunodeficiencia adquirida.

ailment :
Tiene una dolencia.

akathisia :
Tiene acatisia, que es la inhabilidad de quedarse sentado por una inquietud motora.

akinesia :
Tiene acinesia, que es la pérdida de la habilidad de moverse voluntariamente.

alcoholism :
Tiene alcoholismo o dipsomanía.

alexia :
Tiene alexia, que es la inhabilidad de entender el significado de palabras escritas o impresas.

alkalosis :
Tiene alcalosis, que es una disminución de la acidez de la sangre y tejidos.

allergic :
Es alérgico(a) porque tiene reacciones alérgicas.

allergies :
Tiene alergias o reacciones alérgicas.

alopecia :
Tiene alopecia, calvicie, o sea la carencia de pelo.

alveolitis :
Tiene alveolitis, que es una inflamación de los alvéolos del pulmón.

amblyopia :
Tiene ambliopía o visión disminuida.

amebas :
Tiene amibas (amebas).

amenorrhea :
Tiene amenorrea, que es la ausencia de la menstruación.

amnesia :
Tiene amnesia, que es la pérdida total o parcial de la memoria.

anaphylaxis :
Tiene una anafilaxis, que es una reacción alérgica generalizada y severa.

anemia :
Tiene anemia, que es una deficiencia en la sangre de glóbulos rojos.

anemia, aplastic :
Tiene anemia aplástica, que es una formación insuficiente de células de la sangre.

anergy :
Tiene anergia, o sea la falta de reacción a un estimulo inmunológico.

aneurysm :
Tiene un aneurisma, que es la dilatación de una arteria o del corazón.

angiitis :
Tiene angitis, que es una inflamación de un vaso sanguíneo o linfático.

angina :
Tiene angina, que es un dolor severo y estrangulado.

angina pectoris :
Tiene angina de pecho, que es un dolor severo y opresivo de pecho.

angioedema :
Tiene edema angioneurótico, que es una hinchazón debido a trastornos de la regulación vascular causados por una reacción alérgica.

angioneurotic problems :
Tiene problemas angioneuróticos, o sea trastornos funcionales de la regulación vascular.

anisocoria :
Tiene anisocoria, que es una desigualdad del diámetro de las pupilas.

ankle sprain :
Tiene una torcedura del tobillo, que es una rotura de un ligamento del tobillo.

ankylosis :
Tiene anquilosis, el endurecimiento, o la fijación de una coyuntura (articulación).

anomaly :
Tiene una anomalía, que es una desviación de la norma.

anorexia :
Tiene anorexia, o sea un estado crónico de falta de apetito debido a una obsesión por adelgazar.

anosmia :
Tiene anosmia, que es la pérdida o disminución del sentido del olfato.

anovulatory :
Está anovulatoria, o sea sin ovulación.

anoxia :
Tiene anoxia, que es la insuficiencia de oxígeno en los tejidos.

anthrax :
Tiene ántrax, que es una infección purulenta y negra de la piel.

anuria :
Tiene anuria, que es la ausencia de eliminación de orina.

aortitis :
Tiene una aortitis, o sea la inflamación de la aorta, que es una arteria principal del cuerpo que recorre el abdomen hasta que se divide.

apepsia :
Tiene apepsia, que es la cesación de la digestión.

aphtha :
Tiene un afta, que es una úlcera en una membrana mucosa.

aplasia :
Tiene aplasia, que es un desarrollo incompleto.

aplastic anemia :
Tiene anemia aplástica, que es la formación insuficiente de células de la sangre.

apophysitis :
Tiene apofisitis, que es la inflamación de una apófisis que es una prominencia, en particular de un hueso.

apoplexy :
Tiene apoplejía, que es un infarto cerebral o una embolia cerebral o un derrame cerebral.

appendicitis :
Tiene apendicitis, que es una inflamación del apéndice.

arrhythmia :
Tiene una arritmia, que es la falta del ritmo regular del latido cardíaco.

arterial occlusion :
Tiene una oclusión de una arteria, o sea un cierre de una arteria.

arteriosclerosis :
Tiene arteriosclerosis, que es un endurecimiento de las arterias.

arteritis :
Tiene arteritis, que es una inflamación de una arteria.

arthritis :
Tiene artritis, que es una inflamación de una o más articulaciones.

arthropathy :
Tiene artropatía, que es una enfermedad de las articulaciones.

arthrosis :
Tiene artrosis, que es una anomalía en una articulación por desgaste.

ascites :
Tiene ascitis, que es la acumulación de cierto líquido en el vientre.

asphyxia :
Tiene asfixia, o sea insuficiencia de oxígeno.

aspiration :
Tiene aspiración, que es la acción de inhalar hacía lugares anormales, especialmente los bronchios.

asthenia :
Tiene astenia, que es cansancio físico intenso.

asthma :
Tiene asma, que una enfermedad crónica que se manifesta con constricción de los bronquios, generalmente causado y provocado por alergías.

astigmatism :
Tiene astigmatismo, que es una condición donde hay irregularidad en la córnea del ojo.

asystole :
Tiene asistolia o paro cardíaco.

ataxia :
Tiene ataxia, que es la falta de coordinación de los movimientos voluntarios.

atheroma :
Tiene un ateroma, que es un depósito de grasa en las arterias.

atheromatosis :
Tiene ateromatosis, o sea depósitos de placas de grasa en las arterias.

athetosis :
Tiene atetosis, que es un movimiento involuntario y no coordinado de los miembros.

athlete's foot :
Tiene pie de atleta, que es una infección de la piel de los pies por hongos.

atony :
Tiene atonía, que es una ausencia o una deficiencia de la tensión o tono de un tejido o en los músculos de los extremidades.

atopic problem :
Tiene un problema atópico, que es un problema de alergia.

atrophy :
Tiene atrofia, que es la disminución del tamaño de una célula, tejido, órgano o miembro.

atrophy of the heart :
Tiene atrofia del corazón.

atrophy of the testicle :
Tiene atrofia del testículo.

attack :
Tiene un ataque.

aura :
Tiene una aura, que es una sensación que precede a un ataque como el epiléptico o la migraña.

autoimmune disease :
Tiene una enfermedad autoinmune, o sea una enfermedad relacionada con reacciones inmunológicas hacia elementos del propio cuerpo.

automatism :
Tiene automatismo, que es un movimiento que no está bajo el control voluntario.

azoospermia :
Tiene azoospermia, que es la falta de espermatozoos en el semen.

azotemia :
Tiene azotemia, azoemia, o sea un exceso de cuerpos nitrogenados en la sangre.

B

bacillus :
Tiene un bacilo, que es una bacteria en forma de bastoncillo.

back problems :
Tiene problemas de la espalda.

back sprain :
Tiene una torcedura de la espalda, que es una rotura de un ligamento de la espalda.

bacteremia :
Tiene bacteriemia, que es la presencia de bacterias en la sangre.

bacterial infection :
Tiene una infección por una bacteria.

bacteroid organism :
Tiene un bacteroide, que es un organismo que se asemeja una bacteria.

balanitis :
Tiene balanitis, que es una inflamación del pene, el miembro viril.

baldness :
Tiene calvicie, o está sin pelo.

bed sore :
Tiene una llaga, que es una úlcera de decúbito.

bee sting :
Tiene una picadura de abeja.

benign problem :
Tiene un problema benigno, o sea un problema de poca gravedad.

beriberi :
Tiene beriberi, que es una inflamación de los nervios causada por una deficiencia de la vitamina B1 o tiamina.

bite :
Tiene una mordedura.

bite, cat :
Tiene una mordedura de gato.

bite, dog :
Tiene una mordedura de perro.

bite, frost :
Tiene una congelamiento parcial de los dedos o las orejas.

bite, human :
Tiene una mordedura humana.

bite, rat :
Tiene una mordedura de rata.

bite, snake- :
Tiene una mordedura de serpiente.

bite, spider :
Tiene una picadura de araña.

bite, tick :
Tiene una mordida de garrapata.

blackheads :
Tiene espinillas.

bladder stones :
Tiene cálculos, o sea piedras en la vejiga.

bleb :
Tiene una ampolla.

bleeding, excessive :
Tiene sangrado excesivo o hemorragia severa.

blemish :
Tiene un lunar o mancha.

blepharitis :
Tiene blefaritis, que es una inflamación del borde libre de los párpados.

blind :
Es ciego(a).

blindness :
Tiene ceguera o ablepsia, o sea la incapacidad de ver.

blister :
Tiene una ampolla.

blood clot :
Tiene un coágulo de sangre o sangre coagulada.

blood poisoning :
Tiene envenenamiento de la sangre.

blood pressure, high :
Tiene presión alta.

blood pressure, low :
Tiene presión baja.

blood problems :
Tiene problemas de la sangre.

boil (skin) :
Tiene un grano enterrado, un nacido, o un tacotillo.

bow-legged :
Es corvo(a) o zambo(a).

bradycardia :
Tiene bradicardia, que es una lentitud anormal del ritmo cardíaco.

bradykinesia :
Tiene bradiquinesia, que es una lentitud anormal de los movimientos.

bradypnea :
Tiene bradipnea, o sea la respiración lenta.

bronchial asthma :
Tiene asma bronquial, o sea enfermedad crónica que se manifiesta con constricción de los bronquios, generalmente causado o provocado por alergias.

bronchiectasis :
Tiene bronquiectasias, que es una distorción y dilatación de los bronquios.

bronchitis :
Tiene bronquitis, que es inflamación de los bronquios o catarro de pecho.

bronchoconstriction :
Tiene broncoconstricción, que es la disminución del diámetro de los bronquios.

bronchodilatation :
Tiene broncodilatación, que es la dilatación de los bronquios.

bronchopneumonia :
Tiene bronconeumonía, que es una inflamación pulmonar difusa, generalmente causada por un agente infeccioso.

bronchospasm :
Tiene broncoespasmo, que es un espasmo de los bronquios.

brucellosis :
Tiene brucelosis, fiebre de Malta, fiebre del mediterráneo, o fiebre ondulante, que es una infección por una bacteria que se contrae por contacto con vacas.

bruise :
Tiene un moretón.

bubonic fever :
Tiene fiebre bubónica, que es fiebre causada por una bacteria muy peligrosa.

bulla :
Tiene una ampolla.

bullous lesion :
Tiene una lesión bulosa, que es una lesión con bulas o ampollas.

bump :
Tiene un chichón o un chinchón.

bunion :
Tiene un juanete, que es una inflamacíon de la primera bursa del dedo pulgar del pie.

burn :
Tiene una quemadura.

bursitis :
Tiene una bursitis, que es una inflamación de la bolsa articular.

C

cachexia :
Tiene caquexia, que es un adelgazamiento extremo y debilitamiento general.

Caisson's disease :
Tiene la enfermedad de Caisson, que es una enfermedad que consiste en dolor de los nervios, parálisis, y dificultad para la respiración, causada por la liberación de burbujas de nitrógeno en los tejidos.

calcemia :
Tiene calcemia, o sea un nivel elevado de calcio en la sangre.

calciuria :
Tiene calciuria, o sea mucho calcio en la orina.

calculus :
Tiene un cálculo o piedra.

calculus , dental :
Tiene cálculo dental o sarro dental.

callous :
Tiene un callo, que es un engrosamiento de la piel.

callus :
Tiene una callosidad, que es un engrosamiento de la piel.

cancer :
Tiene cáncer.

cancerous problem :
Tiene un problema canceroso.

candidiasis :
Tiene candidiasis, que es una infección por un hongo del género Cándida.

canker :
Tiene una úlcera.

carbuncle :
Tiene un grano enterrado, un nacido, o un tacotillo.

carcinoma :
Tiene un carcinoma o un tumor nocivo.

cardiac infarction :
Tiene un infarto del corazón, que es la muerte de un área del corazón.

cardialgia :
Tiene cardialgia o un dolor del corazón.

cardiogenic problem :
Tiene un problema cardiogénico, que es un problema de origen cardíaco.

cardiomegaly :
Tiene cardiomegalia, que es un aumento del tamaño del corazón.

cardiomyopathy :
Tiene una cardiomiopatía, que es un trastorno crónico que afecta al músculo cardíaco.

cardiopathy :
Tiene una cardiopatía, que es una dolencia o aflicción cardíaca.

carditis :
Tiene carditis, que es una inflamación del corazón.

caries, dental :
Tiene caries o dientes podridos, que son deterioros localizados en los dientes.

cat bite :
Tiene una mordedura de gato.

cataract :
Tiene una catarata, que es enturbiamiento de la transparencia del cristalino o lente del ojo.

catarrh :
Tiene catarro.

catatonia :
Tiene catatonia, que es un estado caracterizado por mutismo y mantenimiento de una postura rígida por tiempo prolongado.

cavities, dental :
Tiene caries o dientes podridos, que son deterioros localizados en los dientes.

cellulitis :
Tiene celulitis, que es una inflamación del tejido bajo la piel.

cellulitis, orbital :
Tiene celulitis orbital, que es una inflamación del tejido bajo la piel de la órbita.

cephalalgia :
Tiene cefalalgia, jaqueca, o un dolor de cabeza.

cerebral hemorrhage :
Tiene un derrame cerebral.

cerebral infarction :
Tiene un infarto cerebral, una embolia cerebral, o sea muerte de un área de cerebro.

cerebral palsy :
Tiene parálisis cerebral o diplejía espástica.

cerebral paralysis :
Tiene parálisis cerebral o diplejía espástica.

chancre :
Tiene un chancro, tipo de llaga que resulta por transmisión sexual.

change of life :
Tiene menopausia, que es la cesación de la menstruación en la mujer.

chest cold :
Tiene un catarro en el pecho o resfriado en el pecho.

chickenpox :
Tiene varicela, que es una infección viral a que causa una enfermedad eruptiva de la piel con vesículas que a veces se convierten en vesículas con pus.

chlamydia :
Tiene clamidia, que es una infección de los genitales transmitida por actividad sexual.

chloasma :
Tiene cloasma, o sea manchas pigmentadas que aparecen generalmente en la cara, frecuentes en el embarazo.

cholangitis :
Tiene colangitis, que es una inflamación de las vías biliares.

cholecystitis :
Tiene colecistitis, que es una inflamación de la vesícula biliar.

cholelithiasis :
Tiene colelitiasis, que es la presencia de una o más piedras en los conductos de la vesícula biliar.

cholera :
Tiene cólera, que es una infección de los intestinos que provoca diarrea severa, causada por una bacteria.

cholestasis :
Tiene colestasis, que es la retención de hiel o bilis en los conductos de la vesícula biliar.

chorea :
Tiene corea, que es un exceso de movimientos involuntarios.

choroiditis :
Tiene coroiditis que es una inflamación de la coroides del ojo.

chronic illness :
Tiene una enfermedad crónica, que es una enfermedad de larga duración.

chronic problem :
Tiene un problema crónico, de desarrollo lento, o de larga duración.

cicatrization :
Tiene cicatrización, que es el proceso de formación de una cicatriz.

cirrhosis :
Tiene cirrosis, que es una enfermedad caracterizada por una degeneración del hígado.

classic symptoms :
Tiene síntomas clásicos.

claudication :
Tiene claudicación o cojera, que es causada por una isquemia debida a esclerosis y estrechamiento de las arterias de las piernas.

claustrophobia :
Tiene claustrofobia, que es terror irracional a los espacios pequeños o encerrados.

cleft palate :
Tiene una fisura del paladar.

clinical problem :
Tiene un problema clínico.

clonic problem :
Tiene un problema clónico, o sea un problema relativo al movimiento del cuerpo durante una convulsión.

clot :
Tiene un coágulo que es sangre coagulada.

clot, blood :
Tiene un coágulo de sangre, que es sangre coagulada.

cold (disease) :
Tiene catarro o resfriado.

cold, chest :
Tiene catarro en el pecho o resfriado en el pecho.

colic :
Tiene cólico, o sea espasmos del intestino manifestados por dolor en el abdomen.

colitis :
Tiene una colitis, una inflamación del intestino grueso.

colonopathy :
Tiene una colonopatía, o sea una enfermedad del intestino grueso.

color-blindness :
Tiene daltonismo, que es la incapacidad de percibir ciertos colores.

coma :
Está en coma, que es una pérdida completa de la conciencia.

comatose :
Está comatoso(a) o en coma, que es una pérdida completa de la conciencia.

comedone :
Tiene un comedón o una espinilla.

complication :
Tiene una complicación.

condition :
Tiene una condición o un estado físico.

condyloma :
Tiene un condiloma, que es una excrecencia parecida a una verruga.

congenital defect :
Tiene un defecto congénito.

congenital problem :
Tiene un problema congénito o problema innato.

conjunctivitis :
Tiene conjuntivitis, que es una inflamación de la mucosa que cubre el interior de los ojos.

consumption (disease) :
Tiene marasmo o tuberculosis.

contact :
Es un contacto, o sea un individuo que ha estado relacionado con un enfermo.

contagion :
Tiene sustancia causante de una enfermedad infecciosa.

contagious :
Es contagioso(a).

contaminated :
Está contaminado(a).

contamination, There is :
Hay contaminación.

contracture :
Tiene una contractura, que es una contracción persistente e involuntaria de músculos, flexión permanente por consecuencia de daño a un músculo o un tendón.

contusion :
Tiene una contusión, que es una lesión por golpe.

conversion reaction :
Tiene una reacción de conversión, o sea la transformación de las emociones en manifestaciones físicas o corporales.

convulsion :
Tiene una convulsión, que es un ataque, que es una contracción repentina, violenta, involuntaria y dolorosa de los músculos.

convulsions :
Tiene convulsiones o ataques.

cor pulmonale :
Tiene corazón pulmonar, que es una enfermedad del corazón derecho causada por una enfermedad de los pulmones.

corn (callous) :
Tiene un callo o un engrosamiento de la piel.

corneal ulcer :
Tiene una úlcera en la córnea.

coxalgia :
Tiene coxalgia, que es un dolor de la articulación de la cadera.

crabs (disease) :
Tiene ladillas.

creatinemia :
Tiene creatinemia, que es la presencia de mucha creatina en la sangre.

crippled :
Es tullido(a), lisiado(a), o impedido(a).

crisis :
Tiene una crisis, o sea un empeoramiento repentino.

crossallergy :
Tiene una alergia cruzada, o sea una alergia a sustancias emparentadas.

cross-eyed :
Es bizco(a).

crossinfection :
Tiene una infección cruzada, que es un contagio mutuo entre dos personas afectadas.

crossresistance :
Tiene resistencia cruzada, que es una resistencia a antibióticos emparentados.

croup :
Tiene crup o garrotillo.

crown (dental) :
Tiene una corona.

crystalluria :
Tiene cristaluria, que es la presencia de cristales en la orina.

cyanosis :
Tiene cianosis, que es la coloración azulada o violácea de la piel y de las mucosas.

cycloplegia :
Tiene cicloplejía, que es una parálisis del músculo ciliar.

cyst :
Tiene un quiste , que es un tumor que contiene líquido.

cyst, ovarian :
Tiene un quiste en los ovarios.

cyst, penile :
Tiene un quiste en el pene.

cyst, sebaceous :
Tiene un lobanillo o un quiste sebáceo.

cystic problem :
Tiene un problema quístico.

cystic fibrosis :
Tiene fibrosis quística, que es una enfermedad caracterizada por la producción excesiva de moco espeso que causa obstrucción de los conductos en los pulmones, los intestinos, y el sistema biliar.

cystitis :
Tiene cistitis, que es una inflamación o una infección de la vejiga urinaria.

D

dandruff :
Tiene caspa, o sea descamación del cuero cabelludo.

danger, There is :
Hay peligro.

dead :
Está muerto(a).

deaf :
Es sordo(a).

deaf-mute :
Es un sordomudo.

deafness :
Tiene sordera, que es la incapacidad de oír.

debilitation :
Tiene debilitamiento.

decompensated :
Está descompensado(a).

decompensation :
Tiene descompensación.

decubitus :
Está en posición de decúbito o acostado.

decubitus ulcer :
Tiene una úlcera de decúbito o úlcera de cama, que es la formación de una úlcera y necrosis en la piel.

defect, congenital :
Tiene un defecto congénito.

deficiency :
Tiene una deficiencia o la falta de algo.

deficit :
Tiene un déficit o una falta.

deformed part :
Tiene una parte deformada.

deformed extremity :
Tiene una deformación de una extremidad.

degeneration, macular :
Tiene una degeneración de la mácula, que es una degeneración de la parte del ojo donde radica la visión.

degenerative problem :
Tiene un problema degenerativo, que es un problema que produce degeneración.

dehydration :
Tiene deshidratación, que es carencia de agua en el cuerpo.

delirium :
Tiene delirio, que es la falta de habilidad para pensar claramente.

delirium tremens :
Tiene delirium tremens, que es una enfermedad peligrosa con delirio y alucinaciones, producida por el síndrome de abstinencia de alcohol.

dementia :
Tiene demencia, que es un deterioro progresivo de las funciones intelectuales.

dementia praecox :
Tiene demencia precoz o esquizofrenia.

demineralization :
Tiene desmineralización, que es la pérdida de sales minerales del cuerpo o de los tejidos.

dengue :
Tiene dengue, que es una infección viral y endémica que es transmitida por un mosquito.

dental calculus :
Tiene cálculo dental o sarro dental.

dental caries :
Tiene caries o dientes podridos, que es un deterioro localizado en los dientes.

dental cavities :
Tiene caries o dientes podridos, que es un deterioro localizado en los dientes.

deossification :
Tiene deosificación, que es la pérdida de sales minerales del hueso.

dependent personality :
Tiene una personalidad dependiente.

depersonalization :
Tiene despersonalización, que es una sensación de extrañeza.

depigmentation :
Tiene despigmentación, que es la escasez o la carencia parcial o total de pigmentación de la piel.

depletion :
Tiene depleción, que es menoscabo de alguna sustancia del cuerpo.

depression :
Tiene depresión o tristeza.

deprivation :
Tiene una privación o una carencia.

dermatitis :
Tiene dermatitis, que es una inflamación de la piel.

dermatomycosis :
Tiene dermatomicosis, que es una enfermedad de la piel causada por hongos.

dermatophytosis :
Tiene dermatofitosis, que es una enfermedad de la piel causada por hongos.

dermatosis :
Tiene dermatosis, que es una enfermedad de la piel.

dermographia :
Tiene dermografía o dibujos en la piel.

desquamation :
Tiene descamación, que es la formación exagerada de escamas en la piel.

destruction :
Tiene destrucción.

diabetes :
Tiene diabetes, que es una enfermedad caracterizada por la presencia de azúcar en niveles elevados en la sangre y la orina.

diabetic :
Es diabético(a).

diabetic retinopathy :
Tiene retinopatía diabética, que es una enfermedad donde se produce daño a la retina del ojo a causa de la diabetes.

diathesis :
Tiene una diátesis, que es una predisposición a contraer ciertas enfermedades.

diphtheria :
Tiene difteria, que es una infección de la garganta por una bacteria muy peligrosa.

diplopia :
Tiene diplopía, o visión doble.

dipsomania :
Tiene dipsomanía o alcoholismo.

discoid problem :
Tiene un problema de aspecto discoide, o sea un problema en forma de un disco.

disease :
Tiene una enfermedad.

disease presentation :
Tiene una presentación de una enfermedad, o sea la forma en que una enfermedad se manifiesta.

disease, autoimmune :
Tiene una enfermedad autoinmune o sea una enfermedad relacionada con reacciones inmunológicas hacia elementos del propio cuerpo.

disease, heart :
Tiene una enfermedad del corazón.

disease, kidney :
Tiene una enfermedad del riñón.

disease, lung :
Tiene una enfermedad de los pulmones.

disease, mental :
Tiene una enfermedad mental.

dislocation :
Tiene una dislocación, que es un desplazamiento de un hueso de una articulación.

disorder :
Tiene un desorden o un trastorno.

disorder, mental :
Tiene un trastorno mental.

displacement :
Tiene un desplazamiento, que es algo que se ha movido de lugar.

dissemination of infection :
Tiene una diseminación, que es la propagación de una infección.

dissociation :
Tiene disociación, que es la pérdida de la facultad para el pensamiento coherente.

distention :
Tiene distensión, que es estiramiento excesivo de un tejido o órgano.

distortion mental :
Tiene distorsión mental, que es una tergiversación de las ideas.

diuresis :
Tiene diuresis, que es la formación y excreción de la orina.

diverticulitis :
Tiene diverticulitis, que es una inflamación de un divertículo del intestino.

dog bite :
Tiene una mordedura de perro.

donor :
Es un(a) donante, que es una persona que otorga o da algo a una persona receptora.

double pneumonia :
Tiene neumonía o pulmonía doble.

Down Syndrome :
Tiene Síndrome de Down.

drainage :
Tiene un drenaje, que es una derivación de líquidos mediante un tubo o similar.

dropsy :
Tiene hidropesía, que es una insuficiencia cardíaca.

drug addiction :
Tiene adicción a las drogas.

duodenal ulcer :
Tiene una úlcera duodenal que es una úlcera en la primera parte del intestino delgado.

257

duodenitis :
Tiene duodenitis, que es una inflamación de la primera parte del intestino delgado.

dwarf :
Es un(a) enano(a).

dysarthria :
Tiene disartria, que es una dificultad para hablar y pasar la saliva.

dyscrasia of the blood :
Tiene una discrasia de la sangre, que es una composición alterada de la sangre.

dysentery :
Tiene disentería, que es una enfermedad intestinal que causa diarrea grave con sangre.

dysfunction :
Tiene una disfunción, que es la perturbación del funcionamiento de un órgano.

dysgenesis :
Tiene disgenesia, que es un desarrollo defectuoso.

dysgeusia :
Tiene disgeusia, que es perversión del gusto.

dyskinesia :
Tiene discinesia, que es una dificultad para los movimientos.

dysmenorrhea :
Tiene dismenorrea, que es un trastorno de la menstruación.

dyspareunia :
Tiene dispareunia, que es dolor durante la relación sexual.

dyspepsia :
Tiene dispepsia, que es un trastorno de la digestión.

dysphagia :
Tiene disfagia, que es una dificultad o la imposibilidad de ingerir, tragar.

dysphoria :
Tiene disforia, que es un malestar general vago e indeterminado.

dysplasia :
Tiene displasia, que es una anomalía en el desarrollo de un órgano o tejido.

dyspnea :
Tiene disnea, que es una dificultad para respirar.

dystonia :
Tiene distonía, que es la falta de tensión normal de los músculos.

dystrophy :
Tiene distrofia, que es el crecimiento anormal e incompleto de un organismo o tejido.

dysuria :
Tiene disuria, que es una emisión dolorosa de la orina.

E

eardrum perforation :
Tiene una perforación del tímpano o tímpano roto.

eclampsia :
Tiene eclampsia, que es una enfermedad caracterizada por presión alta y convulsiones que ocurre en mujeres embarazadas.

ectopic problem :
Tiene un problema ectópico, que se encuentra o se produce fuera del lugar habitual.

ectopic pregnancy :
Tiene un embarazo ectópico, o sea un embarazo fuera de la matriz.

ectropion :
Tiene un ectropión, que es una eversión en la comisura del párpado.

eczema :
Tiene un eczema, que es una enfermedad cutánea e inflamatoria que no es contagiosa.

edema :
Tiene edema, que es líquido excesivo en los tejidos.

edema, pulmonary :
Tiene edema pulmonar, que es líquido excesivo en los pulmones.

effusion :
Tiene una efusión o un derrame.

emaciation :
Tiene enflaquecimiento extremo, que es la pérdida extrema de la grasa corporal y el tejido muscular.

embolic stroke :
Tiene un infarto cerebral producido por una embolia.

embolism :
Tiene una embolia, que es una oclusión de un vaso por un coágulo, una placa o una burbuja de aire.

embolus :
Tiene una embolia, que es un coágulo que viaja por la sangre hasta que se aloja en un vaso sanguíneo y obstruye el flujo a través del mismo.

emergency :
Tiene una emergencia.

emesis :
Tiene emesis o vómitos.

emphysema (pulmonary) :
Tiene enfisema, que es una enfermedad pulmonar caracterizada por la destrucción de los alvéolos o células del pulmón con la formación de cavidades de aire.

emphysema (tissue) :
Tiene presencia de aire en tejidos corporales.

empyema :
Tiene un empiema, que es una acumulación de pus en una cavidad natural.

enanthema :
Tiene enantema, o sea manchas rojas en las mucosas orales.

encephalitis :
Tiene una encefalitis, que es una inflamación del cerebro.

encephalomyelitis :
Tiene una encefalomielitis, que es una inflamación del cerebro y de la médula espinal.

encephalopathy :
Tiene una encefalopatía, que es una enfermedad que afecta el funcionamiento del cerebro.

endemic disease :
Tiene una enfermedad endémica, que es aquella que existe por largos periodos de tiempo en una población.

endocarditis :
Tiene una endocarditis, que es una inflamación de la membrana que reviste la parte interna del corazón.

endogastritis :
Tiene endogastritis, que es una inflamación de la membrana que reviste la parte interna del estómago.

endometriosis :
Tiene una endometriosis, que es un trastorno en el cual tejido similar al endometrio se forma fuera del útero.

endotoxin :
Tiene una endotoxina, que es una toxina bacteriana liberada cuando la pared de la bacteria se rompe.

enlargement :
Tiene un agrandamiento.

enlargement, heart :
Tiene agrandamiento del corazón.

enlargement, joint :
Tiene agrandamiento de la articulación.

enlargement, kidney :
Tiene agrandamiento del riñón.

enlargement, liver :
Tiene agrandamiento del hígado.

enlargement, renal :
Tiene agrandamiento del riñón.

enlargement, spleen :
Tiene agrandamiento del bazo.

enteralgia :
Tiene enteralgia, que es dolor de los intestinos.

enteritis :
Tiene enteritis, que es una inflamación del intestino delgado.

enterocolitis :
Tiene enterocolitis, que es una inflamación de los intestinos delgado y grueso.

enterogastritis :
Tiene enterogastritis, que es una inflamación del intestino delgado y el estómago.

enteroplegia :
Tiene enteroplejía, que es una parálisis del intestino delgado.

entropion :
Tiene un entropión, que es una inversión del párpado.

enuresis :
Tiene enuresis, que es una emisión involuntaria de orina en la noche.

eosinophilia :
Tiene eosinofilia, que es un aumento de células eosinófilas en la sangre.

epicondylitis :
Tiene epicondilitis, que es una inflamación del epicóndilo.

epidemic disease:
Tiene una enfermedad epidémica.

epidermophitosis :
Tiene epidermofitosis, que es una infección de hongos de la capa superficial de la piel.

epididymitis :
Tiene epididimitis, que es una inflamación del epidídimo, un órgano arriba del testículo.

epigastralgia :
Tiene epigastralgia, que es un dolor alrededor de estómago.

epiglottiditis :
Tiene epiglotitis, que es una inflamación de la epiglotis.

epilepsy :
Tiene epilepsia, que es un desorden neurológico que se manifiesta con convulsions o ataques.

epinephritis :
Tiene epinefritis, que es una inflamación del revestimiento del riñón.

epipharyngitis :
Tiene epifaringitis, que es una inflamación de la parte superior de la faringe.

episcleritis :
Tiene episcleritis, que es una inflamación del tejido entre la esclerótica y la conjuntiva.

epistaxis :
Tiene epistaxis o sangrado por la nariz.

epithelioma :
Tiene un epitelioma, que es un tumor de la piel o de las mucosas.

epitympanitis :
Tiene epitimpanitis, que es una inflamación de la porción superior del tímpano.

ergotism :
Tiene ergotismo, que es una intoxicación producida por el cornezuelo.

erosion :
Tiene una erosión, que es un desgaste o destrucción o ulceración de un tejido.

eructation :
Tiene eructación o eructos.

eruption (dental) :
Tiene un brote de un diente.

eruption (skin) :
Tiene una erupción de la piel.

erysipelas :
Tiene erisipela, que es un tipo de infección cutánea aguda.

erythema :
Tiene eritema o enrojecimiento en la piel.

erythrasma :
Tiene eritrasma, que es una enfermedad de la piel en la que aparece una placa amarilla pardusca, sobre todo en las caras internas de los muslos, las ingles y las axilas.

esophagitis :
Tiene una esofagitis, que es una inflamación del esófago que es una parte del tubo digestivo.

etiology, We know the :
Sabemos la etiología o la causa de la enfermedad.

euphoria :
Tiene euforia, que es una sensación de bienestar.

evolution :
Tiene una evolución, que es un cambio de un estado a un otro.

exacerbation :
Tiene una exacerbación, que es un empeoramiento o un incremento súbito en la gravedad de los síntomas.

exanthema :
Tiene un exantema, que es una erupción en la piel.

excessive bleeding :
Tiene sangrado excesivo o hemorragia desmesurada.

excessive thirst :
Tiene sed excesiva o sed desmesurada.

excoriation :
Tiene una excoriación, que es una abrasión de la capa superficial de la piel.

excrescence :
Tiene una excrecencia, que es una protrusión de un tumor que sale de la superficie de una parte u órgano.

exfoliation :
Tiene una exfoliación, que es un desprendimiento en escamas o capas.

exogenous cause:
Tiene una causa exógena, que es una causa externa.

exophthalmos :
Tiene exoftalmía, que es la propulsión del globo del ojo.

extrasystole :
Tiene una extrasístole, que es un latido prematuro del corazón.

extravasation :
Tiene extravasación, que es un escape de sangre u otro líquido de los vasos sanguíneos.

extreme disease :
Tiene una enfermedad extrema o muy grave.

exudate :
Tiene un exudado, que es líquido que aparece en una superficie inflamada.

eye strain :
Tiene ojos cansados u ojos fatigados.

F

farsighted :
Es présbite, que es una persona con la habilidad para ver lejos.

farsightedness :
Tiene presbicia, que es la habilidad para ver bien de lejos.

fasciculation :
Tiene una fasciculación, que es una contracción espontánea y desordenada de varias fibras de los músculos.

fatal problem:
Tiene un problema fatal, que es un problema que produce la muerte.

febrile :
Tiene una fiebre.

felon :
Tiene un panadizo, un panarizo, o sea un absceso de la punta o el ápice del dedo de un dedo.

ferriprive :
Tiene una privación de hierro, que es una carencia de hierro.

fester :
Tiene una llaga.

fetal alcohol syndrome :
Tiene el síndrome alcohol fetal.

fetal presentation :
Tiene una presentación fetal, o sea la presentación del feto respecto al cuello uterino.

fever, hay :
Tiene fiebre de heno, que es una enfermedad causada por alergias.

fever, rheumatic :
Tiene fiebre reumática, que es una enfermedad febril acompañada de dolores de las articulaciones y que puede dejar complicaciones cardíacas y renales.

fever, scarlet :
Tiene fiebre escarlatina, que es una enfermedad contagiosa aguda caracterizada por fiebre y erupción de la piel y la lengua, causada por la bacteria estreptococo; posteriormente hay descamación de la piel y la lengua.

fibrillation :
Tiene fibrilación, o sea contracciones desordenadas e ineficaces del corazón.

fibroid :
Tiene un fibroma, que es un tumor benigno compuesto de tejido fibroso.

fibroma :
Tiene un fibroma, que es un tumor benigno compuesto de tejido fibroso.

fibrosis :
Tiene fibrosis, que es un aumento del tejido fibroso.

fibrositis :
Tiene fibrositis, que es una inflamación del tejido conjuntivo, en particular en el área de las articulaciones.

fissure :
Tiene una fisura o una hendidura.

fistula :
Tiene una fístula, que es una comunicación anormal entre dos órganos.

flat foot :
Tiene pie plano.

flu :
Tiene influenza, que es una enfermedad respiratoria de origen viral.

fluor albus :
Tiene leucorrea o flujo blanquecino.

flush :
Tiene rubor o enrojecimiento facial.

flutter :
Tiene aleteo del corazón.

folliculitis :
Tiene foliculitis, que es una inflamación de uno o más folículos pilosos.

foot sprain :
Tiene una torcedura del pie, que es una rotura de un ligamento del pie.

fracture :
Tiene una fractura, que es una quebradura o ruptura de una parte, especialmente de un hueso.

fractured bone :
Tiene un hueso fracturado o quebrado.

frost bite :
Tiene una lesión por congelamiento parcial de los dedos o las orejas.

fungal infection :
Tiene una infección por hongos.

fungus :
Tiene hongos.

furuncle :
Tiene un furúnculo, un grano profundo, o un grano enterrado.

furunculosis :
Tiene furunculosis, que es la aparición de furúnculos.

270

G

galactorrhoea :
Tiene galactorrea, que es la secreción espontánea de leche por el pezón.

gallstones :
Tiene cálculos biliares o piedras biliares.

ganglion :
Tiene un ganglio engrosamiento localizado en un nervio, tendon, o aponeurosis.

ganglionitis :
Tiene una ganglionitis, que es una inflamación de un ganglio.

gangrene :
Tiene gangrena, que es la muerte local de los tejidos por falta de irrigación sanguínea adecuada.

gash :
Tiene una cuchillada.

gastralgia :
Tiene gastralgia, que es un dolor de estómago.

gastric ulcer :
Tiene una úlcera gástrica que es una úlcera en el estómago.

gastritis :
Tiene gastritis, que es una inflamación del estómago.

gastroduodenitis :
Tiene gastroduodenitis, que es una inflamación del estómago y de la primera parte del intestino delgado.

gastroenteritis :
Tiene gastroenteritis, que es una inflamación del estómago y del intestino delgado.

gastronephritis :
Tiene gastronefritis, que es una inflamación del estómago y del riñón.

gastrorrhagia :
Tiene gastrorragia o hemorrhagia del estómago.

genital problems :
Tiene problemas con las partes genitales.

genital warts :
Tiene verrugas genitales.

germ :
Tiene un germen, que es un microorganismo que causa una enfermedad.

giantism :
Tiene gigantismo, que es un tamaño grande y anormal.

gigantic organ :
Tiene un órgano gigantesco.

gingivitis :
Tiene una gingivitis, que es una inflamación de las encías.

glandular fever :
Tiene fiebre glandular o mononucleosis, que es una infección viral.

glandular glaucoma :
Tiene glaucoma glandular.

glaucoma :
Tiene glaucoma, que es una enfermedad de los ojos con aumento de la presión intraocular.

glomerulonephritis :
Tiene glomerulonefritis, que es una enfermedad renal con inflamación de los glomérulos.

glossitis :
Tiene glositis, que es una inflamación de la lengua.

glossodynia :
Tiene glosodinia, que es dolor de lengua.

glutton :
Es un glotón (una glotona).

glycosuria :
Tiene glucosuria, que es la presencia de la glucosa en la orina.

goiter :
Tiene bocio, que es un engrosamiento de la glándula tiroides.

gonococcus :
Tiene gonococo, que es una infección venérea.

gonorrhea :
Tiene gonorrea, que es una infección de la mucosa urinaria y genital.

good prognosis :
Tiene un buen pronóstico, o sea un buen curso probable de la enfermedad.

gout :
Tiene gota, que es una enfermedad dolorosa de las articulaciones, causada por un defecto del metabolismo de ácido úrico que conlleva a la acumulación de cristales de ácido úrico en las articulaciones.

gout, in the feet :
Tiene podagra o gota en los pies.

grand mal seizures :
Tiene ataques de gran mal o epilepsia generalizada.

granulocytopenia :
Tiene granulocitopenia, que es una disminución de los granulocitos en la sangre.

granuloma :
Tiene un granuloma, que es un tumor de tejido granular.

grippe :
Tiene gripe o influenza, que es una enfermedad respiratoria de origen viral.

groin glands, swollen :
Tiene encordio o incordio, o sea ganglios inguinales inflamados.

growth, tumor :
Tiene una neoplasia.

gynecomastia :
Tiene ginecomastia, que es un desarrollo anormal de la glándula mamaria masculina.

H

halitosis :
Tiene mal aliento o halitosis.

harelip :
Tiene hendidura.

hay fever :
Tiene fiebre de heno, que es una enfermedad causada por alergias.

head lice :
Tiene piojos de la cabeza.

headaches :
Tiene dolores de cabeza o jaquecas.

headaches, persistent :
Tiene dolores de cabeza persistentes o cefalalgia persistente.

heart attack :
Tiene un ataque cardíaco, que es un ataque del corazón o un infarto del corazón.

heart disease :
Tiene una enfermedad del corazón.

heart disease, rheumatic :
Tiene una enfermedad reumática del corazón, causada por fiebre reumática con la consecuencia de daño a las válvulas cardíacas.

heart failure :
Tiene una insuficiencia cardíaca.

heart murmur :
Tiene un soplo en el corazón, que es un sonido anormal del corazón.

heatstroke :
Tiene insolación, o sea una enfermedad causada por el calor y caracterizada por dolor de cabeza, piel seca y caliente, vértigo, pulso rápido, fiebre, colapso, y confusión, dependiendo de la severidad.

hematoma :
Tiene un hematoma, que es una acumulación de sangre fuera de los vasos sanguíneos.

hemeralopia :
Tiene hemeralopía o ceguera de día.

hemialgia :
Tiene hemialgia, que es un dolor de un lado del cuerpo.

hemianopsia :
Tiene hemianopsia, que es ceguera en la mitad del campo visual.

hemicrania :
Tiene hemicránea, que es jaqueca o dolor en la mitad de la cabeza.

hemiplegia :
Tiene hemiplejía, que es una parálisis total o parcial de un lado del cuerpo.

hemolysis :
Tiene hemólisis, que es una destrucción de los glóbulos rojos.

hemopathy :
Tiene hemopatía, que es una enfermedad de la sangre.

hemophilia :
Tiene hemofilia, que es una enfermedad hereditaria caracterizada por una deficiencia de un factor de la coagulación.

hemoptysis :
Tiene hemoptisis, que es una expulsión de sangre al toser que ocurre por enfermedades de los pulmones.

hemorrhage :
Tiene hemorragia o la salida de sangre.

hemorrhage, cerebral :
Tiene un derrame cerebral.

hemorrhagic stroke :
Tiene un derrame cerebral.

hemorrhoids :
Tiene hemorroides o almorranas.

hepatitis :
Tiene hepatitis, que es una inflamación del hígado.

hepatitis A :
Tiene hepatitis tipo A.

hepatitis B :
Tiene hepatitis tipo B.

hepatitis C :
Tiene hepatitis tipo C.

hepatomegaly :
Tiene hepatomegalia, que es un aumento del tamaño del hígado.

hepatotoxic illness :
Tiene una enfermedad hepatotóxica, que es una enfermedad causada por elementos nocivos para las células del hígado.

hernia :
Tiene una hernia, que es una protrusión de un órgano o tejido fuera de una cavidad, generalmente por daño o debilidad de los músculos que mantienen los órganos o estructuras en su lugar (i.e., hernia inguinal, hernia de un disco vertebral).

hernia incarceration :
Tiene una incarceración de una hernia.

herpes :
Tiene herpes, que es una infección vírica.

herpes simplex :
Tiene herpes simple, que es una enfermedad viral de la piel y de las mucosas.

herpes zoster :
Tiene herpes zóster o culebrilla, que es una erupción viral y dolorosa a lo largo de un nervio.

hiccups :
Tiene singultos o hipo.

high blood pressure :
Tiene presión arterial alta.

HIV :
Tiene VIH, que es el virus que causa el SIDA.

hordeolum :
Tiene un orzuelo, que es una inflamación supurativa de una glándula del párpado.

hormone problems :
Tiene problemas hormonales.

hornet sting :
Tiene una picadura de avispón.

human bite :
Tiene una mordedura humana.

hydrocele :
Tiene una hidrocele, que es la acumulación del líquido, en particular en la túnica vaginal del testículo.

hydrocephalus :
Tiene hidrocefalia, que es un aumento del líquido en el cerebro.

hydrophobia :
Tiene hidrofobia, que es la enfermedad de rabia, o sea sed intensa con horror al agua.

hyperaldosteronism :
Tiene hiperaldosteronismo, que es la producción excesiva de aldosterona por la glándula suprarrenal.

hyperalgesia :
Tiene hiperalgesia, que es una sensibilidad exagerada al dolor.

hypercalcemia :
Tiene hipercalcemia, que es un exceso de calcio en la sangre.

hypercapnia :
Tiene hipercapnia, que es un aumento del bióxido de carbono disuelto en el plasma sanguíneo.

hyperchloremia :
Tiene hipercloremia, que es un exceso de cloro en la sangre.

hyperemesis :
Tiene hiperemesis o vómitos excesivos y persistentes.

hyperemia :
Tiene hiperemia, que es un exceso de sangre en los vasos de un órgano.

hyperesthesia :
Tiene hiperestesia, que es una sensibilidad exagerada.

hyperglycemia :
Tiene hiperglicemia, que es un nivel exagerado de glucosa en la sangre.

hyperhidrosis :
Tiene hiperhidrosis o sudoración exagerada.

hyperkalemia :
Tiene hipercalemia, que es un exceso de potasio en la sangre.

hyperkeratosis :
Tiene hiperqueratosis, que es un aumento del grosor de la capa córnea de la piel.

hyperkinesia :
Tiene hiperquinesia, que es una actividad motora exagerada.

hyperlipidemia :
Tiene hiperlipidemia, que es un aumento de la cantidad de lípidos en la sangre.

hypernatremia :
Tiene hipernatremia, que es un exceso de sodio en la sangre.

hyperopia :
Tiene hiperopia o presbicia, que es la habilidad para ver de lejos.

hyperostosis :
Tiene hiperostosis, que es un engrosamiento de un hueso.

hyperplasia :
Tiene hiperplasia, que es un aumento del tamaño de un órgano o de un tejido.

hyperpyrexia :
Tiene hiperpirexia, que es fiebre extremadamente elevada.

hyperreflexia :
Tiene hiperreflexia, que es la exageración de los reflejos.

hypersecretion :
Tiene hipersecreción, que es una secreción exagerada de una glándula.

hypersensitivity :
Tiene hipersensibilidad, que es una reacción exagerada ante estímulos.

hyperstimulation :
Tiene estimulación exagerada.

hypertension :
Tiene hipertensión, que es un aumento de la presión arterial.

hyperthermia :
Tiene hipertermia, que es una elevación de la temperatura del cuerpo.

hyperthyroidism :
Tiene hipertiroidismo, que es una actividad exagerada de la glándula tiroides.

hypertonia :
Tiene hipertonía o tono aumentado.

hypertrichosis :
Tiene hipertricosis, que es un aumento del espesor del vello corporal.

hypertrophy :
Tiene hipertrofia, que es un aumento del tamaño de un órgano o tejido.

hypertrophy, prostatic :
Tiene hipertrofia de la próstata, que es crecimiento excesivo de la próstata.

hyperuricemia :
Tiene hiperuricemia, que es un exceso de ácido úrico en la sangre.

hyperventilation :
Tiene hiperventilación, que es respiración anormalmente prolongada, rápida, y profunda.

hypervitaminosis :
Tiene hipervitaminosis, que es el estado causado por ingestión excesiva de vitaminas.

hypervolemia :
Tiene hipervolemia, que es un aumento anormal del volumen de sangre o fluido circulante.

hypoacusis :
Tiene hipoacusia, que es una disminución de la audición.

hypocalcemia :
Tiene hipocalcemia, que es un nivel bajo de calcio en la sangre.

hypochloremia :
Tiene hipocloremia, que es un nivel bajo de cloro en la sangre.

hypochondria :
Tiene hipocondría, que es una excesiva preocupación por la salud personal.

hypochondriac :
Es hipocondríaco (hipocondríaca).

hypoglycemia :
Tiene hipoglicemia, que es un nivel bajo de glucosa en la sangre.

hypogonadism :
Tiene hipogonadismo, que es un desarrollo sexual insuficiente.

hypokalemia :
Tiene hipocalemia, que es un nivel bajo de potasio en la sangre.

hypomania :
Tiene hipomanía, que es una forma moderada de manía, que es una enfermedad emocional caracterizada por excitación excesiva, reacciones emocionales exageradas y exceso de actividad física.

hyponatremia :
Tiene hiponatremia, que es un nivel bajo de sodio en la sangre.

hypoplasia :
Tiene hipoplasia, que es el desarrollo insuficiente de un órgano o tejido.

hypotension :
Tiene hipotensión, o sea la presión sanguínea anormalmente baja.

hypotensive problem :
Tiene un problema hipotensivo, que es un problema caracterizado por presión baja.

hypothermia :
Tiene hipotermia, que es una temperatura corporal baja.

hypothyroidism :
Tiene hipotiroidismo, que es una actividad insuficiente de la glándula tiroides.

hypotonia :
Tiene hipotonía o tono muscular disminuido.

hypotrophy :
Tiene hipotrofia, que es una disminución del tamaño de un órgano o tejido.

hypouricemia :
Tiene hipouricemia, que es la deficiencia de ácido úrico en la sangre.

hypoventilation :
Tiene hipoventilación, que es una disminución del volumen de aire que entra en los pulmones.

hypovitaminosis :
Tiene hipovitaminosis, que es la carencia de una o más vitaminas esenciales.

hypovolemia :
Tiene hipovolemia, que es la disminución de la cantidad de sangre o fluido circulante.

hypoxemia :
Tiene hipoxemia, que es un contenido bajo de oxígeno en la sangre.

hypoxia :
Tiene hipoxia, que es una disminución del nivel de oxígeno en la sangre o en los tejidos.

I

ichthyosis :
Tiene ictiosis, que es un trastorno de la piel que la hace seca y escamosa.

icterus :
Tiene ictericia, que es un exceso de bilirrubina en la sangre.

ileitis :
Tiene ileítis, que es una inflamación del íleon, la última parte del intestino delgado.

ileus :
Tiene íleo, que es una obstrucción o una parálisis intestinal.

illness :
Tiene una enfermedad.

illness, acute :
Tiene una enfermedad aguda.

illness, autoimmune :
Tiene una enfermedad autoinmune, o sea una enfermedad relacionada con reacciones inmunológicas hacia elementos del propio cuerpo.

illness, chronic :
Tiene una enfermedad crónica, que es una enfermedad de larga duración.

illness, mental :
Tiene una enfermedad mental.

immaturity :
Tiene inmadurez, que es el estado de no haber alcanzado el desarrollo pleno.

impaction :
Tiene una impactación, que es un exceso de excremento con obstrucción en el recto o la condición de cualquier objeto de estar alojado en un espacio limitado.

impetigo :
Tiene impétigo, que es una infección purulenta de la piel con vesículas y costras.

impotence :
Tiene impotencia, que es la incapacidad para lograr una erección o eyaculación en el hombre.

incarceration :
Tiene una incarceración o constricción.

incarceration, hernia :
Tiene una incarceración de una hernia.

incontinence :
Tiene incontinencia, que es la incapacidad de controlar la salida de las heces (excremento) o la orina.

incurable problem :
Tiene un problema incurable, o sea una enfermedad sin tratamiento.

indisposition :
Tiene indisposición o una enfermedad pasajera.

induration :
Tiene induración, que es un endurecimiento de un punto o lugar del cuerpo.

infantile paralysis :
Tiene parálisis infantil o parálisis del bebé.

infarct :
Tiene un infarto, que es la muerte de un área de tejido o de un órgano.

infarction :
Tiene un infarto, que es la muerte de un área de tejido o de un órgano.

infarction, cardiac :
Tiene un infarto de corazón, que es la muerte de un área de corazón.

infarction, cerebral :
Tiene un infarto cerebral, una embolia cerebral, o sea la muerte de un área del cerebro.

infarction, myocardial :
Tiene un infarto del miocardio, que es un infarto del corazón, o sea muerte de un área de corazón.

infaust problem :
Tiene un problema infausto o desfavorable o que evoluciona hacia la muerte.

infection :
Tiene una infección, que es una invasión del tejido por microorganismos patógenos.

infection, fungal :
Tiene una infección por hongos.

infection, kidney :
Tiene una infección de los riñones.

infection, skin :
Tiene una infección de la piel.

infection, urinary tract :
Tiene una infección de la orina, que es una infección del tracto urinario.

infection, yeast :
Tiene una infección por hongos.

infectious :
Es infeccioso(a).

infestation :
Tiene una infestación o invasión del cuerpo por microorganismos, en particular parásitos.

infiltration :
Tiene una infiltración, que es la acumulación de sustancias no habituales o en cantidades excesivas en un tejido.

inflamed spleen :
Tiene el bazo inflamado.

inflammation of the thyroid gland :
Tiene una inflamación de la glándula tiroidea.

influenza :
Tiene influenza o gripe, enfermedad viral.

injury :
Tiene una herida, o una lesión.

inoperable problem :
Tiene un problema inoperable, o sea no curable mediante operación.

insanity :
Tiene locura o demencia o amencia.

insect sting :
Tiene una picadura de insecto.

insomnia :
Tiene insomnio, que es la incapacidad de dormir.

insufficiency :
Tiene insuficiencia, o sea funcionamiento inadecuado de un órgano o sistema.

insult :
Tiene un insulto, que es un daño a alguna parte del cuerpo.

intention tremor :
Tiene un temblor intencional, que es un temblor que aparece al intentar efectuar un movimiento.

intermittent fever :
Tiene fiebre intermitente.

intertrigo :
Tiene intertrigo, que es una reacción inflamatoria de los pliegues cutáneos.

intestinal polyp :
Tiene un pólipo del intestino, que es una protuberancia que se desarrolla en el revestimiento interior del intestino.

intestinal worm :
Tiene una lombriz intestinal.

intoxication :
Tiene una intoxicación o un envenenamiento.

invasive problem :
Tiene un problema invasivo, que es un problema que penetra o que invade.

involution :
Tiene involución, que es la degradación y pérdida funcional de los órganos.

iridocyclitis :
Tiene iridociclitis, que es una inflamación del iris y del cuerpo ciliar.

iritis :
Tiene iritis, que es una inflamación del iris.

irreversible problem :
Tiene un problema irreversible, que es un problema sin retorno.

irritation :
Tiene irritación, que es una sobreexcitación o sensibilidad exagerada.

ischemia :
Tiene isquemia, que es una deficiencia de sangre y oxígeno en una zona.

ivy, poison :
Tiene hiedra venenosa.

J

jaundice :
Tiene ictericia, que es un exceso de bilirrubina en la sangre.

joint enlargement :
Tiene agrandamiento de la articulación.

K

keloid :
Tiene un queloide, que es una cicatriz gruesa y levantada.

keratitis :
Tiene una queratitis, que es una inflamación de la córnea del ojo.

keratoconjunctivitis :
Tiene una queratoconjuntivitis, que es una inflamación de la córnea y de la conjuntiva del ojo.

ketoacidosis :
Tiene cetoacidosis, que es un exceso de ácidos y cuerpos cetónicos en la sangre.

kidney disease :
Tiene una enfermedad del riñón.

kidney enlargement :
Tiene un agrandamiento del riñón.

kidney infection :
Tiene una infección de los riñones.

kleptomania :
Tiene cleptomanía, que es un deseo incontrolable de robar.

koilonychia :
Tiene una coiloniquia, que es una uña en forma de cuchara.

L

labile problem :
Tiene un problema lábil, que es un problema inestable o un problema fácilmente modificable y alterable.

laceration :
Tiene una laceración o una herida desgarrada.

lame :
Es lisiado(a).

languid :
Está lánguido(a) o caído(a).

laryngitis :
Tiene laringitis, que es una inflamación de la laringe.

lassitude :
Tiene lasitud, debilidad, cansancio, agotamiento o fatiga.

lenticular laceration:
Tiene una laceración lenticular, que es una laceración en forma de un lente.

leprosy :
Tiene lepra, que es una enfermedad infecciosa causada por un bacilo y caracterizada por lesiones de la piel.

lesion :
Tiene una lesión, un daño o un golpe.

lethal problem:
Tiene un problema letal, que es un problema mortal.

leukemia :
Tiene leucemia, que es cáncer de la sangre.

leukocytic problem :
Tiene un problema leucocítico, que es un problema perteneciente o relativo a los glóbulos blancos de la sangre.

leukocytosis :
Tiene leucocitosis, que es un incremento del número de glóbulos blancos en la sangre.

leukopenia :
Tiene leucopenia, que es una reducción del número de glóbulos blancos en la sangre.

leukoplakia :
Tiene leucoplaquia, que es la formación de manchas blancas en las mucosas.

leukorrhea :
Tiene leucorrea, que es una secreción anormal de flujo blanquecino por la vagina.

lice, head :
Tiene piojos de la cabeza.

lice, pubic :
Tiene piojos púbicos, piojos pegadizos, o ladillas.

lichenification :
Tiene liquenificación, que es un engrosamiento de ciertas capas en la piel.

ligament, torn :
Tiene un desgarro, que es una ruptura parcial de un ligamento.

lipodystrophy :
Tiene lipodistrofia, que es una alteración en el metabolismo de las grasas.

livedo :
Tiene un livedo, una mancha, o sea alteración del color de la piel.

liver enlargement :
Tiene un agrandamiento del hígado.

low blood pressure :
Tiene presión sanguínea baja.

luetic problem :
Tiene un problema luético, un problema sifilítico, que es un problema que tiene una relación con la sífilis.

lumbago :
Tiene lumbago, que es un dolor de la parte inferior (lumbar) de la columna vertebral, de la espalda baja.

lump :
Tiene un nódulo, una bolita, una masa o un bulto.

lung disease :
Tiene una enfermedad de los pulmones.

lupus :
Tiene lupus, que es una enfermedad crónica y autoinmune (que es una reacción inmunológica alterada del cuerpo contra sí mismo), con afección y daño de múltiples órganos debido a una respuesta inflamatoria anormal.

luxation :
Tiene una lujación, que es un desplazamiento de los huesos de una articulación.

lymphadenopathy :
Tiene linfadenopatía, que es una tumefacción de uno o más ganglios linfáticos.

lymphangitis :
Tiene linfangitis, que es una inflamación de los vasos linfáticos.

lymphoma :
Tiene linfoma, que es un tumor maligno originado en el tejido linfoide.

lytic problem :
Tiene un problema lítico, que es un problema que concierne o influye en la destrucción de las células.

M

maceration :
Tiene maceración, que es ablandamiento de un tejido por contacto con líquidos.

macular degeneration :
Tiene degeneración de la mácula, que es una zona amarillenta en el centro de la retina.

maculopapular problem :
Tiene un problema maculopapular, que es un problema consistente en manchas y pápulas o ronchas.

malabsorption :
Tiene malabsorción, que es un trastorno de la absorción intestinal de nutrientes.

malady :
Tiene un padecimiento, mal, enfermedad.

malaise :
Tiene malestar, que es el estado de la carencia de energía e indisposición.

malaria :
Tiene malaria o paludismo, que es una enfermedad causada por un parásito que invade las células rojas de la sangre, transmitido por la picadura de un mosquito.

malarial fever :
Tiene fiebre palúdica o fiebre de la malaria.

malformation :
Tiene una malformación, que es un mal desarrollo.

malignant problem :
Tiene un problema maligno, que es un problema pernicioso generalmente de evolución fatal.

malnutrition :
Tiene malnutrición o desnutrición.

malta fever :
Tiene fiebre de Malta, brucelosis, fiebre del mediterráneo, o fiebre ondulante, que es una infección por una bacteria que se contrae por contacto con vacas.

mania :
Tiene manía, que es una enfermedad mental caracterizada por una excitación emocional excesiva, exceso de actividad física y ansiedad.

manic :
Es maníaco(a) o relativo a la manía.

manifestation of a disease :
Tiene una manifestación de una enfermedad, o sea una exteriorización de una enfermedad o un proceso patológico.

marasmus :
Tiene marasmo, emaciación excesiva, o malnutrición excesiva.

mark, stretch :
Tiene marcas por estrías.

masochism :
Tiene masoquismo, que es la condición de experimentar placer por abusos infligidos a sí mismo(a).

mastalgia :
Tiene mastalgia o mastodinia, dolor en los pechos, dolor en las mamas.

mastitis :
Tiene mastitis, o sea una inflamación de la glándula mamaria.

mastodynia :
Tiene mastodinia o mastalgia, que es dolor de pechos o dolor de mamas.

mastoiditis :
Tiene mastoiditis, que es una inflamación de la apófisis mastoides.

measles :
Tiene sarampión, que es una enfermedad eruptiva y contagiosa, causada por un virus.

mediterranean fever :
Tiene fiebre del mediterráneo, brucelosis, fiebre de Malta, o fiebre ondulante, que es una infección por una bacteria que se contrae por contacto con vacas.

megacolon :
Tiene megacolon, que es un colon anormalmente grande o dilatado.

megalomania :
Tiene megalomanía, que es un delirio de grandeza.

melanoma :
Tiene melanoma, que es un tumor, generalmente maligno, de la piel o las mucosas.

melanosis :
Tiene melanosis, que es una coloración oscura, o sea pigmentación oscura superficial de la piel o las mucosas.

menopause :
Tiene menopausia, que es la cesación de la menstruación en la mujer.

menorrhagia :
Tiene menorragia, que es menstruación anormalmente prolongada y abundante.

menometrorrhagia :
Tiene menometrorragia, que es menstruación anormalmente prolongada, abundante y fuera del periodo menstrual normal.

mental disease :
Tiene una enfermedad mental.

mental disorder :
Tiene un trastorno o desorden mental.

mental illness :
Tiene una enfermedad mental.

metaplasia :
Tiene metaplasia, que es el proceso de transformación de las células o los tejidos.

metastasis :
Tiene metástasis, que es la aparición de un cáncer o un foco patológico a distancia del cáncer o problema primario.

298

meteorism :
Tiene meteorismo, que es la presencia de gas en el vientre o intestino.

methemoglobinemia :
Tiene metahemoglobinemia, que es la presencia de metahemoglobina en la sangre.

metrorrhagia :
Tiene metrorragia, que es sangrado vaginal fuera del periodo menstrual normal.

microbe :
Tiene un microbio o un microorganismo.

microsporum :
Tiene microsporum, que es un hongo que causa dermatofitosis.

migraine :
Tiene una migraña.

miscarriage :
Tiene un malparto, que es un aborto natural, un aborto involuntario o un aborto espontáneo.

mole :
Tiene un lunar o una mancha.

monomania :
Tiene monomanía, que es una obsesión por una idea.

mononucleosis :
Tiene mononucleosis, que es una infección viral con leucocitosis mononuclear, o sea que hay un incremento en el número de leucocitos mononucleares en la sangre.

morbidity :
Tiene morbidez o un estado de enfermedad.

moribund :
Está moribundo(a) o agonizante.

morning sickness :
Tiene asco o basca, o sea la náusea que se presenta en las mañanas en el embarazo.

mortality :
Tiene mortalidad.

mucopurulent problem :
Tiene un problema mucopurulento, que es un problema donde se encuentra moco y pus.

multiple sclerosis :
Tiene esclerosis múltiple, que es una enfermedad lentamente progresiva de los nervios, causada por la pérdida de la mielina que cubre las fibras nerviosas.

mumps :
Tiene paperas, que es una enfermedad contagiosa caracterizada por inflamación de las glándulas parótidas o salivales.

murmur, heart :
Tiene un soplo en el corazón, que es un sonido anormal del corazón.

mutation :
Tiene una mutación, que es un cambio en el material genético.

mutism :
Tiene mutismo, que es la incapacidad de hablar.

myalgia :
Tiene mialgia, que es un dolor de un músculo o varios músculos.

myasthenia :
Tiene miastenia, que es una enfermedad caracterizada por una debilidad y fatiga muscular anormal.

mycobacterium infection :
Tiene una infección por una micobacteria, que es una especie de bacteria en la forma de bastoncillo que causa la tuberculosis y la lepra.

mycosis :
Tiene micosis, que es una enfermedad causada por hongos.

mycotic illness :
Tiene una enfermedad micótica, que es una enfermedad producida por hongos.

myelitis :
Tiene mielitis, que es una inflamación de la espina dorsal.

myeloma :
Tiene mieloma, que es un tumor maligno de la médula ósea.

myelomatosis :
Tiene mielomatosis, que es cáncer de la médula ósea.

myelosuppression :
Tiene mielosupresión, que es supresión de la actividad de la médula ósea.

myocardial infarction :
Tiene un infarto del miocardio, que es un infarto del corazón, o sea muerte de un área del corazón.

myocarditis :
Tiene miocarditis, o sea una inflamación del miocardio, que es músculo cardíaco.

myopathy :
Tiene miopatía, que es una enfermedad muscular.

myopia :
Tiene miopía, que es dificultad para la visión de lejos.

myopic :
Es una persona con miopía, que es una persona con dificultad para la visión lejana.

myositis :
Tiene miositis, que es una inflamación de un músculo voluntario.

N

natriuresis :
Tiene natriuresis, que es la excreción de cantidades anormales de sodio en la orina.

nearsighted :
Es una persona miope, que es una persona con dificultad para la visión lejana.

nearsightedness :
Tiene miopía o problemas para la visión lejana.

necrolysis :
Tiene necrólisis, que es separación y exfoliación al tejido a causa de la muerte de las células.

necrosis :
Tiene necrosis o muerte celular.

neoplasia :
Tiene una neoplasia, o sea formación de un tumor, que es un crecimiento nuevo de naturaleza anormal.

neoplasm :
Tiene un neoplasma, que es un desarrollo anormal de tejido nuevo como un tumor.

neoplastic problem :
Tiene un problema neoplásico o relativo a un tumor, cáncer, o cualquier crecimiento nuevo y anormal.

nephritis :
Tiene nefritis, que es una inflamación del riñón.

nephrolith :
Tiene un nefrolito, que es una piedra o un cálculo del riñón.

nephropathy :
Tiene una nefropatía, que es una enfermedad del riñón.

nephrotic syndrome :
Tiene síndrome nefrótico, que es un síndrome relativo a una enfermedad del riñón y caracterizada por pérdida excesiva de proteínas en la orina.

nephrotoxic problem :
Tiene un problema nefrotóxico, que es un problema de toxicidad al riñón.

nervous disorder :
Tiene un desorden nervioso.

nervous strain :
Tiene tensión nerviosa.

neuralgia :
Tiene neuralgia, que es un dolor en el trayecto de los nervios.

neuritis :
Tiene neuritis, que es una inflamación de un nervio.

neurodermatitis :
Tiene neurodermatitis, que es una enfermedad de la piel con liquenificación, o sea la aparición de erupciones con pápulas.

neuropathy :
Tiene neuropatía, que es una enfermedad del sistema nervioso.

neurosis :
Tiene neurosis, que es una enfermedad emocional que se manifiesta con ansiedad.

neurotic problem :
Tiene un problema neurótico, que es un problema relativo a una neurosis.

neurovegetative state :
Tiene un estado neurovegetativo, que es un estado perteneciente o relativo al sistema nervioso vegetativo.

neutropenia :
Tiene neutropenia, que es una disminución del número de leucocitos neutrófilos en la sangre.

nidus :
Tiene un nido, que es el punto de desarrollo de un proceso patológico.

nocturia :
Tiene nicturia, que es una emisión más abundante y frecuente de orina durante la noche.

nodose problem :
Tiene un problema nudoso, que es un problema caracterizado por la aparición de pequeños nodos sólidos.

nodular problem :
Tiene un problema nodular, que es un problema caracterizado por la formación de nódulos.

nodule :
Tiene un nódulo, una bolita o un bulto.

normotensive pressure :
Tiene presión normal o presión normotensa.

nosocomial infection :
Tiene una infección nosocomial, o sea una infección relacionada con una hospitalización o con un hospital.

noxious problem :
Tiene un problema nocivo.

nummular lesion :
Tiene una lesión numular, que es una lesión en forma de moneda o con forma de un disco.

nymphomania :
Tiene una ninfomanía, que es una condición donde existe un deseo sexual mórbido en una mujer.

nymphomaniac :
Es ninfómana, que es una mujer con un deseo sexual mórbido.

nystagmus :
Tiene nistagmo, que es un movimiento rápido e involuntario del globo ocular.

O

oak, poison :
Tiene roble venenoso o zumaque venenoso.

obese :
Es obeso(a) o está gordo(a).

obesity :
Tiene obesidad, que es el exceso de peso corporal por la acumulación de grasa.

obstipation :
Tiene constipación o estreñimiento.

obstruction :
Tiene obstrucción, que es la acción y el efecto de bloquear.

occlusion :
Tiene una oclusión o un cierre.

occlusion, arterial :
Tiene una oclusión de una arteria, que es un cierre de una arteria.

occlusion, retinal artery :
Tiene una oclusión de la arteria retiniana.

occlusion, retinal vein :
Tiene una oclusión de la vena retiniana.

occlusion, venous :
Tiene una oclusión de una vena.

occult problem :
Tiene un problema oculto, que es un problema escondido.

oligomenorrhoea :
Tiene oligomenorrea, que es menstruación poco abundante.

oliguria :
Tiene oliguria, que es una emisión escasa de orina.

one-eyed :
Es tuerto(a).

ooze :
Tiene supuración, que es material amarillento que puede estar mezclado con sangre.

ophidiophobia :
Tiene ofidiofobia, que es un miedo mórbido a las culebras.

ophthalmia :
Tiene oftalmía, que es una inflamación interna del ojo.

opisthotonos :
Tiene opistótonos, que es un espasmo violento de la columna vertebral que se contrae en un arco, quedando el cuerpo apoyado sobre la cabeza y los talones.

opportunistic infection :
Tiene una infección oportunista, que es una infección relativa a microorganismos que producen enfermedad solamente en determinadas circunstancias, generalmente cuando las defensas naturales del cuerpo están deprimidas.

orbital cellulitis :
Tiene celulitis orbital, que es una inflamación del tejido alrededor del ojo.

orchitis :
Tiene una orquitis, que es la inflamación de un testículo.

orthostatic blood pressure :
Tiene presión ortostática, que es presión arterial relacionada con la posición del cuerpo.

osteitis :
Tiene osteítis, que es una inflamación del tejido óseo.

osteoarthritis :
Tiene osteoartritis, que es una inflamación degenerativa de las articulaciones.

osteodystrophy :
Tiene osteodistrofia, que es una distrofia de los huesos con la formación defectuosa del tejido de los huesos.

osteolysis :
Tiene osteólisis, que es la destrucción de hueso.

osteomalacia :
Tiene osteomalacia, que es un ablandamiento de los huesos.

osteomyelitis :
Tiene una osteomielitis, que es una inflamación de la médula ósea.

osteoporosis :
Tiene osteoporosis, que es una desmineralización de los huesos.

otitis :
Tiene otitis, que es una inflamación del oído.

otorrhea :
Tiene otorrea, que es la salida de sangre, pus u otros fluidos por el oído.

otosclerosis :
Tiene otosclerosis, que es una enfermedad del laberinto óseo del oído.

ovarian cyst :
Tiene un quiste en los ovarios.

over-weight condition :
Tiene obesidad, que es una condición donde hay sobrepeso.

P

palate, cleft :
Tiene un paladar hendido.

pallor :
Tiene palidez.

palsy :
Tiene parálisis o apoplejía .

palsy, cerebral :
Tiene diplejía espástica o parálisis cerebral.

pancreatitis :
Tiene pancreatitis, que es una inflamación del páncreas.

pancytopenia :
Tiene pancitopenia, que es una deficiencia de todos los tipos de células sanguíneas.

panniculitis :
Tiene paniculitis, que es una reacción inflamatoria de la grasa debajo de la piel.

papillary lesion :
Tiene una lesión papilomatosa, o sea una lesión en forma de papila.

papilledema :
Tiene papiledema, que es hinchazón de la papila o disco óptico.

papillitis :
Tiene papilitis, que es una inflamación de la papila o disco óptico.

papule :
Tiene una pápula, que es una pequeña elevación de la piel, como una roncha.

paradoxical problem :
Tiene un problema paradójico, que es un problema contradictorio.

paralysis :
Tiene parálisis.

paralysis, cerebral :
Tiene parálisis cerebral o diplejía espástica.

paralysis, infantile :
Tiene parálisis infantil o parálisis del bebé.

paranoia :
Tiene paranoia, que es una condición mental caracterizada por sentimientos de persecución y muchas veces complejo de grandeza también.

paraplegia :
Tiene paraplejía, que es una parálisis de las piernas y parte inferior del cuerpo.

parasites :
Tiene parásitos, que son organismos que viven a expensas de otros organismos.

parasitic illness :
Tiene una enfermedad parasitaria, que es una enfermedad causada por organismos que viven a expensas de otro organismo.

paratyphoid :
Tiene paratifoidea.

paratyphoid fever :
Tiene fiebre paratifoidea, que es una enfermedad infecciosa de los intestinos que se manifiesta con fiebre, postración, diarrea, dolor de cabeza, la presencia de gas en los intestinos, una carencia de energía y malestar general.

paresis :
Tiene paresia, que es una forma leve de parálisis.

paresthesia :
Tiene una parestesia, que es una sensación anormal en una parte del cuerpo con sensación de pinchazos u hormigueo en la piel.

Parkinsonism :
Tiene Parkinsonismo o sea síntomas a la enfermedad de Parkinson.

Parkinson's disease :
Tiene la enfermedad de Parkinson, que es una enfermedad caracterizada por la degeneración de un grupo de células cerebrales y que se manifiesta con debilidad muscular progresiva, temblores, demencia, y problemas con el habla, la marcha, la postura y la pérdida de la expresión facial.

paronychia :
Tiene una paroniquia, que es una inflamación del área adyacente a la uña.

parotiditis :
Tiene parotiditis, que es inflamación de una o más glándulas salivales.

parotitis :
Tiene parotiditis, que es una inflamación de la(s) glándula(s) salival(es).

paroxysmal problem :
Tiene un problema paroxístico, que es un problema con síntomas que aparecen en forma de accesos o crisis.

pathogenic organism :
Tiene un organismo patógeno, que es un oganismo capaz de causar una enfermedad.

pediculosis :
Tiene pediculosis, que es una infestación por piojos.

pellagra :
Tiene pelagra, que es una enfermedad causada por la carencia de niacina y caracterizada por trastornos gastrointestinales, mentales, y de la piel.

pemphigus :
Tiene pénfigo, que es una enfermedad grave de la piel caracterizada por vesículas, ampollas y erosiones.

penetration :
Tiene una penetración.

penile cyst :
Tiene un quiste en el pene.

peptic ulcer :
Tiene una úlcera péptica, que es una úlcera causada, en parte, por la acción del jugo gástrico.

perforation :
Tiene una perforación, o sea la acción de atravesar una parte.

perforation, eardrum :
Tiene una perforación del tímpano o tímpano roto.

periarthritis :
Tiene periartritis, que es una inflamación de los tejidos que rodean una articulación.

pericarditis :
Tiene pericarditis, que es una inflamación de la envoltura del corazón (pericardio).

periostitis :
Tiene periostitis, que es una inflamación de la membrana fibrosa y gruesa que cubre los huesos.

peritonitis :
Tiene peritonitis, que es una inflamación de la membrana que envuelve los órganos abdominales.

permanent condition :
Tiene una condición permanente, que es una condición que continúa existiendo.

pernicious condition :
Tiene una condición perniciosa, que es una condición dañina.

persistent disease :
Tiene una enfermedad persistente, que es una enfermedad que continúa existiendo.

persistent fever :
Tiene fiebre persistente o fiebre continua.

persistent headaches :
Tiene dolores de cabeza persistentes, que es cefalalgia que perdura.

pertussis (whooping cough) :
Tiene pertussis, tosferina, o sea una infección causada por una bacteria muy peligrosa que provoca accesos intensos de tos.

perversion, sexual :
Tiene una perversión sexual, que es una desviación sexual.

petechiae :
Tiene petequias, manchas hemorrágicas, o sea puntitos rojos purpúreos que aparecen en la piel.

petit mal epilepsy :
Tiene epilepsia pequeño mal, o sea un tipo de epilepsia que se caracteriza por crisis de ausencia con mínimas o inexistentes manifestaciones musculares como ataques tónico clónicos.

pharyngitis :
Tiene una faringitis, que es una inflamación de la garganta.

phenomenon :
Tiene un fenómeno, que es una manifestación.

phlebitis :
Tiene flebitis, que es una inflamación de las paredes de una vena.

phlegmon :
Tiene un flemón, que es una inflamación difusa de los tejidos subcutáneos.

photosensitization :
Tiene foto sensibilización, que es una reacción anormal de la piel al exponerse a la luz.

phthisis :
Tiene tisis, que es tuberculosis de los pulmones.

piles :
Tiene hemorroides o almorranas.

pimples :
Tiene granitos, barros o acné.

pinch :
Tiene una pizca.

pinkeye :
Tiene oftalmía contagiosa, que es oftalmía rosada o conjuntivitis.

pityriasis :
Tiene pitiriasis, que es una dermatosis que produce cambios de coloración y descamación de la piel en pequeñas laminillas.

pityriasis alba :
Tiene pitiriasis alba, que es una dermatosis que produce manchas blancas y pápulas en el tronco y las extremidades y en la cara.

pityriasis rosea :
Tiene pitiriasis rósea, que es una dermatosis que produce manchas y pápulas rosadas en el tronco y las extremidades y raramente, en la cara.

plague :
Tiene la plaga o peste, que es una infección epidémica causada por la picadura de pulgas de ratas.

plan :
Tiene un plan o un proyecto.

plaque :
Tiene placa, que es un deposito de substancias o sarro en la superficie de los dientes, la piel, membranas mucosas, o las paredes de arterias.

plaque, dental :
Tiene placa dental o sarro.

pleuritis :
Tiene pleuritis, que es una inflamación de la membrana que reviste los pulmones y la cavidad torácica.

pleurisy :
Tiene pleuresía, que es un dolor torácico producido por inflamación de la pleura, la membrana que envuelve los pulmones y la cavidad torácica.

PMS :
Tiene SPM, que es el síndrome de tensión premenstrual.

pneumonia :
Tiene neumonía o pulmonía, que es una enfermedad infecciosa de los pulmones con acumulación de material purulento en los alvéolos del pulmón, las células pulmonares normalmente llenos de aire.

pneumonia, double :
Tiene neumonía doble o pulmonía doble, en que la infección afecta los dos pulmones.

pneumopathy :
Tiene neumopatía, que es una enfermedad del pulmón.

pock :
Tiene una viruela, pústula, postilla, o sea una marca en la piel generalmente causada por acné o varicela.

pockmarked :
Tiene marcas de acné o marcas de viruelas.

podagra :
Tiene podagra o gota en los pies, que es una enfermedad dolorosa de los pies, causada por un defecto del metabolismo del ácido úrico resultante en acumulación de cristales de ácido úrico en algunas articulaciones, frecuentemente en el dedo gordo del pie.

poison :
Tiene un veneno o un tóxico.

poison ivy :
Tiene hiedra venenosa.

poison oak :
Tiene roble venenoso o zumaque venenoso.

poison sumac :
Tiene zumaque venenoso.

poisoning :
Tiene envenenamiento.

poisonous condition :
Tiene una condición causada por los efectos de un veneno, una ponzoña, o un tóxico.

polio :
Tiene polio, que es una enfermedad viral contagiosa e inflamatoria que ataca la sustancia gris de la médula espinal y causa parálisis.

poliomyelitis :
Tiene poliomielitis, que es una enfermedad viral contagiosa e inflamatoria que ataca la sustancia gris de la médula espinal y causa parálisis.

pollen allergy :
Tiene una alergia al polen.

polyarthritis :
Tiene poliartritis, que es una inflamación de varias articulaciones simultáneamente.

polyneuritis :
Tiene polineuritis, que es una inflamación de muchos nervios simultáneamente.

polyp :
Tiene un pólipo, que es una protuberancia que se desarrolla en una membrana mucosa.

polyp, intestinal :
Tiene un pólipo del intestino, que es una protuberancia que se desarrolla en el revestimiento interior del intestino.

polyp, uterine :
Tiene un pólipo del útero.

poor prognosis :
Tiene un mal pronóstico, o sea una probabilidad que la enfermedad tenga un curso desfavorable.

porphyria :
Tiene porfiria, que es un trastorno congénito del metabolismo de las porfirinas que causa trastornos psiquiátricos y físicos.

potential cure :
Tiene una curación potencial, o sea la probabilidad de curación.

preclinical phase :
Tiene la fase preclínica de una enfermedad, o sea la fase que ocurre antes que la enfermedad se manifieste completamente.

predisposition :
Tiene una predisposición, que es una susceptibilidad latente del organismo a padecer una enfermedad.

preeclampsia :
Tiene preeclampsia, que son síntomas que preceden a las convulsiones de la eclampsia.

pregnancy, ectopic :
Tiene un embarazo ectópico, o sea un embarazo fuera de la matriz.

premature birth :
Tiene un nacimiento prematuro, o sea un nacimiento que se produce antes de tiempo, antes que el embarazo llegue a su término.

premenstrual tension :
Tiene tensión premenstrual.

presbyope :
Es un(a) présbite, o sea una persona con la habilidad para visión lejana, una persona que puede ver de lejos.

presbyopia :
Tiene presbicia, que es la habilidad para visión lejana.

presbyopic :
Es una persona présbite.

presentation, disease :
Tiene una presentación de una enfermedad, o sea la forma en que una enfermedad se manifiesta.

presentation, fetal :
Tiene una presentación fetal, o sea la presentación del feto respecto al cuello uterino.

priapism :
Tiene priapismo, que es una erección anormal y persistente.

prickly heat :
Tiene salpullido, sarpullido o erupción por calor.

primary cancer :
Tiene un cáncer primario, que es un cáncer principal.

proctitis :
Tiene proctitis, que es una inflamación del recto.

prognosis, good :
Tiene un buen pronóstico, o sea un buen curso probable de la enfermedad.

prognosis, poor :
Tiene un mal pronóstico, o sea una probabilidad que la enfermedad tenga un curso desfavorable.

progressive disease :
Tiene una enfermedad progresiva, que es una enfermedad que avanza.

prolapse :
Tiene un prolapso, que es una caída o la acción de colgar de una parte.

prolapse, rectal :
Tiene un prolapso del recto, que es la caída del recto.

prolapse, uterine :
Tiene un prolapso del útero, que es la caída del útero o la caída de la matriz.

proliferation :
Tiene una proliferación, reproducción o multiplicación.

prophylaxis :
Le falta profilaxis o prevención.

proptosis :
Tiene proptosis, que es la protrusión anormal del globo ocular.

prostatic hypertrophy :
Tiene hipertrofia de la próstata, o sea un crecimiento excesivo de la próstata.

prostatism :
Tiene prostatismo o compresión y obstrucción de la uretra por la próstata.

prostatitis :
Tiene prostatitis, que es una inflamación de la próstata.

prostration :
Tiene postración o debilidad, que no es activo físicamente por estar débil.

protozoan disease :
Tiene una enfermedad causada por protozoos, organismos unicelulares como ciertos parásitos.

protrusion :
Tiene una protrusión, proyección hacia fuera de una parte u órgano.

pruritic disease :
Tiene una enfermedad pruriginosa, que es una enfermedad de la piel caracterizada por picazón o comezón.

pruritis :
Tiene prurito, picazón o comezón.

pseudomembranous disease :
Tiene una enfermedad seudomembranosa, que es una enfermedad donde se forman falsas membranas.

pseudotumor :
Tiene un seudotumor, o sea un tumor que se parece a un neoplasma pero no es un verdadero tumor.

psittacosis :
Tiene psittacosis, o sea una enfermedad infecciosa de las aves que puede contagiarse a los humanos y produce dolor de cabeza, fiebre, náusea, sangrado por la nariz y un tipo de bronconeumonía.

psoriasis :
Tiene psoriasis, o sea una enfermedad de la piel caracterizada por la formación de placas escamosas, muy resecas e inflamadas.

psychogenic illness :
Tiene una enfermedad psicogénica, o sea una enfermedad que tiene un origen emocional o psicológico.

psychoneurotic illness :
Tiene una enfermedad psiconeurótica, o sea una enfermedad mental que no es grave.

psychopath :
Es un(a) psicópata, o sea una persona que tiene un comportamiento anormal con tendencias antisociales, que puede tener inclinaciones criminales violentas y un comportamiento sexual anormal y violento.

psychopathic illness :
Tiene una enfermedad psicopática, caracterizada por un comportamiento anormal antisocial con orientaciones criminales.

psychosis :
Tiene una psicosis o un trastorno mental grave.

psychotic disease :
Tiene una enfermedad psicótica, que es una enfermedad mental grave.

ptosis :
Tiene ptosis o caída de un órgano, en particular del párpado.

pubic lice :
Tiene piojos púbicos o piojos pegadizos.

pulmonary edema :
Tiene edema pulmonar, que es la acumulación anormal del líquido en los tejidos de los pulmones.

puncture :
Tiene una punción, que es un agujero en un tejido.

purpura :
Tiene púrpura o hemorragia capilar.

purulent lesion :
Tiene una lesión purulenta, que es una lesión que contiene y produce pus.

pus :
Tiene pus, que es un líquido que se forma por supuración que es amarillo y espeso.

pustular lesion :
Tiene una lesión pustulosa, que es una lesión que contiene y produce pus.

pustule :
Tiene un grano o pústula.

pyelitis :
Tiene pielitis, que es una inflamación de la pelvis renal.

pyelonephritis :
Tiene pielonefritis, que es una inflamación conjunta del riñón y de la pelvis renal.

pyoderma :
Tiene piodermia, que es cualquier enfermedad purulenta de la piel.

pyogenic illness :
Tiene una enfermedad piógena, que es una enfermedad donde produce pus.

pyorrhea :
Tiene piorrea, que es la salida de secreción o material purulento; en particular, peridontitis o encías purulentas.

pyrexia :
Tiene pirexia o fiebre.

pyrogenic illness :
Tiene una enfermedad pirógena, que es una enfermedad que produce fiebre.

pyromania :
Tiene piromanía, manía incendiaria, o una obsesión anormal con el fuego.

pyrophobia :
Tiene pirofobia o el terror irracional al fuego.

Q

quiescent problem :
Tiene un problema silencioso.

R

rabies :
Tiene rabia o hidrofobia, que es una enfermedad muy grave causada por un virus y transmitida por la mordedura de un murciélago, un perro u otro animal mamífero y infectado.

rat bite :
Tiene una mordedura de rata.

rat bite fever :
Tiene fiebre producida por la mordedura de una rata.

Raynaud's phenomenon :
Tiene el fenómeno de Raynaud, que es una enfermedad caracterizada por el amoratamiento de las manos al sumergirlas en agua fría como resultado de una constricción anormal de los vasos.

reaction, conversion :
Tiene reacción de conversión, que es la transformación de las emociones en manifestaciones físicas.

receded hairline :
Entradas en le linea del cabello.

receding hairline :
Tiene entradas de le linea del cabello.

recidivist :
Es un(a) reincidente, o sea una persona que vuelve a cometer actos delictivos.

recipient :
Es una persona receptora, que es una persona que recibe algo, como una transfusión, un órgano o un tejido, de un(a) donante.

rectal prolapse :
Tiene prolapso del recto, que es la caída del recto.

recurrent fever :
Tiene fiebre recurrente.

recurrent problem :
Tiene un problema recurrente, o sea un problema que vuelve.

reflux :
Tiene reflujo o flujo retrógrado.

regression of the illness :
Tiene una regresión de la enfermedad, o sea un retorno a un estado de enfermedad.

reinfection :
Tiene una reinfección, o sea una nueva infección por el mismo agente.

relapse :
Tiene una recaída.

remission :
Tiene una remisión, que es un periodo en el cual los síntomas de una enfermedad desaparecen.

renal enlargement :
Tiene agrandamiento renal o agrandamiento del riñón.

residual problem :
Tiene un problema residual, que es un problema que queda.

resistant problem :
Tiene un problema resistente, que no responde a determinados medicamentos, no le hace efecto.

restless legs :
Tiene piernas inquietas, o sea la necesidad de mover las piernas constantemente en forma repetitiva.

retention :
Tiene retención, que es la acumulación de una sustancia dentro del cuerpo.

retinal artery occlusion :
Tiene una oclusión de la arteria retiniana, que es un cierre de la arteria retiniana.

retinal vein occlusion :
Tiene una oclusión de la vena retiniana, que es un cierre de la vena retiniana.

retinitis :
Tiene una retinitis, que es una enfermedad inflamatoria de la retina.

retinopathy :
Tiene una retinopatía, o sea una enfermedad no inflamatoria de la retina, en contraposición con la retinitis.

retinopathy, diabetic :
Tiene retinopatía diabética.

reversible problem :
Tiene un problema reversible, que es un problema que puede desaparecer totalmente al suprimirse la causa.

revulsive problem :
Tiene un problema revulsivo, que es un problema que provoca una irritación.

rhagades :
Tiene rágades, que es una fisura o escara lineal en la unión de la piel y la parte mucosa de los labios.

rheumatic fever :
Tiene fiebre reumática, o sea una fiebre acompañada de dolores de las articulaciones y que puede dejar complicaciones cardíacas y renales, sobre todo daño a los válvulas cardíacas.

rheumatic heart disease :
Tiene una reumatismo del corazón, o sea una enfermedad del corazón causada por la fiebre reumática con la consecuencia de daño a las válvulas.

rheumatism :
Tiene reumatismo, que es una enfermedad crónica caracterizada por inflamación de las articulaciones y que resulta en dolor.

rheumatoid problem :
Tiene un problema reumatoide, o sea un problema que se asemeja al reumatismo.

rhinitis :
Tiene rinitis, o sea una inflamación de la mucosa nasal.

rhinopharyngitis :
Tiene rinofaringitis, o sea una inflamación de la mucosa nasal y de la faringe, o sea una inflamación de la mucosa de la nariz y de la garganta.

rhinorrhea :
Tiene rinorrea, o sea una secreción excesiva de moco por la nariz.

rhonchus :
Tiene un roncus o un ronquido, que es un sonido, en particular en los pulmones, causado por inflamación y el cierre parcial de los bronquios por flema y moco.

rickets :
Tiene raquitismo, o sea una enfermedad causada por la carencia de calcio, vitamina D, y fósforo y que resulta en un mal desarrollo de los huesos.

rickettsia :
Tiene rickettsia, que es un tipo de microorganismos transmitidos a humanos a través de las mordidas de piojos, pulgas, ratones, y garrapatas.

rigidity :
Tiene rigidez, que es la falta de flexibilidad de los miembros o músculos.

risk factor :
Tiene un factor de riesgo.

risk patient :
Es un(a) paciente que presenta un riesgo, o sea un(a) paciente en el que puede esperarse una consecuencia peligrosa.

Rocky Mountain spotted fever :
Tiene fiebre manchada de las Montañas Rocosas, que es una
enfermedad muy grave causada por una rickettsia y que es
transmitida a través de la mordida de una garrapata y
caracterizada por dolor de cabeza, fiebre y erupciones de la piel.

rosacea :
Tiene rosácea, o sea una enfermedad de la piel con una dilatación
de los folículos de la nariz y las mejillas dando la apariencia de
acné.

roseola :
Tiene roseóla, que es una enfermedad eruptiva de la piel,
caracterizada por manchas rosáceas y fiebre alto que afecta
principalmente a infantes.

roseola, epidemic (rubella) :
Tiene rubéola o sarampión alemán, que es una enfermedad
eruptiva causada por un virus y que resulta en manchas rosáceas
puntiformes y agrandamiento de los ganglios linfáticos; durante
el embarazo esta infección puede causar graves anormalidades al
feto.

rubella :
Tiene rubéola o sarampión alemán, que es una enfermedad
eruptiva causada por un virus y que resulta en manchas rosáceas
puntiformes y agrandamiento de los ganglios linfáticos; durante
el embarazo esta infección puede causar graves anormalidades al
feto.

rupture :
Tiene una ruptura, que es un desgarro de tejidos.

S

salicylism :
Tiene salicilismo, que es abuso crónico de medicamentos que contienen salicilatos.

salpingitis :
Tiene salpingitis, que es una inflamación de las trompas o tubos de falopio.

saprophyte :
Tiene un saprófito, o sea un microorganismo que vive a expensas de materias orgánicas en descomposición.

sarcoma :
Tiene un sarcoma, que es un tipo de tumor maligno que es formado por tejido conectivo.

scab :
Tiene una postilla, que es una costra causada por la coagulación de sangre, pus y suero en una herida.

scabies :
Tiene escabiosis sarcoptiosis, o sarna, que es una erupción de la piel, pruriginosa, causada por un ácaro.

scar :
Tiene una cicatriz.

scarlatina :
Tiene escarlatina, que es una enfermedad contagiosa aguda caracterizada por fiebre y erupción de la piel y la lengua, causada por la bacteria estreptococo; posteriormente hay descamación de la piel y la lengua.

scarlet fever :
Tiene fiebre escarlatina, que es una enfermedad contagiosa aguda caracterizada por fiebre y erupción de la piel y la lengua, causada por la bacteria estreptococo; posteriormente hay descamación de la piel y la lengua.

schizophrenia :
Tiene esquizofrenia, o sea una enfermedad mental en la que se pierde el contacto con la realidad y se presentan alucinaciones.

schizophrenic patient :
Es un(a) paciente esquizofrénico(a).

sciatica :
Tiene ciática, o sea un dolor que abarca de la espalda a la parte posterior de las piernas y llega hasta el pie.

scleritis :
Tiene escleritis, que es una inflamación de la esclerótica.

sclerosis :
Tiene esclerosis que es endurecimiento progresivo de un tejido.

sclerosis, multiple :
Tiene esclerosis múltiple, o sea una enfermedad lentamente progresiva de los nervios causada por la pérdida de la mielina que cubre las fibras nerviosas.

sclerotic disease :
Tiene una enfermedad esclerótica, o sea una enfermedad con endurecimiento progresivo de un tejido.

scotoma :
Tiene un escotoma, que es la aparición de puntos ciegos.

scurvy :
Tiene escorbuto, que es una enfermedad causada por la carencia de vitamina C que resulta en encías sangrantes, anemia y debilidad.

seasickness :
Tiene mareo, que es náuseas causadas por el balanceo de un barco u otro vehículo.

sebaceous cyst :
Tiene un lobanillo o quiste sebáceo.

seborrhea :
Tiene seborrea, o sea la producción excesiva de sebo.

secondary infection :
Tiene una infección secundaria, que es una infección sobre impuesta a una infección de otra naturaleza.

sedentary :
Es sedentario(a), o sea una persona con poca actividad física.

seizures :
Tiene convulsiones o ataques.

self-murderer :
Es un(a) suicida.

senility :
Tiene senilidad, ancianidad, o vejez.

septic illness :
Tiene una enfermedad séptica, que es un estado tóxico causado por la contaminación con microorganismos.

septicemia :
Tiene septicemia, o sea un estado infeccioso de la sangre causado por algunos microorganismos.

sequelae :
Tiene secuelas, o sea las consecuencias de un problema o accidente.

sequestra :
Tiene secuestro, que es un fragmento de tejido muerto separado del tejido sano.

seroconversion :
Tiene una seroconversión, o sea el cambio de una prueba serológica de negativa a positiva.

shock :
Tiene choque, colapso, o sea el estado causado por la circulación insuficiente de la sangre que se manifiesta con presión arterial baja, pulso rápido, temperatura baja, palidez, y debilidad.

shunt :
Tiene una desviación, una anastomosis o un abocamiento.

sickly person :
Está enfermizo(a) o achacoso(a).

sickness :
Tiene un mal o una enfermedad.

sickness, morning :
Tiene asco o basca, o sea la nausea que se presenta en las mañanas en el embarazo.

sign :
Tiene un signo o señal.

significant :
Es significativo(a).

significant problem :
Tiene un problema significativo, o sea un problema que tiene importancia.

silicosis :
Tiene silicosis, que es una enfermedad causada por la inhalación de partículas de polvo de sílice, que es un mineral.

singultus :
Tiene singulto o hipo.

sinusitis :
Tiene sinusitis, que es una inflamación de los senos de la cara.

skin infection :
Tiene una infección de la piel.

sleeping sickness:
Tiene una enfermedad del sueño, que es una enfermedad endémica de África causada por un protozoario, transmitida a través de la mosca tsé-tsé y que se manifiesta con debilidad, escalofríos, fiebre, letargo, somnolencia y pérdida de peso.

smallpox :
Tiene viruela, o sea una enfermedad infecciosa causada por un virus y que produce fiebre y una erupción con ampollas y pústulas diseminadas por todo el cuerpo.

snakebite :
Tiene una mordedura de serpiente.

sneezes :
Tiene estornudos.

somatic illness :
Tiene una enfermedad somática, que es una enfermedad física.

somnambulism :
Tiene sonambulismo, camina dormido, andar en sueños, realiza actos complejos mientras duerme.

sore :
Tiene una llaga o una lastimadura.

sore, bed :
Tiene una llaga producida por permanecer largo tiempo en cama.

spasmodic problem :
Tiene un problema espasmódico, que es un problema relativo al espasmo de un músculo, de naturaleza espasmódica.

spastic disease :
Tiene una enfermedad espástica, que es una enfermedad que hace referencia a la espasticidad o a los espasmos.

spasticity :
Tiene espasticidad, que es un aumento del tono muscular.

spider bite :
Tiene una picadura de araña.

spinal column problems :
Tiene problemas de la columna vertebral.

spleen enlargement :
Tiene agrandamiento del bazo.

spleen, inflamed :
Tiene el bazo inflamado.

spleen, swollen :
Tiene el bazo hinchado.

splenomegaly :
Tiene esplenomegalia, que es un agrandamiento del bazo.

split personality :
Tiene un desdoblamiento de la personalidad, o sea una personalidad desdoblada.

spondylitis :
Tiene espondilitis, que es una inflamación de las vértebras.

spotting :
Tiene manchado de sangre por la vagina, salida de sangre por la vagina en poca cantidad, por gotas.

sprain :
Tiene una torcedura, un esguince, o sea la rotura de un ligamento.

sprain, ankle :
Tiene una torcedura de tobillo, o sea la rotura de un ligamento del tobillo.

sprain, back :
Tiene una torcedura de la espalda, o sea la rotura de un ligamento de la espalda.

sprain, foot :
Tiene una torcedura del pie, que es la rotura de un ligamento del pie.

sputum :
Tiene esputo, o sea secreción de los bronquios expulsada por la boca.

stain :
Tiene una mancha.

stain, blood :
Tiene una mancha de sangre.

stasis :
Tiene estasis, o sea un estancamiento de algún líquido corporal en una parte del cuerpo, generalmente referido al flujo en los vasos sanguíneos.

status :
Tiene un estado, condición o situación.

STDs :
Tiene ETS o sea enfermedades venéreas, que son enfermedades genitals o enfermedades transmitidas por contacto sexual.

steatorrhoea :
Tiene esteatorrea, que es una cantidad excesiva de grasas en las heces (excremento).

steatosis :
Tiene esteatosis, que es la acumulación excesiva de glóbulos de grasa en los tejidos.

stenosis :
Tiene una estenosis, o sea estrechamiento de un conducto.

sterility :
Tiene esterilidad, que es la incapacidad de fecundar o concebir.

sternutation :
Tiene estornudos.

sting :
Tiene una picadura.

338

sting, bee :
Tiene una picadura de abeja.

sting, hornet :
Tiene una picadura de avispón.

sting, insect :
Tiene una picadura de insecto.

sting, wasp :
Tiene una picadura de avispa.

stomatitis :
Tiene estomatitis, que es una inflamación de la mucosa oral.

strabismus :
Tiene estrabismo, que es un alineamiento anormal de los ojos causado por una deficiencia muscular.

strain :
Tiene tensión o esfuerzo.

strain, eye :
Tiene vista cansada u ojos fatigados.

strain, nervous :
Tiene tensión nerviosa.

stria :
Tiene una estría, que es una raya.

stroke :
Tiene un ataque cerebral.

stroke, embolic :
Tiene una embolia cerebral, o sea un infarto cerebral causado por un émbolo.

stroke, hemorrhagic :
Tiene un derrame cerebral.

stroke, heat- :
Tiene insolación, o sea una enfermedad causada por el calor y caracterizada por dolor de cabeza, piel seca y caliente, vértigo, pulso rápido, fiebre, colapso y confusión, dependiendo de la severidad.

stroke, sun- :
Tiene insolación, o sea una enfermedad causada por el calor y caracterizada por dolor de cabeza, piel seca y caliente, vértigo, pulso rápido, fiebre, colapso y confusión, dependiendo de la severidad.

stump (limb) :
Tiene un muñón.

stupor :
Tiene estupor, que es la pérdida parcial o casi completa de la conciencia.

sty :
Tiene un orzuelo, que es una inflamación supurativa de una glándula sebácea del párpado.

subacute illness :
Tiene una enfermedad subaguda.

subclinical illness :
Tiene una enfermedad subclínica, que es una enfermedad que transcurre sin manifestar síntomas.

suffocation :
Tiene sofocación, asfixia, o sea la falta de la respiración.

suicidal tendency:
Tiene una tendencia al suicidio.

suicide, It was :
Fue un suicidio.

sumac, poison :
Tiene zumaque venenoso.

superinfection :
Tiene una sobre infección, o sea una nueva infección que ocurre como complicación de otra infección.

suppuration :
Tiene supuración, que es la salida de pus de una herida u orificio.

surdity :
Tiene sordera, que es pérdida de la audición.

swelling :
Tiene hinchazón o tumefacción.

swollen groin glands :
Tiene un encordio, un incordio, o ganglios inguinales hinchados.

swollen spleen :
Tiene el bazo hinchado.

syndrome :
Tiene un síndrome, que es un conjunto de síntomas y signos.

synovitis :
Tiene sinovitis, que es una inflamación de la membrana sinovial.

syphilis :
Tiene sífilis, o sea una infección venérea que se manifiesta con un chancro en el área genital, seguido por fiebre, malestar general, lesiones cutáneas, manchas en las mucosas, progresión tardía a lesiones cardiovasculares y del sistema nervioso central.

T

tachyarrhythmia :
Tiene taquiarritmia, o sea una forma rápida e irregular del ritmo cardíaco.

tachycardia :
Tiene taquicardia, o sea una aceleración de la frecuencia cardíaca.

tapeworm :
Tiene una lombriz intestinal plana.

tartar of the teeth :
Tiene sarro en los dientes.

tatoo :
Tiene un tatuaje que es un dibujo permanente en la piel.

telangiectasia :
Tiene una telangiectasia, que es una dilatación de los capilares o vasos terminales.

tendency :
Tiene una tendencia.

tendinitis :
Tiene una tendinitis, que es una inflamación de un tendón.

tenesmus :
Tiene tenesmo, que es el deseo doloroso e ineficaz de orinar o defecar.

tenosynovitis :
Tiene tenosinovitis, que es una inflamación del tendón y de su vaina.

testicular torsion :
Tiene una torsión del testículo, o sea una condición peligrosa causada por la rotación del testículo alrededor de su eje y sobre la propia arteria.

tetanus :
Tiene tétano(s), o sea una enfermedad causada por una bacteria que es introducida a través de una herida y que causa espasmos musculares y rigidez de la mandíbula, del abdomen y del cuello.

tetany :
Tiene tetania, que es el estado caracterizado por contracciones fuertes e intermitentes de los músculos.

threatened abortion :
Tiene una amenaza de aborto.

threatening problem :
Tiene un problema amenazante.

thrombocytopenia :
Tiene trombocitopenia, o sea la disminución del número de plaquetas sanguíneas.

thrombocytosis :
Tiene trombocitosis, que es un aumento exagerado de las plaquetas sanguíneas.

thromboembolism :
Tiene un tromboembolismo, que es una obstrucción de un vaso sanguíneo con material trombótico.

thrombophlebitis :
Tiene tromboflebitis, o sea una inflamación severa de una vena, asociada a la formación de un trombo.

thrombosis :
Tiene una trombosis, o sea la formación, el desarrollo, o la presencia de un trombo.

thrombosis coronary :
Tiene una trombosis coronaria.

thrombus :
Tiene un trombo, un coágulo, o sea un tapón de sangre en el sistema circulatorio.

thrush :
Tiene aftas, o sea una infección por hongos en la boca que aparece como placas blancas en la lengua y las encías.

thyroid gland problems :
Tiene problemas de la glándula tiroidea.

thyroid gland, inflammation of the :
Tiene una inflamación de la glándula tiroidea.

thyroiditis :
Tiene tiroiditis, que es una inflamación de la glándula tiroidea.

thyrotoxicosis :
Tiene tirotoxicosis, o sea un conjunto de síntomas causados por un exceso de hormonas tiroideas.

tic :
Tiene un tic, que es un movimiento involuntario que se produce repetidamente.

tick :
Tiene una garrapata.

tick bite :
Tiene una mordida de garrapata.

tinea :
Tiene una tiña, o sea una infección de la piel, causada por una clase de hongos.

tinea pedis :
Tiene una tiña en el(los) pie(s), o sea una infección causada por hongos en la piel del pie.

tonsilitis :
Tiene tonsilitis o amigdalitis, que es una inflamación de las amígdalas.

tooth decay :
Tiene caries.

toothless :
Es desdentado(a).

tophus :
Tiene un tofo, o sea un depósito de urato que se produce en caso de gota.

torn ligament :
Tiene un desgarro, o sea una ruptura parcial de un ligamento.

torsade de pointes :
Tiene un torsade de pointes, o sea una forma electrocardiográfica de taquicardia ventricular.

torsion :
Tiene una torsión, que es un giro de un órgano en torno a un eje.

torsion, testicular :
Tiene una torsión del testículo, o sea una condición peligrosa causada por la rotación del testículo alrededor de su eje y sobre la propia arteria.

torticollis :
Tiene tortícolis, que es cuello torcido o espasmo del cuello.

toxemia :
Tiene toxemia, o sea una intoxicación de la sangre.

toxin :
Tiene una toxina o un veneno.

toxoplasmosis :
Tiene toxoplasmosis, que es una enfermedad infecciosa causada por toxoplasma gondii, un microorganismo.

tracheitis :
Tiene una traqueítis, que es una inflamación de la tráquea.

trachoma :
Tiene tracoma, o sea una enfermedad infecciosa de la conjuntiva y de la córnea.

tract :
Tiene un tracto, que es un haz de fibras, un cordón o una vía.

transmitted illness :
Tiene una enfermedad transmitida.

trauma :
Tiene un trauma que es una lesión causada por alguna cosa externa.

traumatic illness :
Tiene una enfermedad traumática que es una enfermedad relativa a un trauma.

tremor :
Tiene un temblor.

tremor, intention :
Tiene un temblor intencional, o sea un temblor que aparece al intentar efectuar un movimiento.

trench fever :
Tiene fiebre de las trincheras, que es una enfermedad transmitida por piojos, caracterizada por fiebre recurrente.

tuberculosis :
Tiene tuberculosis, tisis, o sea una enfermedad causada por el bacilo de la tuberculosis.

tumefaction :
Tiene una tumefacción o hinchazón.

tumor :
Tiene un tumor o una neoplasia.

tumor growth :
Tiene un crecimiento de un tumor o neoplasia.

tympanites :
Tiene timpanismo provocado por la acumulación de gas y distensión de los intestinos.

typhoid :
Tiene tifoidea.

typhoid fever :
Tiene fiebre tifoidea, o sea una enfermedad infecciosa de los intestinos causada por una bacteria que se llama *Salmonella typhi*, la cual se manifiesta con fiebre, postración, diarrea, dolor de cabeza, la presencia de gas en los intestinos, manchas rosas en la piel, malestar y una carencia de energía.

typhus :
Tiene tifus, que es una enfermedad infecciosa causada por una rickettsia y caracterizada por fiebre, delirio y dolor de cabeza.

typical problem :
Tiene un problema típico.

U

ulcer :
Tiene una úlcera, o sea una llaga con desintegración (necrosis) de los tejidos.

ulcer, corneal :
Tiene una úlcera en la córnea.

ulcer, decubitus :
Tiene una úlcera de decúbito o úlcera de cama, que es la formación de una úlcera y necrosis en la piel.

ulcer, duodenal :
Tiene una úlcera duodenal, que es una úlcera en la primera parte del intestino delgado.

ulcer, gastric :
Tiene una úlcera gástrica, que es una úlcera en el estómago.

ulceration :
Tiene una ulceración, o sea formación de una úlcera.

ulcerogenic problem :
Tiene un problema ulcerogénico, o sea un problema que produce úlceras.

ulcus cruris :
Tiene una úlcera crural, o sea una úlcera en la entrepierna.

undernourished :
Está malnutrido(a).

undernourishment :
Tiene subalimentación o desnutrición.

undulant fever :
Tiene fiebre ondulante, fiebre de Malta, brucelosis, o fiebre del mediterráneo, que es una infección por una bacteria que se contrae por contacto con vacas.

undulation :
Tiene una ondulación, que es cuando un proceso tiene fluctuaciones, creciendo y bajando.

unstable :
Está inestable.

uremia :
Tiene uremia, o sea la acumulación de urea en la sangre.

uremic problem :
Tiene un problema urémico, o sea un problema con la acumulación de urea en la sangre.

urethritis :
Tiene uretritis, que es una inflamación de la uretra.

urinary tract infection :
Tiene una infección de la orina, que es una infección del tracto urinario.

uterine polyp :
Tiene un pólipo del útero, o sea una protuberancia que se desarrolla en el revestimiento interior del útero.

uterine prolapse :
Tiene un prolapso del útero, que es una caída del útero o caída de la matriz.

uveitis :
Tiene una uveítis, que es una inflamación de la túnica vascular del ojo.

V

vaccinia :
Tiene vaccinia o viruela, que es una infección viral de las vacas.

vaginitis :
Tiene vaginitis, o sea una inflamación de la vagina, en particular causada por una infección bacteriana o por hongos.

vagolytic problem :
Tiene un problema vagolítico, que es un problema que disminuye los efectos del nervio vago.

varicella :
Tiene varicela, que es una infección viral que causa una enfermedad eruptiva de la piel con vesículas, que se convierten en pústulas.

varices :
Tiene várices, que son venas, arterias, o vasos linfáticos aumentados de tamaño y con forma irregular y tortuosa.

varicocele :
Tiene un varicocele, que es el aumento de las venas del cordón espermático que se manifiesta como una masa blanda en el escroto, de naturaleza benigna.

varicose vein :
Tiene una várice, una vena varicosa, o sea una vena aumentada de tamaño y tortuosa.

variola :
Tiene variola, o sea una infección viral de las vacas.

vasculitis :
Tiene una vasculitis, que es una inflamación de los vasos sanguíneos.

vegetative state :
Tiene un estado vegetativo, o sea un estado en el cual solamente se encuentran funciones corporales involuntarias.

venereal disease :
Tiene una enfermedad venérea, o sea una enfermedad transmitida por el acto sexual.

venom in the body :
Tiene veneno en el cuerpo.

venous occlusion :
Tiene una oclusión de una vena, que es un cierre de una vena.

vesicle :
Tiene una vesícula, ampolla, o sea una bolsita llena de líquido que se forma en la piel.

vesicular lesion :
Tiene una lesión vesicular, o sea una lesión en la forma de una vesícula o una ampolla.

victim :
Es una víctima.

violent vomiting :
Tiene vomitona, vómitos violentos, o vomitos con gran fuerza.

viral problem :
Tiene un problema viral, o sea un problema causado por un virus.

virilization :
Tiene virilización o masculinización.

virus :
Tiene un virus.

vomiting :
Está vómitando.

vomiting, act of :
Tiene vómitos o el acto de vomitar.

vomiting, violent :
Tiene vomitona, vómitos violentos, o vómitos con gran fuerza.

vulvovaginitis :
Tiene vulvovaginitis, o sea una inflamación de los genitales externos femeninos y de la vagina, generalmente causada por una infección bacteriana o por hongos.

W

wart :
Tiene una verruga o un mezquino.

warts, genital :
Tiene verrugas en los genitales.

wasp sting :
Tiene una picadura de avispa.

wasting :
Tiene marasmo, que es emaciación excesiva o malnutrición excesiva.

wen :
Tiene un lobanillo o un quiste sebáceo, que es una bolsita de sebo en la piel.

wheal :
Tiene una roncha o un cardenal.

whitlow :
Tiene un absceso de la falange distal del dedo, del ápice o la punta del dedo.

whooping cough (pertussis) :
Tiene tosferina, pertussis, o sea una infección causada por una bacteria muy peligrosa que provoca accesos intensos de tos.

worm (tapeworm) :
Tiene una lombriz intestinal.

worm, intestinal :
Tiene una lombriz intestinal.

wound :
Tiene una herida.

wrinkles :
Tiene arrugas.

X

xanthoma :
Tiene un xantoma, que es un granuloma hecho de grasa.

xanthopsia :
Tiene xantopsia, que es la visión amarillenta.

xenophobia :
Tiene xenofobia, que es miedo irracional a conocer a personas o cosas foráneas, terror a los extranjeros.

xenophobic :
Es xenófobo(a), o sea una persona que tiene miedo irracional a conocer a personas o cosas foráneas, terror a los extranjeros.

xerophthalmia :
Tiene xeroftalmía, o sea una sequedad en la conjuntiva causada por la carencia de vitamina A o por una enfermedad local en el ojo.

xerostomia :
Tiene xerostomía, que es excesiva sequedad en la boca causada por la disminución de la secreción de saliva.

Y

yeast infection :
Tiene una infección por hongos.

yellow fever :
Tiene fiebre amarilla, o sea una enfermedad viral causada por la picadura de un mosquito y que produce ictericia, albuminuria y fiebre.

354

Z

Zollinger-Ellison syndrome :
Tiene el síndrome de Zollinger-Ellison, que es una enfermedad
que se manifiesta con hiperacidez del estómago lo que causa
ulceraciones en el estómago e intestino delgado.

Anatomy

A

abdomen : abdomen (m), vientre (m)

abdominal : abdominal (adj), del vientre (adj)

acetylcholine : acetilcolina (f)

adenoids : adenoides (m)

adnexa : anexo (m)

adrenal : suprarrenal (adj)

adrenal gland : glándula (f) suprarrenal

afterload : poscarga (f), es la resistencia que encuentra el ventrículo izquierdo al impulsar la sangre en la eyección sistólica

albumin : albúmina (f), proteína principal en la sangre

alimentary : alimenticio(a) (adj)

allergen : alérgeno (m), sustancia (f) que provoca reacciones alérgicas

ambidextrous : ambidextro(a), ambidiestro(a) (adj)

aminoacid : aminoácido (m)

amnion : amnios (m), bolsa que contiene al feto y al líquido que lo rodea

anal : anal (adj)

anal intercourse : relación (f) anal

anastomosis : anastomosis (f), comunicación natural o artificial entre dos vasos

anatomical : anatómico(a) (adj)

anatomically : anatómicamente (adv)

anatomy : anatomía (f)

ankle : tobillo (m)

anogenital : anogenital (adj), perteneciente a la región del ano y los genitales

anorectal : anorrectal (adj), referente al ano y al último trozo del intestino grueso

antibody : anticuerpo (m)

antigen : antígeno (m), sustancia (f) considerada como extraña por el organismo

anus : ano (m), orificio de salida del intestino

aponeurosis : aponeurosis (f)

apophysis : apófisis (f)

appendix : apéndice (m)

arm : brazo (m)

arterial : arterial (adj), relativo a las arterias

arteriolar : arteriolar (adj), relativo a las ramificaciones de las arterias

arteriovenous :
arteriovenoso(a) (adj),
relativo a una arteria y una
vena
artery : arteria (f)
articular : articular (adj),
relativo a una articulación
aspect : aspecto (m), cara
(f)
atrial : atrial (adj), relativo
a una cámara superior del
corazón
atrioventricular :
atrioventricular (adj),
auriculoventricular (adj),
relativo a una cámara
superior y un ventrículo del
corazón
atrium : atrio (m), aurícula
(f), cada una de las dos
cámaras superiores del
corazón
audibility : audibilidad (f)
audible : audible (adj)
auditory : auditivo(a) (adj),
relativo al oído y a la
audición
aural : aural (adj),
percibido por el oído
auricular : auricular (adj),
relativo a la oreja
autonomic : autónomo(a)
(adj)
axilla : axila (f)

B
back : espalda (f)

bad breath : mal aliento
(m)
basal : basal (adj), situado
cerca de la base
beard : barba (f)
beat : latido (m), ritmo (m)
beat, heart- : latido (m) del
corazón, ritmo (m) del
corazón
beating : pulsativo(a) (adj)
behavior : comportamiento
(m)
belly : vientre (m)
belly button : ombligo (m)
bilateral : bilateral (adj),
relativo a dos lados
bile : hiel (m), bilis (f)
biliary : biliar (adj),
relativo a la vesícula biliar y
a la hiel o bilis
birth : nacimiento (m),
parto (m)
birth-mark : mancha (f) de
nacimiento, marca (f) de
nacimiento
black-haired : pelinegro(a)
(adj), de pelo (m) negro
bladder : vejiga (f)
blind gut : ciego (m)
blonde-haired :
pelirrubio(a) (adj), de pelo
(m) rubio
blood : sangre (f)
blood pressure : presión (f)
arterial
blood vessel : vaso (m)
sanguíneo
body : cuerpo (m)

body hair : vello (m)

bone : hueso (m)

borborygmus : borborigmo (m), gorgoteo en el vientre, ruidos en el abdomen

bowel : intestino (m), entraña (f)

brain : cerebro (m)

breast : mama (f), seno (f), pecho (m)

breasts : mamas (f), senos (f), pechos (m)

breath : aliento (m)

breath, bad : mal aliento (m)

bronchial : bronquial (adj), relativo a los bronquios

bronchial tube : bronquio (m)

bronchopulmonary : broncopulmonar (adj), relativo a los bronquios y a los pulmones

bronchus : bronquio (m)

buccal : bucal (adj), relativo a la boca o a la mejilla

buccopharyngeal : bucofaríngeo (adj), relativo a la boca y a la garganta

bulbar : bulbar (adj), relativo al bulbo

bushy-haired : pelado(a) (adj), pelitieso(a) (adj)

buttocks : nalgas (f), pompis (f), glúteos (m), asentaderas (f)

button, belly : ombligo (m)

C

calf : pantorrilla (f)

capillary : capilar (m), capilar (adj)

cardiac : cardíaco(a) (adj), relativo al corazón

cardiopulmonary : cardiopulmonar (adj), relativo al corazón y pulmones

cardiorespiratory : cardiorrespiratorio (adj), relativo al corazón y a la respiración

cardiovascular : cardiovascular (adj), relativo al corazón y a los vasos

carpals : huesos (m) de la muñeca

caudal : caudal (adj), relativo o en dirección de la cola

cavity : cavidad (f), espacio (m) hueco o vaciado (m)

cavity, nasal : fosa (f) nasal

cell : célula (f)

cell membrane : membrana (f) celular

cells : células (f)

cells, red blood : células (f) rojas de la sangre, glóbulos rojos

cells, white blood : células (f) blancas de la sangre, glóbulos blancos

cellular : celular (adj), situado en las células

cerebellar : cerebeloso(a) (adj), relativo al cerebelo

cerebral : cerebral (adj), relativo al cerebro

cerebrospinal : cerebrospinal (adj), relativo al cerebro y a la médula espinal

cerebrovascular : cerebrovascular (adj), que afecta a los vasos cerebrales

cerumen : cerumen (m), secreción grasa que se forma en el interior de los oídos

cervical : cervical (adj), que afecta al cuello

cervix, uterine : cervix (m) uterino, cuello (m) uterino, cuello (m) de la matriz

chamber : cámara (f)

cheek : mejilla (f)

cheekbone : pómulo (m)

cheekbones : pómulos (m)

chemoreceptor : quimiorreceptor (m), célula de un órgano capaz de reaccionar a sustancias químicas

chest : pecho (m)

chin : barbilla (f), barba (f), mentón (m)

cholesterol : colesterol (m)

cholinergic : colinérgico (adj), que actúa por intermedio de la acetilcolina

choroid : coroidea (f)

chromosomal : cromosómico(a) (adj), relativo al cromosoma

chromosome : cromosoma (m)

circulation : circulación (f)

clavicle : clavícula (f)

clitoral : clitorídeo(a) (adj), relativo al clítoris

clitoris : clítoris (m)

cloaca : cloaca (f), parte posterior de los intestinos del embrión

coagulation : coagulación (f), formación de tapones de sangre

coccyx : cóccix (m)

cochlear : coclear (adj), perteneciente al caracol óseo del oído interno

coenzyme : coenzima (m), sustancia (f) que es necesaria para la acción de una enzima

cognitive : cognitivo(a) (adj), relativo al conocimiento

coital : coito(a) (adj), relativo a la cópula carnal

coitus : coito (m), cópula carnal

collagen : colágeno (m), sustancia elástica de la piel

colon : colón (m), intestino (m) grueso

colonic flora : flora (f) intestinal, conjunto de bacterias que suelen vivir en el intestino grueso

colorectal : colorrectal (adj), referente al intestino grueso y su parte final
colostrum : calostro (m)
commensal : comensal (m), ser vivo que convive con otro organismo huésped
complement : complemento (m)
complexion : tez (f)
complexion, skin : cutis (f), tez (f)
conduction : conducción (f), transmisión (f)
conjunctiva : conjuntiva (f)
conjunctival : conjuntival (adj), que está situado o que ocurre en la conjuntiva
constitutional : constitucional (adj), propio de la constitución de un individuo
contractility : contractilidad (f), capacidad de contraerse
contraction : contracción (f)
coordination : coordinación (f), acción o interacción ordenada
cord, umbilical : cordón (m) umbilical
cornea : córnea (f)
corneal : corneal (adj)
coronary : coronario(a) (adj), relativo a arterias y venas del corazón

corpus luteum : cuerpo (m) lúteo, cuerpo que se forma en el ovario después de la ovulación
corpuscle : corpúsculo (m)
cortex : corteza (f)
cortical : cortical (adj), relativo a la corteza
cranial : craneal (adj), relativo al cráneo
cranium : cráneo (m)
creatinine : creatinina (f)
crotch : entrepierna (f)
crown of the head : coronilla (f)
cry : grito (m), alarido (m)
curled hair : pelo (m) crespo, pelo (m) colocho
cutaneous : cutáneo(a) (adj), relativo a la piel
cytoplasm : citoplasma (m), parte de la célula no ocupada por el núcleo

D
dark-haired : pelinegro(a) (adj), de pelo oscuro
defecation : defecación (f), expulsión de los excrementos
dendritic : dendrítico(a) (adj), relativo a las dendritas, que son fibras nerviosas
dentition : dentición (f)
depolarization : despolarización (f)
diaphragm : diafragma (m)

diastolic : diastólico(a) (adj), relativo a la diástole, que es el estadio de relajación del corazón

differentiation : diferenciación (f), variación (f), desviación (f), modificación (f), desarrollo de células y tejidos en diversos sentidos

digestion : digestión (f)

digestive : digestivo (m), digestivo(a) (adj), relativo a la digestión

dimple : hoyuelo (m)

disc : disco (m)

distal : distal (adj), alejado(a) (adj), distante del tronco

dominance : dominancia (f), predominio (m) de un gen o de un carácter

dorsal : dorsal (adj), relativo a la espalda o al dorso

downiness : vellosidad (f)

duct, tear : conducto (m) lagrimal

ducts, tear : conductos (m) lagrimales

duodenum : duodeno (m), porción inicial del intestino delgado

dura mater : duramadre (f), duramater (f), membrana envolvente del sistema nervioso central

E

ear : oído (m), oreja (f)

ear wax : cerumen (m), cera (f), cerilla (f)

eardrum : tímpano (m), membrana del oído medio

ejaculation : eyaculación (f)

ejection fraction : fracción (f) de eyección

elbow : codo (m)

electron : electrón (m)

embryo : embrión (m), feto (m)

emotion : emoción (f)

emotional : emocional (adj)

endocrine : endocrino(a) (adj), que secreta hormonas

endogenous : endógeno(a) (adj), que se desarrolla o origina dentro del organismo

endothelium : endotelio (m), capa interna que reviste las cavidades cardíacas y los vasos

enterohepatic : enterohepático(a) (adj), que se refiere al intestino y al hígado

enzyme : enzima (f), proteína que incrementa la velocidad de las reacciones

epicondyle : epicóndilo (m)

epidermal : epidérmico(a) (adj), relativo a la piel

epidermis : epidermis (f)

epididymis : epidídimo (m)

epidural : epidural (adj), sobre o por fuera de la duramadre

epigastric : epigástrico(a) (adj), relativo a la porción superior del vientre

epiphyseal : epifisario(a) (adj), relativo a la cabeza o una epífisis de un hueso

epiphysis : epífisis (f)

epithelium : epitelio (m), la piel y la mucosa que recubre los órganos huecos del cuerpo

erection : erección (f), levantamiento y endurecimiento del pene

erythropoiesis : eritropoyesis (f), formación de los glóbulos rojos

esophagus : esófago (m), una parte del tubo digestivo que se inicia después de la boca y termina en el estómago

excavated : excavado (adj)

excavation : excavación (f)

excitation : excitación (f), irritación (f), estimulación (f)

excretion : excreción (f), eliminación por el propio organismo

exocrine : exocrino(a) (adj), que secreta hacia afuera del cuerpo

extracellular : extracelular (adj), situado fuera de las células

extracorporeal : extracorpóreo (adj), situado fuera del cuerpo

extrapyramidal : extrapiramidal (adj), situado fuera de la vía piramidal

extrarenal : extrarrenal (adj), situado fuera del riñón

extravascular : extravascular (adj), situado fuera de un vaso

extremity : extremidad (f), miembro superior e inferior

eye : ojo (m)

eyebrow : ceja (f)

eyelash : pestaña (f)

eyelid : párpado (m)

eyes like yours : ojos (m) como los suyos, ojos (m) asi

F

face : cara (f), faz (f)

facial : facial (adj), relativo a la cara

facial sinus : seno (m) facial, seno (m) de la cara

facial sinuses : senos (m) faciales, senos (m) de la cara

fair-haired : pelirrubio(a) (adj), de pelo claro

Fallopian tube : trompa (f), tubo (m) de Falopio

fascicular : fascicular (adj)

fat : grasa (f)

fat (person, thing) :
gordo(a) (adj)
features : rasgos (m)
fecal : fecal (adj), relativo a
los excrementos
feces : heces (f),
excrementos (m),
deposiciones (f)
female : hembra (f),
femenino(a) (adj)
feminine : femenino(a)
(adj)
femoral : femoral (adj),
perteneciente al hueso femur
fertility : fertilidad (f),
capacidad de reproducción
fetal : fetal (adj), relativo al
feto
fetoplacental :
fetoplacentario (adj), relativo
a los intercambios entre feto
y placenta
fetus : feto (m)
fiber : fibra (f)
fibrin : fibrina (f), sustancia
proteica en los coágulos de
sangre
field of vision : campo (m)
visual
finger : dedo (m)
finger pads (tips) : yemas
(f)
fingernail : uña (f)
firmness : firmeza (f)
firstpass : primer paso (m),
fracción de una dosis
absorbida que aparece en la

circulación sin ser alterada
por el hígado
fist : puño (m)
flesh : carne (f)
flexion : flexión (f)
flow : flujo (m)
flow, menstrual : flujo (m)
menstrual
follicles : folículos (m)
fontanelle : fontanela (f),
mollera (f), espacio no
osificado del cráneo en el
recién nacido
foot : pie (m)
forearm : antebrazo (m)
forehead : frente (f)
foreskin : prepucio (m)
fossa, nasal : fosa (f) nasal
freckle : peca (f)
fuck, to : chingar (v), cojer
(v), joder (v), foliar (v)
function : función (f)

G
gallbladder : vesícula (f)
biliar
gastric : gástrico(a) (adj)
gastroduodenal :
gastroduodenal (adj),
relativo al estómago y al
intestino delgado
gastrointestinal :
gastrointestinal (adj),
relativo al estómago y a los
intestinos

gastroesophageal : gastroesofágico (adj), relativo al estómago y al esófago

gene : gen (m)

genetic : genético (adj), relativo a los genes o a la herencia

genital : genital (adj), relativo a los órganos sexuales

genitalia : genitales (m)

genitourinary : genitourinario(a) (adj), relativo a los órganos genitales y urinarios

gestation : gestación (f), embarazo (m)

gland : glándula (f), órgano que elabora sustancias como hormonas y otras secreciones

glandular : glandular (adj)

glans penis : glande (m)

glomerular : glomerular (adj), relativo a la parte del riñón donde se realiza la filtración de substancias

glomeruli : glomérulos (m)

glottis : glotis (f), parte del órgano de la voz

glycoside : glucósido (m)

gonadal : gonadal (adj), relativo a las glándulas sexuales

groin : ingle (f)

gum (mouth) : encía (f)

gut : intestino (m)

H

hair : pelo (m)

hair, body : vello (m)

hair, head : cabello (m)

hair, pubic : vellos (m) púbicos

haired, black- : pelinegro(a) (adj)

haired, blonde- : pelirrubio(a) (adj)

haired, bushy- : pelado(a) (adj), pelitieso(a) (adj)

haired, dark- : pelinegro(a) (adj)

haired, fair : pelirrubio(a) (adj)

haired, long- : pelilargo(a) (adj)

haired, red- : pelirrojo(a) (adj)

haired, short- : de pelo (m) corto

hand : mano (f)

head : cabeza (f)

head hair : cabello (m)

hearing : audición (f)

heart : corazón (m)

heartbeat : latido (m) del corazón, ritmo (m) del corazón

heel : talón (m)

hemoglobin : hemoglobina (f)

hepatic : hepático(a) (adj), relativo al hígado

hepatobiliary : hepatobiliar (adj), relativo al hígado y a los conductos biliares

hepatocellular : hepatocelular (adj), relativo a las células del hígado

hip : cadera (f)

hirsuteness : vellosidad (f)

hirsutism : hirsutismo (m), vellosidad exagerada en la mujer

histamine : histamina (f)

homeostasis : homeostasis (f), mantenimiento del equilibrio de las condiciones corporales

hormonal : hormonal (adj), relativo a las hormonas

human : humano(a) (adj)

humeral : humeral (adj), relativo al húmero, que es el hueso del brazo superior

humor : humor (m), líquido corporal

humoral : humoral (adj), relativo a los líquidos corporales

hymen : himen (m)

hypophyseal : hipofisario(a) (adj), relativo a la hipófisis

hypophysis : hipófisis (f)

hypothalamic : hipotalámico(a) (adj), situado en la mitad inferior del cerebro

I

immune : inmune (adj), relativo al sistema inmunológico, protegido contra una infección

immunity : inmunidad (f), protección (f) contra las enfermedades infecciosas

impulse : impulso (m), acción repentina

in situ : in situ (latín)

infantile : infantil (adj), perteneciente al niño o a la infancia

inguinal : inguinal (adj), relativo a la ingle

inhibition : inhibición (f), atenuación (f), supresión o bloqueo de una función

innervation : inervación (f), irrigación nerviosa de un área u órgano

insertion : inserción (f), implantación (f), punto de unión de un músculo a un hueso

integumentary : integumentario(a) (adj), que sirve de cubierta, como la piel

intelligence : inteligencia (f)

intercostal : intercostal (adj), situado entre las costillas

intercourse, anal : relación (f) anal

intercourse, sexual :
relación (f) sexual
interstitial : intersticial
(adj), situado en los inter
espacios de un tejido
intervertebral :
intervertebral (adj), situado
entre dos vértebras contiguas
intestinal : intestinal (adj),
relativo al intestino
intestine, large : intestino
(m) grueso
intestine, small : intestino
(m) delgado
intestines : intestinos (m)
intracellular : intracelular
(adj)
intracellular protein :
proteína (f) intracelular
ion : ion (m)
iris : iris (m)

J
jaw : mandíbula (f)
jejunum : yeyuno (m),
porción del intestino delgado
comprendida entre el
duodeno y el íleon
joint : coyuntura (f),
articulación (f)
joints : articulaciones (f)
juvenile : juvenil (adj),
joven (adj)

K
kidney : riñón (m)
knee : rodilla (f)

L
lacrimal : lagrimal (adj),
referente a las glándulas que
secretan las lágrimas
lactation : lactación (f),
secreción de leche
larynx : laringe (f)
lateral : lateral (adj),
alejado del centro o de la
línea media
lean : flaco(a) (adj),
delgado(a) (adj)
left : izquierdo (m),
izquierda (f), izquierdo(a)
(adj)
left-handed : zurdo(a)
(adj), de la mano (f)
izquierda
left-handed person :
persona zurda (f), izquierdo
(m), izquierda (f)
leg : pierna (f)
leucocyte : leucocito (m)
ligament : ligamento (m)
limbic : límbico (adj)
line : línea (f)
linear : linear (adj), relativo
a una línea
lip : labio (m)
lipids : lípidos (m), grasas y
sustancias similares en la
sangre
lipophilic : lipofílico(a)
(adj), soluble en grasa
lipoprotein : lipoproteína
(f), combinación de una
grasa y una proteína
liposome : liposoma (m)

lips, vaginal : labios (m) vaginales
liver : hígado (m)
lobe : lóbulo (m)
lochia : loquios (m), pérdidas vaginales tras el parto
long-haired : pelilargo(a) (adj), de pelo largo
lumbar : lumbar (adj), relacionado con la parte inferior de la columna vertebral
lumen : lumen (m), cavidad o canal dentro de un órgano o tubo
lung : pulmón (m)
lungs : pulmones (m)
lymphatic : linfático(a) (adj)
lymphocyte : linfocito (m), células con núcleo redondo
lymphocytic : linfocitario(a) (adj), que concierne a los linfocitos, células con núcleos redondos

M
macula : mácula
macule : mácula (f), mancha en la retina
male : varón (m), macho (m)
mammary : mamario(a) (adj), relativo a la mama
man : hombre (m)

mark, birth : mancha (f) de nacimiento, marca (f) de nacimiento
marrow : médula (f)
marrow, bone : médula ósea (f), hueso (m) medular
masculine : masculino(a) (adj)
masticatory : masticatorio(a) (adj), que afecta a los músculos de la masticación
mastocyte : mastocito (m), célula (f) de Mast, célula (f) cebada
mature : maduro(a), (adj), añejo(a) (adj)
maxillary : maxilar (adj), relativo a los huesos de la cara arriba de la boca
medullary : medular (adj), relativo a la médula de cualquier tipo
membrane : membrana (f)
membrane, mucus : membrana (f) mucosa
memory : memoria (f)
menarche : menarquia (f), fecha de la primera menstruación
menstrual : menstrual (adj)
menstrual flow : flujo (m) menstrual
menstrual period : período (m) menstrual, regla (f)
menstruation : menstruación (f), regla (f)

mental : mental (adj), relacionado con la mente

mesenteric : mesentérico(a) (adj), relativo al mesenterio

mesentery : mesenterio (m)

metabolism : metabolismo (m), conjunto de reacciones bioquímicas dentro del organismo

metabolite : metabolito (m), sustancia producida por metabolismo

metabolization : metabolizar (v), transformación de una sustancia en el cuerpo

microcirculation : microcirculación (f), flujo de sangre en todo el sistema de vasos minúsculos

microsomal : microsómico (adj), procedente de los microsomas

microvillus : microvellosidad (f), forma de vellosidad sobre la superficie de una célula

micturition : micción (f), acción de orinar

miosis : miosis (f)

mitosis : mitosis (f), división de una célula

mobility : movilidad (f), posibilidad de realizar movimientos activos

molar : muela (f)

molecular : molecular (adj), relativo a las moléculas o compuesto por ellas

motility : motilidad (f), facultad de moverse espontáneamente

mouth : boca (f)

mucocutaneous : mucocutáneo(a) (adj), relativo a las mucosas y a la piel

mucosa : mucosa (f), mucoso(a) (adj)

mucus : mucus (m), moco (m)

mucus membrane : membrana (f) mucosa

multiparous : multípara (adj), que ha parido como mínimo dos hijos

muscle : músculo (m)

muscular : muscular (adj), relativo al músculo

musculature : musculatura (f), aparato muscular del cuerpo

mustache : bigote (m)

myocardium : miocardio (m)

N

nail, finger- : uña (f)

nares : narinas (f), ventanas (f) de la nariz

nasal : nasal (adj), relativo a la nariz

nasal cavity : fosa (f) nasal

nasal fossa : fosa (f) nasal

nasal septum : tabique (m)

nasolacrimal : nasolagrimal (adj), relativo a la nariz y al aparato lagrimal

navel : ombligo (m)

neck : cuello (m)

neck, back of : nuca (f), parte posterior del cuello

neonatal : neonatal (adj), relativo al primer mes de vida

nerve : nervio (m)

neural : neural (adj), relativo a los nervios

neuromuscular : neuromuscular (adj), relativo a la conexión entre los nervios y los músculos

neuronal : neuronal (adj), relativo a las neuronas

neutrophil : neutrófilos (m), leucocitos en la sangre que tienen afinidad por los colorantes neutros

newborn : recién nacido(a) (adj), recién nacido (m), recién nacida (f)

nidation : anidación (f), implantación del embrión maduro

nipple, female : pezón (m)

nipple, male : tetilla (f)

normotensive blood pressure : presión (f) sanguínea normal, normotenso(a) (adj)

nose : nariz (f)

nulliparous : nulípara (adj), que no ha parido

O

obdurator, muscle : músculo obdurador (m), rotación de la cadera hacia los lados y para los movimientos de flexión de la pierna

ocular : ocular (adj), perteneciente al ojo

oculogyric : oculógiro(a) (adj), relativo al giro de los ojos

oncotic : oncótico(a) (adj), relativo a presión oncótica

oncotic pressure : presión (f) oncótica, relativo a edema

optic : óptico(a) (adj), perteneciente a la vista o al nervio óptico

optical : óptico(a) (adj)

oral : oral (adj), bucal (adj), perteneciente o relativo a la boca

orally : oralmente (adv), por vía bucal

orbit : órbita (f), la cavidad ósea que contiene el globo ocular

orbital : orbital (adj), relativo a la cavidad ósea que contiene el globo ocular

organ : órgano (m)

organism : organismo (m), cualquier cosa viviente

orgasm : orgasmo (m), punto más alto de la excitación sexual

orifice : orificio (m)

osmotic : osmótico(a) (adj), perteneciente o relativo a la difusión de cada lado de una membrana

ossicle : osículo (m), huesecillo (m)

ossification : osificación (f), formación del hueso o de sustancia ósea

ovarian : ovárico(a) (adj), perteneciente y/o referente al ovario

ovary : ovario (m)

ovulation : ovulación (f), desprendimiento natural del óvulo

ovum : óvulo (m), huevo pequeño en el ovario

P

palate : paladar (m)

palm of the hand : palma (f) de la mano

palpebral : palpebral (adj), referente al párpado

pancreas : páncreas (m)

parathyroid : paratiroideo(a) (adj), perteneciente o relativo a la glándula paratiroides

paravenous : paravenoso(a) (adj), cercano a una vena

parenchyma : parénquima (m), parte funcional de un órgano

parietal : parietal (adj), relativo a la pared de una cavidad

parturition : parto (m)

passage : paso (m), conducto (m), tránsito (m)

pelvic : pélvico(a) (adj), relativo a la parte inferior del tronco del cuerpo

pelvis : pelvis (f)

penis : pene (m), miembro (m) masculino

penis, glans : glande (m)

penis, tip of the : punta (f) del pene

peptic : péptico(a) (adj), relativo a la acción del jugo gástrico

perfusion : perfusión (f)

perianal : perianal (adj), situado alrededor del ano

peridural : peridural (adj), situado alrededor de la envoltura del sistema nervioso

perinatal : perinatal (adj), que ocurre inmediatamente antes o después del parto

perineal : perineal (adj), relativo a la región limitada por el escroto o vagina y el ano

period, menstrual : período (m) menstrual, regla (f)

perioral : perioral (adj), situado alrededor de la boca

periorbital : periorbitario(a) (adj), situado alrededor de la órbita

peripheral : periférico(a) (adj), alejado del centro, en las orillas

peristalsis : peristalsis (f), contracciones por medio de los órganos tubulares, como el intestino

perivascular : perivascular (adj), situado alrededor de un vaso

permeability : permeabilidad (f), propiedad de una membrana de dejar pasar las sustancias

person : persona (f)

perspiration : transpiración (f), sudor (m)

phagocytosis : fagocitosis (f), incorporación y digestión de partículas en el interior de la célula

phallic : fálico(a) (adj), referente al pene

pharyngeal : faríngeo(a) (adj)

pharynx : faringe (f)

physical : físico (m), físico(a) (adj), corporal (adj)

piloerection : piloerección (f), erección del pelo

placenta : placenta (f)

plasma protein : proteína (f) del plasma

plasmin : plasmina (f), enzima que convierte la fibrina a productos solubles

plasminogen : plasminógeno (m), precursor inactivo de la plasmina

pleura : pleura (f)

plexus : plexo (m), maraña (f)

plexus of vessels or nerves : plexo (m) de vasos o nervios, maraña (f) de vasos o nervios

polypeptide : polipéptido (m), elemento de una proteína

poop : heces (f), excrementos (m), deposiciones (f), caca (f), popó (m)

pores : poros (m)

posterior : posterior (adj), situado por detrás

postmenopausal : posmenopáusico(a) (adj), que ocurre después de la menopausia

postnatal : postnatal (adj), posnatal (adj), después del nacimiento

postural : postural (adj), relativo a la postura o posición

posture : postura (f)

potentiation : potenciación (f), activación de algo

precordial : precordial (adj), situado delante del corazón

precursor : precursor (m), que precede

pregnancy : embarazo (m)

pregnant : embarazada (adj)

pregnant woman : mujer (f) embarazada

preload : precarga (f), volumen de sangre que regresa al ventrículo derecho al final de la diástole

premenstrual : premenstrual (adj), que ocurre antes de la menstruación

prenatal : prenatal (adj), que existe o se presenta antes del nacimiento

prepuce : prepucio (m), pliegue que cubre el pene o el clítoris

pressure : presión (f)

presynaptic : presináptico(a) (adj), que se encuentra antes de la sinapsis

procreation : procreación (f), reproducción (f), proceso de traer al mundo un nuevo ser

production : producción (f)

productive : productivo(a) (adj), productor(a) (adj), que produce una cosa o acción nueva

prostate : próstata (f)

protease : proteasa (f), enzima que destruye proteínas

protein : proteína (f)

protein, intracellular : proteína (f) intracelular

proteolytic : proteolítico(a) (adj), que digiere o hidroliza las proteínas

prothrombin : protrombina (f), factor II de la coagulación sanguínea

proximal : proximal (adj), situado más cerca

psychomotor : psicomotor (adj), relativo a los efectos motores de la actividad cerebral o psíquica

puberty : pubertad (f), período de maduración sexual

pubic : púbico(a) (adj)

pubic hair : vellos (m) púbicos

pubis : pubis (m)

puerperium : puerperio (m), período o estado de confinamiento después del parto

pulmonary : pulmonar (adj), relativo al pulmón

pulsation : pulsación (f), latido (m) rítmico

pulse : pulso (m)

pulse, relating to : relativo al pulso (m)

pulsing : pulsátil (adj)

pupil : pupila (f), niña (f) del ojo
push : empujón (m), empujar (v), rempujo (m)
pylorus : píloro (m), salida del estómago hacia el duodeno

Q

QRS complex : complejo (m) QRS, manifestación eléctrica de la contracción cardíaca
QT interval : intervalo (m) QT, representa la duración total de la sístole eléctrica

R

radius : radio (m)
receptor : receptor (m)
rectal : rectal (adj), perteneciente o relativo al recto
rectum : recto (m)
red blood cells : células (f) rojas de la sangre, glóbulos (m) rojos
red-haired : pelirrojo(a) (adj)
reflex : reflejo (m), reacción involuntaria en respuesta a un estímulo externo
region : región (f), parte del cuerpo
regional : regional (adj), local (adj)

regulation : regulación (f), reglamentación (f)
regulator : regulador (m), reguladora (f), regulador(a) (adj)
renal : renal (adj), perteneciente o relativo al riñón
renin : renina (f), hormona elaborada por el riñón
renovascular : relativo a los vasos del riñón
replication : replicación (f), la acción de hacer una copia
reproduction : reproducción (f)
respiratory : respiratorio(a) (adj), perteneciente o relativo a la respiración
response : respuesta (f), reacción después de un estímulo
retinal : retiniano (adj), relativo a la retina
retrobulbar : retrobulbar (adj), detrás del bulbo raquídeo
retrosternal : retroesternal (adj), detrás del esternón
rib : costilla (f)
right : derecha (f), derecho(a) (adj)
right-handed : de la mano (f) derecha
right-handed person : derecho (m), derecha (f)

S

sacrum : sacro (m)
saliva : saliva (f)
salivation : salivación (f), secreción de saliva
scalp : cuero (m) cabelludo
sclera : esclerótica (f), blanco de los ojos
scrotum : escroto (m)
sebaceous : sebáceo(a) (adj)
sebaceous glands : glándulas (f) sebáceas
sebum : sebo (m), sustancia untosa y aceitosa de las glándulas sebáceas
secretion : secreción (f)
semen : semen (m), jugo (m), leche (f) del hombre
sensation : sensación (f)
sense : sentido (m)
sense of sight : sentido (m) de la vista
sensitization : sensibilización (f), administración de un antígeno que induce una respuesta inmunitaria
sensory : sensorial (adj), perteneciente o relativo a las sensaciones
septum : septum (m), tabique (m) de separación
serum : suero (m), parte acuosa de la sangre y otros líquidos biológicos donde se disuelven ciertas sales o sustancias

sex : sexo (m)
sexual intercourse : relación (f) sexual
shaft : mástil (m)
shin : espinilla (f)
shit : caca (f), mierda (f)
short-haired : de pelo (m) corto
shoulder : hombro (m)
side : lado (m)
sight : vista (f)
sight, sense of : sentido (m) de la vista
sigmoid : sigmoide (m), sigmoide (adj), de forma similar a la letra S, como la parte del intestino grueso que está situado antes del recto
sinus : seno (m)
sinusal : sinusal (adj), relativo o perteneciente a una bolsa o una cavidad
sinuses : senos (m)
sinuses, facial : senos (m) faciales, senos (m) de la cara
site : sitio (m), lugar (m)
situated : situado(a) (adj)
skeletal : esquelético(a) (adj), perteneciente al esqueleto
skeleton : esqueleto (m)
skin : piel (f)
skin complexion : cutis (f), tez (f)
sleep : sueño (m)
smell : olor (m)
sodium : sodio (m)

sole : planta (f) del pie

somatotrophin : somatotropina (f), hormona del crecimiento

sperm : esperma (m)

spermatogenesis : espermatogénesis (f), proceso de formación de los espermatozoides

spermatozoon : espermatozoide (m)

sphincter : esfínter (m), músculo que cierra la salida de un órgano

spinal : espinal (adj), relativo a la columna vertebral

spine : columna (f) vertebral, espina (f) dorsal

spit : escupida (m), esputo (m)

spleen : bazo (m)

squamous : escamoso(a) (adj), que tiene escamas

sternum : esternón (m)

stimulation : estímulación (f)

stimulus : estímulo (m)

stomach : estómago (m)

stool : excremento (m)

structural : estructural (adj)

structure : estructura (f)

struma : estroma (m), armazón o trama de un tejido, que sirve para sostener entre sus mallas los elementos celulares

subarachnoid : subaracnoideo (adj), que está situado o que se produce debajo de la aracnoides

subcapsular : subcapsular (adj), que está situado o que ocurre debajo de una cápsula

subconjunctival : subconjuntival (adj), que está situado o que ocurre debajo de la conjuntiva

subcutaneous : subcutáneo(a) (adj), que está situado o que ocurre debajo de la piel

sublingual : sublingual (adj), situado debajo de la lengua

substrate : sustrato (m), base (f), sustancia (f) básica

supine : supino (adj) , que descansa sobre el dorso

supraventricular : supraventricular (adj), superior al ventrículo

swallow : trago (m)

sweat : transpiración (f), sudor (m)

synapse : sinapsis (f), la zona de contacto entre dos nervios

synaptic : sináptico (adj), que pertenece o afecta a la zona de contacto entre dos nervios

synovial : sinovial (adj), relativo a la cápsula o membrana de las articulaciones

synthesis : síntesis (f), formación de sustancias

systemic : sistémico(a) (adj), que afecta al cuerpo en su totalidad

systole : sístole (f)

systolic : sistólico(a) (adj), que se relaciona con la contracción del músculo, en particular, el músculo cardíaco

T

tail : rabo (m), cola (f)

tear duct : conducto (m) lagrimal

tear ducts : conductos (m) lagrimales

tears : lágrimas (f)

teeth : dientes (m), muelas (f)

tensioactive : tensiactivo(a) (adj), que ejerce efecto sobre la tensión superficial

tension : tensión (f), tono (m), potencial (m) eléctrico, presión (f)

terminal : postrero (m), terminal (adj), final (adj), último(a) (adj), postrero(a) (adj)

testicle : testículo (m), huevo (m), bola (f), talega (f)

testicular : testicular (adj), perteneciente a los testículos

thalamus : tálamo (m), parte de los núcleos grises en el cerebro

thermoregulation : termorregulación (f), regulación del calor o de la temperatura

thigh : muslo (m)

thin : delgado(a) (adj)

thoracic : torácico(a) (adj), relativo al tórax

thorax : tórax (m)

throat : garganta (f)

thumb : pulgar (m)

thyroid : tiroides (f), glándula (f) tiroidea, tiroideo(a) (adj)

thyroid gland : glándula (f) tiroidea

tip of the penis : punta (f) del pene

toe : dedo (m) del pie

toenail : uña (f) del dedo del pie

tone : tono (m), tensión (f)

tongue : lengua (f)

tonic : tónico (m), tónico(a) (adj), que produce y restablece el tono normal, que se caracteriza por tensión continua

tonsils : amígdalas (f), anginas (f)

tooth : diente (m), muela (f)

tooth, wisdom : diente (m) del juicio, muela (f) del juicio

trachea : tráquea (f)

transaminase : transaminasa (f), tipo de enzima hepática

tress : trenza (f)

trigger zone : zona (f) de excitabilidad aumentada, donde se generan impulsos nerviosos

trophic : trófico(a) (adj), nutritivo(a) (adj)

tubercle : nódulo (m), en particular del hueso

tubular : tubular (adj), que tiene forma de tubo

tumescence : tumescencia (f)

tumescent : tumescente (adj)

tympanic : timpánico(a) (adj)

tympanic membrane : tímpano (m), membrana del oído medio

tympanum : tímpano (m), membrana del oído medio

U

umbilical cord : cordón (m) umbilical

umbilicus : ombligo (m)

unilateral : unilateral (adj), situado en un solo lado

ureter : uréter (m)

urethra : uretra (f)

urethric : uretral (adj)

uric acid : ácido (m) úrico

urinary : urinario(a) (adj), relacionado con la orina

urine : orina (f)

urogenital : urogenital (adj), referente a los órganos urinarios y sexuales

uterus : útero (m)

V

vagal : vagal (adj), perteneciente al nervio vago, décimo nervio craneal

vagina : vagina (f)

vaginal : vaginal (adj), que afecta a la vagina

vaginal lips : labios (m) vaginales

vagotonia : vagotonía (f), excitabilidad aumentada del nervio vago

valve : válvula (f)

valvule : valvulilla (f), válvula (f) pequeña

vas deferens : vaso (m) deferente

vascular : vascular (adj), referente a los vasos sanguíneos

vasoactive : vasoactivo (adj), que ejerce un efecto sobre el calibre de los vasos

vasoconstriction : vasoconstricción (f), estrechamiento de los vasos sanguíneos

vasodilatation : vasodilatación (f), dilatación de los vasos sanguíneos
vasomotor : vasomotor (adj), que afecta al calibre de los vasos sanguineos
vein : vena (f)
venereal : venéreo(a) (adj), perteneciente al contacto sexual
venous : venoso (adj), perteneciente a las venas
ventral : ventral (adj), relativo al vientre
ventricular : ventricular (adj), perteneciente a una cavidad, como en el corazón o el cerebro
vertebral : vertebral (adj), perteneciente a las vértebras
vessel : vaso (m)
vessel, blood : vaso (m) sanguíneo
vestibular : vestibular (adj), perteneciente a un vestíbulo
view : visión (f) vista (f), ver (m)
visceral : visceral (adj), perteneciente a una víscera
vision : visión (f)
vision, field of : campo (m) visual
visual : visual (adj), relativo a la visión

vital capacity : capacidad (f) vital, volumen de gas que puede expulsarse de los pulmones
vitreous : vítreo(a) (adj), cristalino(a) (adj)
voice : voz (f)
voices : voces (f)
vulva : vulva (f), los genitales externos femeninos
vulvar : vulvar (adj), perteneciente a los genitales externos femeninos

W

wall : pared (f)
wax, ear : cera (f), cerumen (m), cerilla (f)
white blood cells : células (f) blancas de la sangre, glóbulos (m) blancos
wisdom tooth : muela (m) del juicio
woman, pregnant : mujer (f) embarazada
womb : matriz (f)
wrapper : envoltura (f)
wrist : muñeca (f)

Z

zygoma : pómulo (m)
zygomas : pómulos (m)

Anatomy Audio

Begin Audio

abdomen : abdomen
Adam's apple : nuez de Adán
adrenal glands : glándulas suprarrenales
ankle : tobillo
anus : ano
aorta : aorta
appendix : apéndice
areola : areola
arm : brazo
artery : arteria
atrium : aurícula
axilla : axial
bladder : vejiga
blood : sangre
bone : hueso
brain : cerebro
breast : pecho, seno
bronchi : bronquios
bronchioles : bronquiolos
bronchus : bronquio
buttocks : glúteos, nalgas, "pompis", asentaderas
calf : pantorrilla
carpal bones : huesos del carpo
cartilage : cartílago
cervical vertebrae : vértebra cervical
cheek : mejilla
cheekbones : pómulos
chest : pecho

chin : mentón, barbilla
conjunctiva : conjuntiva
contractions : contracciones
cornea : cornea
diaphragm : diafragma
diastole : diastole
duodenum : duodeno
elbow : codo
epigastrium : epigastrio
esophagus : esófago
estrogen : estrógeno
external ear : oreja
fundus : fondo del ojo
eyebrows : cejas
eyelashes : pestañas
eyes : ojos
face : cara
fallopian tube : trompa de falopio
femur : femur
fibula : peroné
finger : dedo
fontannelle : fontanela
foot : pie
forehead : frente
gall bladder : vesícula biliar
gland : glándula
groin : ingle
gums : encías
hair : pelo
hair, body : vello
hair, head : cabello, pelo
hand : mano
head : cabeza
heart : corazón

heart beat : latido del corazón
heel : talon
hips : caderas
hormones : hormonas
humerus : húmero
hypophysis : hipófisis
hypothalamus : hipotálamo
ileum : íleo
inguinal : inguinal
insulin : insulina
internal ear : oído
iris : iris
jejunum : yeyuno
joint : coyuntura, articulación
kidneys : riñones
knee : rodilla
large intestine / colon : intestino grueso / colon
larynx : laringe
leg : pierna
lips : labios
liver : hígado
lumbar spine : columna lumbar
lumbar vertebrae : vértebra lumbar
lungs : pulmones
lymph nodes : ganglio linfático
maxilla : maxilar, hueso del maxilar superior
molar : molar, muela
mouth : boca
muscle : músculo
nails : uñas
neck : cuello

nipple : tetilla (hombres) o pezón (mujeres)
nose : nariz
nostrils : fosas nasals
nucha, nape of neck : nuca
ovaries : ovarios
ovule : óvulo
palate : paladar
pancreas : pancreas
pelvis : pelvis
penis : pene
phalanges : falanges
pharynx : faringe
pleura : pleura
progesterone : progesterona
prolactin : prolactina
prostate : próstata
pulmonary artery : arteria pulmonar
pulmonary veins : vena pulmonar
pupil : pupila
radius : radio
rectum : recto
red blood cell : glóbulo rojo de la sangre
rib cage : caja o parrilla costal
ribs : costillas
sacrum : sacro
salivary glands : glándula salival
scalp : cuero cabelludo
scrotum : escroto
septum : tabique, septum
shin : espinilla
shoulder : hombro

sinus : seno
sinuses, facial : senos maxilares, senos de la cara
skin : piel
small intestine : intestino delgado
sperm : esperma
spinal cord : médula espinal
spleen : bazo
sternum : esternón
stomach : estómago
sutures : suturas
systole : systole
teeth : dientes
testicle : testículo
testosterone : testosterona
thigh : muslo
thoracic spine : columna torácica
thoracic vertebrae : vértebra torácica
thorax : tórax

throat : garganta
thyroid gland : tiroides, glándula tiroides
tibia : tibia
toes : dedos del pie
tongue : lengua
tonsils : amígdalas
ulna : cúbito
umbilicus : ombligo
ureter : uréter
urethra : uretra
uterus, womb : útero, matriz
uvula : úvula, campanilla
vagina : vagina
vein : vena
ventricle : ventrículo
vertebral column : columna vertebral
white blood cell : glóbulo blanco de sangre
wrist : muñeca

Colors

beige : beige (adj)
black : negro(a) (adj)
blonde : rubio(a) (adj)
blue : azul (adj)
bright : claro(a) (adj)
brown : café (adj) (shoe, dress, eyes, hair), moreno(a) (adj) (skin), pardo(a) (adj) (gray, brown)
brunette : trigueño(a) (adj)
clear : diáfano(a) (adj), claro(a) (adj)
color : color (m)
coloration : coloración (f)
colored : coloreado(a) (adj)
dark : oscuro(a) (adj), trigueño(a) (adj)
gold : dorado (m), dorado(a) (adj), oro (m), oro(a) (adj)
golden : dorado(a) (adj)
gray : gris (m), gris (adj)

green : verde (adj)
light (color) : claro(a) (adj)
opalescent : opalescente (adj), que parece ópalo o que exhibe diversos colores
opaque : opaco(a) (adj)
paint : pintura (f)
phosphorescent : fosforescente (adj)
pigmentation : pigmentación (f), depósito de materia con color
pink : rosado(a) (adj)
purple : purpúreo(a), morado(a) (adj)
red : rojo(a) (adj)
reddish : rojizo (m
redness : enrojecimiento (m)
ruby : rubí (adj)
transparent : transparente (adj), claro(a) (adj)
violet : violeta (f)
yellow : amarillo(a) (adj)

Days

Monday : lunes (m)
Tuesday : martes (m)
Wednesday : miércoles (m)
Thursday : jueves (m)
Friday : Viernes (m)
Saturday : Sabado (m)
Sunday : Domingo (m)

date : fecha (f)
day : día (m)
month : mes (m)
today : hoy (adv)
tomorrow : mañana (m)
tomorrow is another day :
mañana (m) será otro día
**tomorrow is Monday (It is
Monday tomorrow.) :**
mañana (adv) es lunes
tomorrow morning :
mañana (adv) por la mañana
tomorrow, as of : a partir
de mañana (adv)
tomorrow, starting : a
partir de mañana (adv)

tomorrow, the day after :
pasado mañana (adv)
tomorrow, until : hasta
mañana (adv)
tonight : esta noche (f)
week : semana (f)
yesterday : ayer (adv)
yesterday afternoon : ayer
(adv) por la tarde, ayer (adv)
tarde
yesterday evening : ayer
(adv) por la tarde, ayer (adv)
tarde, al final del día
yesterday morning : ayer
(adv) por la mañana
yesterday night (last night)
: ayer (adv) por la noche,
ayer (adv) noche
yesterday, a week ago :
hace ayer (adv) una semana
yesterday, it seems like :
parece que fue ayer (adv)
yesterday, the day before :
anteayer (adv)
yesteryear : ayer (m)

Equipment / Supplies

A
absorbent cotton : algodón (m) absorbente
adhesive tape : cinta (f) adhesiva, cinta (f) de pegar
aerosol : aerosol (m), producto destinado a ser inhalado
apparatus : aparato (m)
autoclave : autoclave (f)

B
baby bottle : biberón (m), pacha (f), mamila (f)
balance : balance (m)
bandage : venda (f), vendaje (m)
bandage applied to a vessel : vendaje (m) sobre un vaso
bandage dressing : vendaje (m)
bandaids : curitas (f), venditas (f)
barrier : barrera (f), obstrucción (f)
basket, wastepaper : papelera (f), basurero (m)
bedpan : basín (m), basinica (f)
benzoin : benjuí (m)
bifocals : lentes (m) bifocales

binder : cartapacio
blade : filo (m)
blanket : frazada (f), cobertor (m)
bleach : blanqueador (m)
board : tabla (f)
board, restraining : tabla (f) para sujetar (v)
borax : bórax (m)
bottle, baby : biberón (m), pacha (f), mamila (f)
bottle, hotwater : bolsa (f) de agua (f) caliente
brace : inmovilizador (m), férula (f)
braces (dental) : frenos (m)
bridge (dental) : puente (m) fijo
brush : cepillo (m)
brush, scrub : bruza (f), cepillo (m) de fregar (v)
bulb : bulbo (m)

C
cabinet : gabinete (m)
cabinet, medicine : botiquín (m) de medicinas
calculator : calculadora (f)
calipers : calibrador (m)
calipers, orthopedic : soporte (m) ortopédico
camera : cámara (f)
canister : bote (m), lata (f), cajita (f)
cannula : cánula (f), tubo que se introduce en una cavidad
cap : tapón (m)

cardiogram : cardiograma (m)
cardiograph : cardiógrafo (m)
case : caso (m)
cast : yeso (m)
catgut suture : sutura (f) de catgut, tripa (f)
catheter : catéter (m), tubo (m), sonda (f)
cautery : cauterio (m)
cement : cemento (m)
centrifuge : centrífuga (f)
cephalometer : cefalómetro (m)
chair : silla (f)
chart, eye : cartel (m) para agudeza visual
chastity belt : cinturón (m) de castidad (f)
clamp : grapa (f)
clamp, ring : grapa (f) con anillo
cleanser : detergente (m), limpiador (m)
clinic : clínica (f)
clock : reloj (m)
colonoscopic : colonoscópico(a) (adj)
colonscope : colonoscopio (m)
compress : compresa (f)
computer : ordenador (m), computadora (f)
condom : condón (m), preservativo (m)
condoms : condones (m), preservativos (m)

consultation : consulta (f)
contact lenses : lentes (m) de contacto, pupilentes (m)
container : envase (m), recipiente (m), contenedor (m)
contrast medium : medio (m) de contraste, medio (m) para visualización radiográfica
copier : fotocopiadora (f)
copy : copia (f)
copy machine : fotocopiadora (f)
cotton : algodón (m)
cover-up : cubrir (v), tapar (v)
crutch : muleta (f)
cubicle : cubículo (m)
culture : cultivo (m)
curved : curvo(a) (adj)
cylinder : cilindro (m)
cystoscope : cistoscopio (m)
cystoscopic : cistoscópico(a) (adj)

D
dam, rubber : protector (m) de hule
delivery room : sala (f) de partos
densitometer : densitómetro (m)
dental floss : hilo (m) dental
dental plaque : placa (f) dental, sarro (m)

denture : dentadura (f) postiza, prótesis (f) dental
dentures, set of : dentadura (f) postiza
deodorizer : inodoro (m)
dermatome : dermátomo (m)
detector : detector (m)
detergent : detergente (m)
device : dispositivo (m)
diagnostic : diagnóstico (m)
diaper : pañal (m), zapeta (f)
diary : diario (m)
dictation : dictado (m)
disinfectant : desinfectante (m), agente que destruye o elimina las bacterias
doctor's office : consultorio (m) médico
douche : ducha (f)
douche, vaginal : ducha (f), lavado (m) vaginal
drain : drenaje (m)
drape : cortina (f)
dressing room : tocador (m), vestidor (m)
dressing, bandage : vendaje (m)
drill : taladro (m)
dropper : gotero (f)

E
earplugs : tapones (m) para los oídos
elastic : elástico(a) (adj)
electric : eléctrico(a) (adj)

electrocardiogram : electrocardiograma (m)
emergency room : sala (f) de emergencia
encounter : encuentro (m)
endoscope : endoscopio (m)
endoscopic : endoscópico(a) (adj)
equipment : equipo (m), herramientas (f), aparato (m)
examination room : consultorio (m), sala (f) de examen
extended-wear lenses : lentes (m) para uso extendido
eye chart : cartel (m) para agudeza visual
eye cup : copa (f) para los ojos
eye dropper : gotero (m) para los ojos
eye glasses : anteojos (m), lentes (m), gafas (f), espejuelos (m)
eyebath : ojera (f)

F
facial tissue : pañuelo (m) facial, servilleta (f) facial)
false teeth : dentadura (f) postiza
fan : ventilador (m), abanico (m)
fetoscope : fetoscopio (m)
filling (dental) : amalgama (f), relleno (m)

film : película (f)
first aid kit : botiquín (m) de primeros auxilios
flask : frasco (m)
floss, dental : hilo (m) dental
fluoroscope : fluoroscopio (m)
footrest : estribo (m)
footstep : pisada (f)
foot-stool : grada (f), banquillo (m), escabelo (m)
forceps : fórceps (m)
fork, tuning : diapasón (m)
form : forma (f)
freezer : congelador (m)

G
garbage can : basurero (m), balde (m), bote (m) de basura, recipiente (m) de basura
gas : gas (m)
gauge : indicador (m)
gauge, pressure : manómetro (m)
gauze : gasa (f)
girdle : faja (f)
glass, magnifying : lupa (f)
glasses (sunglasses) : gafas (f), anteojos (m) de sol
glasses, bifocals : lentes (m) bifocales
glasses, eye : anteojos (m), lentes (m), gafas (f), espejuelos (m)
glue : cola (f), pegamento (m)

goggles : gafas (f)
goniometer : goniómetro (m)
guaiac : guayaco (m)
guide : guía (m/f)
gum (chewing) : goma (f) de mascar, chicle (m)
gun : pistola (f)

H
hacksaw : sierra (f) para metales (m)
hammer : martillo (m)
handle : mango (m)
handout (leaflet) : folleto (m), octavilla (f)
handout (pamphlet) : panfleto (m)
hard lenses : lentes (m) duros
harness, child safety : arnés (m) de seguridad
headboard (bed) : cabecera (f)
headlamp : foco (m) de cabecera
headphones : audífonos (m)
headrest : cabezal (m)
headrestraint : apoyacabezas (m)
heater : calentador (m), calefacción (f)
helmet : casco (m)
hinge : bisagra (f)
history : historia (f)
hood : capucha (f), caperuza (f)

hospital : hospital (m)
hotwater bottle : bolsa (f) de agua caliente
humidifier : humidificador (m)
hydraulic : hidráulico(a) (adj)
hyperbaric : hiperbárico (a) (adj), relativo a una presión elevada, en particular con oxígeno
hypodermic : hipodérmica (f), hipodérmico(a) (adj), que se pone debajo de la piel

I
implant : implante (m)
incense : incienso (f)
incinerator : incinerador (m)
incubator : incubadora (f)
infrared : infrarrojo(a) (adj)
inhaler : inhalador (m)
inpatient : paciente (m) interno
instructions : instrucciones (f)
instrument : instrumento (m)
intrauterine : intrauterino(a) (adj)
intrauterine device : dispositivo (m) intrauterino, espiral (f), aparato (m)
irrigation : irrigación (f), riego (m)

IUD : dispositivo (m) intrauterino, espiral (f), aparato (m)

J
journal : diario (m)
jug, measuring : jarra (f) medidora, graduada (f), taza (f) medidora

K
kit : equipo (m), caja (f) de herramientas, útiles (m)
kit, snakebite : equipo (m) para mordedura de serpientes
kneepad : rodillera (f)

L
labor and delivery room : sala (f) de labor y partos
labor room : sala (f) de labor
laboratory : laboratorio (m)
lamp : lámpara (f), foco (m)
lantern : farol (m), linterna (f)
laser : láser (m)
lens (camera, etc.) : objetivo (m)
lens (glasses) : lente (m)
lenses, contact : lentes (m) de contacto, pupilentes (m)
lenses, extended-wear : lentes (m) para uso extendido

lenses, hard : lentes (m) duros
lenses, soft : lentes (m) suaves
leprosy hospital : leprocomio (m)
light : luz (f), leve (adj), claro(a) (adj)
lights : luces (f)
list : lista (f)
litmus : papel (m) de tornasol
locker : apartado (m), caja (f) con llave
loop : lazo (m), presilla (f)

M
machine : máquina (f), aparato (m)
machine, copy : fotocopiadora (f)
machine, x-ray : máquina (f) de radiografías
magnet : imán (m)
magnifying glass : lupa (f)
mallet : mazo (m)
material : materia (f), material (adj)
material, cloth : tela (f)
medical record : expediente (m), registro (m) médico
memorandum : memorándum (m)
meter (device) : contador (m), medidor (m)
microscope : microscopio (m)

mirror : espejo (m)
mixer : mezcladora (f), batidora (f)
monitor : monitor (m)
mortar : mortero (m)
motor : motor (m)

N
nail (metal) : clavo (m)
nailfile : lima (f) de uñas
nebulizer : nebulizador (m), rociador (m)
needle : aguja (f)
netting : redes (f)
nippers : alicates (m)
note : nota (f)
notebook : cuaderno (m), libreta (f)
notepaper : papel (m) para cartas
nozzle : boquilla (f)
nylon : nilón (m)
nylon sutures : suturas (f) de nilón

O
office : oficina (f)
office, doctor's : consultorio (m)
operating room : sala (f) de operaciones
operating table : mesa (f) de operaciones
ophthalmoscope : oftalmoscopio (m)
orthopedic calipers : soporte (m) ortopédico
otoscope : otoscopio (m)

outpatient : paciente (m) externo

outpatient department : consulta (f) externa

oxygen tent : cámara (f) de oxígeno

P

pacemaker : marcapasos (m)

pad : almohadilla (a)

paper : papel (m)

paperwork : papeleo (m), trámites (f)

partial (dental) : puente (m) removible

patient : paciente (m)

pen : pluma (f), lapicero (m), boligrafo (m)

pencil : lápiz (m)

pessary : pesario (m), instrumento que se coloca en la vagina para corregir desplazamiento del útero, supositorio medicinal para la vagina

photocopier : fotocopiadora (f)

photoelectric : fotoeléctrico(a) (adj)

photograph : fotografía (f), foto (f)

photographic : fotográfico(a) (adj)

physical exam : físico (m), examen (m) físico, prueba (f) física

pillow : almohada (f)

pillowcase : funda (f) de almohada

pipe : conducto (m), cañería (f)

plaster : yeso (m)

plate (metal) : placa (f)

pneumatic : neumático(a) (adj)

pregnancy test : prueba (f) del embarazo

pressure gauge : manómetro (m)

printer : impresora (f)

prophylactic : profiláctico (m), profiláctico(a) (adj)

prosthesis : prótesis (f), sustituto artificial de una parte u órgano

proverb : proverbio (m)

pulsometer : pulsómetro (m)

pump : bomba (f)

punch (instrument) : perforadora (f)

R

radio : radio (f)

radioactivity : radioactividad (f)

radiograph : radiografía (f)

rag : trapo (m)

rasp : raspa (f), raspador (m), escalpelo (m), escofina (f)

rays, X- : rayos (m) X, rayos (m) equis

razor blade : hoja (f) de afeitar

razor, safety : maquinilla (f) de afeitar, rasuradora (f)

record : registro (m)

record, medical : expediente (m), registro (m) médico

reference : referencia (f)

research : investigación (f)

reservoir : reservorio (m), depósito (m), cavidad para almacenamiento

resource : recurso (m)

restraining board : tabla (f) para sujetar o de encerrar

result : resultado (m)

ribbon : cinta (f)

ring (object) : aro (m)

ring clamp : grapa (f) con anillo

rod (metal) : barra (f)

roll : rollo (m), rollete (m)

room, dressing : tocador (m), vestidor (m)

room, examination : consultorio (m), sala (f) de examen

room, operating : sala (f) de operaciones

room, waiting : sala (f) de espera

rope : cuerda (f), cordón (m)

rubber dam : protector (m) de hule

ruler : regla (f)

S

sack : saco (m)

safety harness, child : arnés (m) de seguridad

safety razor : maquinilla (f) de afeitar, rasuradora (f)

sample : muestra (f)

sanatorium : sanatorio (m)

sanitary : sanitario(a) (adj)

saw : sierra (f)

scale : escala (f)

scalpel : escalpelo (m)

scanner : escáner (m)

scissors : tijeras (f)

screw : tornillo (m)

scrub brush : bruza (f), cepillo (m) de fregar

seat : silla (f), asiento (m)

set of dentures : dentadura (f) postiza

sharp : afilado(a) (adj), agudo(a) (adj)

sharp-pointed : punta (f) afilada, agudo(a) (adj)

sheet : sábana (f)

sheet (of paper) : hoja (f)

shelf : estante (m), librera (f)

shield : capa (f) protectora, escudo (m)

shirt : camisa (f)

shoes : zapatos (m)

shower : ducha (f)

silicone : silicona (f)

silk : seda (f)

silk sutures : suturas (f) de seda

silver : plata (f)

silver nitrate : nitrato (m) de plata
sink : fregadero (m), lavatrastos (m)
siphon : sifón (m)
skirt : falda (f), saya (f)
slippers : zapatillas (f), pantuflas (f)
smock : guardapolvo (m)
snakebite kit : equipo (m) para mordedura de serpientes
snap : cierre (m)
soft lenses : lentes (m) suaves
solder : soldadura (f)
sonic : sónico(a) (adj)
specimen : especimen (m), muestra (f)
specimen container : frasco (m) para muestra
specimen swab : frotis (m)
spectacles : gafas (f)
speculum : espéculo (m)
spittoon : escupidera (f)
splint : tablilla (f), férula (f)
sponge : esponja (f)
spring (device) : resorte (m), muelle (m)
stair : escalón (m), grada (f)
stand : puesto (m)
steel : acero (m)
step : paso (m)
sterile : estéril (adj)
sterilizer : esterilizador (m)
stethescope : estetoscopio (m)
stirrup : estribo (m)

stopper : tapón (m)
strap : correa (f), tirante (m)
stretcher : camilla (f)
string : cuerda (f), cordel (m)
strip : tira (f)
strips, small : tiritas (f)
styptic : astringente (adj)
substitute : sustituto (m), sustituto(a) (adj)
sunglasses : gafas (f), anteojos (m) de sol
surgery suite : consultorio (m) de cirugía, sala (f) de operaciones
suture : sutura (f)
sutures, catgut : suturas (f) de tripa
sutures, nylon : suturas (f) de nilón
sutures, silk : suturas (f) de seda
swab : hisopo (m) de algodón
swab, specimen : frotis (m)
sweeper : barredora (f), escoba (f)
syringe : jeringa (f)

T
table : mesa (f)
table, operating : mesa (f) de operaciones
tampon : tampón (m)
tape : cinta (f)
tape, adhesive : cinta (f) adhesiva, cinta (f) de pegar

tape, video : cinta (f) de video
teaching : enseñanza (f)
teeth, false : dentadura (f) postiza
telephone : teléfono (m)
tent, oxygen : cámara (f) de oxígeno, tienda (f) de oxígeno
test, pregnancy : prueba (f) de embarazo
textbook : libro (m) de texto
thermostat : termostato (m)
thingamajig : chisme (m)
thread : hilo (m)
thumbtack : tachuela (f), chincheta (f), chinche (f)
tissue : tejido (m)
tissue paper : toalla (f) de papel
tissue, facial : toalla (f) facial de papel
toilet : inodoro (m), servicio (m), excusado (m), retrete (m)
toilet paper : papel (m) de baño
toiletries : artículos (m) de tocador
toothbrush : cepillo (m) de dientes
toothed : dentado(a) (adj)
toothpaste : dentífrico (m), pasta (f) de dientes, pasta (f) dentífrica
toothpick : mondadientes (m), palillo (m)

tourniquet : torniquete (m)
towel : toalla (f)
towel, paper : toalla (f) de papel, paño (m) de papel
toy : juguete (m)
tray : azafate (m), bandeja (f)
trephine : legra (f)
truss : braguero (m)
tube : trompa (f), tubo (m)
tuning fork : diapasón (m)

U
ultrasound machine : máquina (f) de ultrasonido
ultraviolet rays : rayos (m) ultravioleta, rayos (m) para tratar la psoriasis, una enfermedad de la piel caracterizada por descamación excesiva
urethrotome : uretrótomo (m)
urinal : urinal (m)
urinalysis : urinálisis (m), examen (m) de orina

V
vaginal douche : lavado (m), ducha (f) vaginal
vaporizer : vaporizador (m)
veneer : capa (f) exterior, apariencia (f)
vent : agujero (m)
ventilator : ventilador (m)
video : video (m)
videotape : cinta (f) de video (m)

W

waiting room : sala (f) de espera

wand : vara (f)

wash : lavado (m)

washbasin : lavabo (m), lavamanos (m)

wastepaper basket : papelera (f)

watch : reloj (m) de pulsera

water : agua (f)

wheel : rueda (f)

wick : mecha (f)

wig : peluca (f)

wipe : toalla (f) para limpieza

wire : alambre (m)

wood : madera (f)

wrench : retorcer (v), tirón (m)

X

x-ray machine : máquina (f) de radiografías

x-rays : radiografía (f), rayos (m) X, rayos (m) equis

Z

zipper : cremallera (f), cierre (m)

Family

adolescent : adolescente
(m/f), joven (m/f)
aunt : tía (f)
aunt and uncle : tíos (m)
baby : bebé (m/f)
babysitter : niñero (m),
niñera (f), cuida niños (m),
cuida niñas (f)
boy : muchacho (m), niño
(m)
boyfriend : novio (m)
bride : novia (f)
brother : hermano (m)
brother-in-law : hermano
(m) político, cuñado (m)
child : niño (m), niña (f)
children : niños (m), niñas
(f)
cousin : primo (m), prima
(f)
daughter : hija (f)
daughter-in-law : nuera (f)
family : familia (f)
family members :
familiares (m)
father : padre (m), papá (m)
father-in-law : padre (m)
político, suegro (m)
fiancé : novio (m),
prometido (m)
fiancée : novia (f),
prometida (f)
girl : niña (f), muchacha
(m)

girlfriend : novia (f)
godchild's father :
compadre (m)
godchild's mother :
comadre (f)
goddaughter : ahijada (f)
godfather : padrino (m)
godmother : madrina (f)
godson : ahijado (m)
grandchildren : nietos (m),
nietas (f)
granddaughter : nieta (f)
grandfather : abuelo (m)
grandmother : abuela (f)
grandparents : abuelos
(m), abuelas (f)
grandson : nieto (m)
half-brother : medio
hermano (m)
half-sister : media hermana
(f)
hereditary : hereditario
(m), hereditario(a) (adj)
heredity : herencia (f)
husband : esposo (m),
marido (m)
member : miembro (m)
members : miembros (m)
mother : madre (f)
mother-in-law : madre (f)
política, suegra (f)
nephew : sobrino (m)
niece : sobrina (f)
parents : padres (m/f)
quadruplets : cuatrillizo
(m), cuatrilliza (f)
sister : hermana (f)

sister-in-law : hermana (f) política, cuñada (f)
son : hijo (m)
son-in-law : yerno (m)
spouses : esposos (m), esposas (f)
step-brother : hermanastro (m)
step-daughter : hijastra (f)
step-father : padrastro (m)
step-mother : madrastra (f)

step-sister : hermanastra (f)
step-son : hijastro (m)
triplets : trillizos (m), trillizas (f)
twins : gemelos (m), gemelas (f), mellizos (m), mellizas (f), cuaches (m/f)
uncle : tío (m)
wife : esposa (f)
woman : mujer (f)

Jobs

accountant : contador (m), contadora (f), contable (m/f)
actor : actor (m)
actress : actriz (f)
administrator : administrador (m), administradora (f)
air host : azafato (m)
air hostess : azafata (f)
anatomist : anatomista (m/f)
anatomy : anatomía (f)
architect : arquitecto (m), arquitecta (f)
assistant : asistente (m/f)
associate : asociado (m), asociada (f), socio (m), socia (f)
astronaut : astronauta (m/f)
bacteriologist : bacteriólogo (m), bacterióloga (f)
bacteriology : bacteriología (f)
baker : panadero (m), panadera (f), repostero (m), repostera (f)
bank clerk : empleado (m) bancario, empleada (f) bancaria
biologist : biólogo (m), bióloga (f)
biology : biología (f)

bookseller : vendedor (m) de libros, vendedora (f) de libros
breadmaker : panadero (m), panadera (f)
builder : constructor (m), constructora (f), albañil (m/f)
bullfighter : torero (m), torera (f)
butcher : carnicero (m), carnicera (f)
candlestick maker : fabricante (m/f) de candeleros
cardiovascular surgeon : cirujano (m) cardiovascular, cirujana (f) cardiovascular
cardiologist : cardiólogo (m), cardióloga (f)
cardiologist, pediatric : cardiólogo (m) pediatra, cardióloga (f) pediatra
cardiology : cardiología (f)
caretaker : cuidador (m), cuidadora (f)
carpenter : carpintero (m), carpintera (f)
chest surgeon : cirujano (m) de tórax, cirujana (f) de tórax
cleaner : limpiador (m), limpiadora (f)
clerk, bank : empleado (m) bancario, empleada (f) bancaria
clerk, office : oficinista (m/f)

clerk, sales : dependiente (m) de tienda, vendedor (m), vendedora (f)

computer programmer : programador (m), programadora (f)

consultant : asesor (m), asesora (f)

contractor : contratista (m/f) de obras

cook : cocinero (m), cocinera (f)

cook's assistant : asistente (m/f) de cocina, pinche (m/f)

customs officer : oficial (m/f) de aduana

cytologist : citólogo (m), citóloga (f)

cytology : citología (f)

dentist : dentista (m/f), odontólogo (m), odontóloga (f)

dermatologist : dermatólogo (m), dermatóloga (f)

dermatologyy : dermatología (f)

dietician : dietista (m/f), nutricionista (m/f)

director : director (m), directora (f)

dishwasher : lavador (m) de platos, lavadora (f) de platos

doctor : doctor (m), doctora (f), médico (m), médica (f)

domestic : empleado (m) doméstico, empleada (f)

doméstica, sirviente (m), sirvienta (f)

driver : chófer (m), chófera (f), conductor (m), conductora (f)

dustman : basurero (m)

dustwoman : basurera (f)

electrician : electricista (m/f)

embryologist : embriólogo (m), embrióloga (f)

embryology : embriología (f)

emergency physician : medico (m) de emergencia, médica (f) de emergencia

employee : empleado (m), empleada (f)

endocrinologist : endocrinólogo (m), endocrinóloga (f), endocrino (m), endocrina (f)

endocrinology : endocrinología (f)

engineer : ingeniero (m), ingeniera (f)

factory worker : obrero (m) industrial, obrera (f) industrial

family physician : medico (m) familiar, médica (f) familiar

farmer : agricultor (m), agricultora (f), granjero (m), granjera (f)

farmworker : campesino (m), campesina (f)

fireman : bombero (m), bombera (f)
fisherman : pescador (m), pescadora (f)
foreman : capataz (m/f)
gardener : jardinero (m), jardinera (f)
gastroenterologist : gastroenterólogo (m), gastroenteróloga (f)
gastroenterologist, pediatric : gastroenterólogo (m) pediatra, gastroenteróloga (f) pediatra
gastroenterology : gastroenterología (f)
gynecologist : ginecólogo (m), ginecóloga (f)
gynecology : ginecología (f)
hairdresser : peluquero (m), peluquera (f)
helper : ayudante (m/f)
hematologist : hematólogo (m), hematóloga (f)
hematology : hematología (f)
histologist : histólogo (m), históloga (f)
housekeeper : mayordomo (m), ama (f) de llaves
infectious disease specialist : infectólogo (m), infectóloga (f)
immunologist : inmunólogo (m), inmunóloga (f)

immunology : inmunología (f)
instructor : instructor (m), instructora (f)
intern : interno (m), interna (f)
internist : internista (m/f)
interpreter : intérprete (m/f)
jeweler : joyero (m), joyera (f)
job : trabajo (m)
jobless : cesante (adj), sin trabajo, desempleado(a) (adj)
journalist : periodista (m/f)
judge : juez (m/f)
laborer : peón (m/f), labriego (m), labriega (f), obrero (m), obrera (f)
lawyer : abogado (m), abogada (f), jurista (m/f)
manager : gerente (m/f), directivo (m), directiva (f)
mechanic : mecanico (m), mecanica (f)
milker : ordeñador (m), ordeñadora (f)
miner : minero (m), minera (f)
model : modelo (m/f)
musician : músico (m), música (f)
mycologist : micólogo (m), micóloga (f)
mycology : micología (f)
nanny : niñera (f)

nephrologist : nefrólogo (m), nefróloga (f)
nephrology : nefrología (f)
neurologist : neurólogo (m), neuróloga (f)
neurology : neurología (f)
notary : notario (m), notaria (f)
nurse : enfermero (m), enfermera (f)
nutritionist : nutricionista (m/f)
obstetrician : obstetra (m/f)
obstetrics : obstetricia (f)
office worker : personal (m) de oficina, oficinista (m/f)
oncologist : oncólogo (m), oncóloga (f)
oncology : oncología (f)
operator : operario (m), operaria (f)
ophthalmologist : oftalmólogo (m), oftalmóloga (f)
ophthalmology : oftalmología (f)
optometrist : optometrista (m/f)
optometry : optometría (f)
oral surgeon : cirujano (m) de la boca, cirujana (f) de la boca
orderly : practicante (m/f), asistente (m/f) en un hospital
orthodontics : ortodoncia (f)

orthodontist : ortodoncista (m/f)
orthopedics : ortopedia (f)
orthopedist : ortopedista (m/f)
osteopath : osteópata (m/f)
osteopathy : osteopatía (f)
otorhinolaryngologist : otorrinolaringólogo (m), otorrinolaringóloga (f)
otorhinolaryngology : otorrinolaringología (f)
painter : pintor (m), pintora (f)
parking attendant : asistente (m/f) de estacionamiento
pathologist : patólogo (m), patóloga (f)
pathology : patología (f)
pediatrician : pediatra (m/f)
pediatric cardiologist : cardiólogo (m) pediatra, cardióloga (f) pediatra
pediatric gastroenterologist : gastroenterólogo (m) pediatra, gastroenteróloga (f) pediatra
pediatric surgeon : cirujano (m) pediatra, cirujana (f) pediatra
pediatrics : pediatría (f)
pharmacist : farmacéutico (m), farmacéutica (f), boticario (m), boticaria (f)

pharmacology :
farmacología (f)
phlebotomist : persona (f)
que realiza una flebotomía
phlebotomy : flebotomía
(f)
physical therapist :
terapista (m) físico, terapista
(f) física
physical therapy : terapia
(f) física
physician : médico (m),
médica (f), doctor (m),
doctora (f)
physician, emergency :
medico (m) de emergencia,
médica (f) de emergencia
physician, family : medico
(m) familiar, médica (f)
familiar
physiatrist : fisiatra (m/f)
physiatry : fisiatría (f)
physiologist : fisiólogo (m),
fisióloga (f)
physiology : fisiología (f)
pilot : piloto (m/f)
plumber : fontanero (m),
fontanera (f); plomero (m),
plomera (f)
podiatrist : podiatra (m/f)
podiatry : podiatría (f)
police : policía (m/f)
policeman : policía (m)
policewoman : mujer
policía (f)
politician : político (m),
política (f)
postman : cartero (m)

postwoman : cartera (f)
practitioner : practicante
(m/f)
president : presidente (m),
presidenta (f)
proctologist : proctólogo
(m), proctóloga (f)
proctology : proctología (f)
programer, computer :
programador (m),
programadora (f)
psychiatrist : psiquiatra
(m/f)
psychiatry : psiquiatría (f)
psychic (person) : psíquico
(m), psíquica (f)
psychoanalyst :
psicoanalista (m/f)
psychologist : sicólogo (m),
sicóloga (f), psicólogo (m),
psicóloga (f)
psychology : psicología (f)
pulmonologist : neumólogo
(m), neumóloga (f)
pulmonology : neumología
(f)
pulse monitor (person) :
monitor (m) del pulso,
monitora (f) del pulso
radiographer : radiógrafo
(m), radiógrafa (f)
radiography : radiografía
(f)
radiologist : radiólogo (m),
radióloga (f)
radiology : radiología (f)

receptionist : recepcionista (m/f), recibidor (m), recibidora (f)
reporter : reportero (m), reportera (f)
resident, medical : médico (m) residente, médica (f) residente
rheumatologist : reumatólogo (m), reumatóloga (f)
rheumatology : reumatología (f)
sailor : marinero (m), marinera (f)
salesman : vendedor (m)
saleswoman : vendedora (f)
scientist : científico (m), científica (f)
scientologist : cientólogo (m), cientóloga (f)
scientology : cientología (f)
secretary : secretario (m), secretaria (f)
servant : criado (m), criada (f)
shepherd : pastor (m), pastora (f)
shoemaker : zapatero (m), zapatera (f)
shop assistant : dependiente (m/f)
shorthand typist : taquimecanógrafo (m), taquimecanógrafa (f)
singer : cantante (m/f), cantor (m), cantora (f)

soldier : soldado (m), soldada (f)
specialist : especialista (m/f)
student : estudiante (m/f)
surgeon : cirujano (m), cirujana (f)
surgeon, cardiovascular : cirujano (m) cardiovascular, cirujana (f) cardiovascular
surgeon, chest : cirujano (m) de tórax, cirujana (f) de tórax
surgeon, general : cirujano (m) general, cirujana (f) general
surgeon, oral : cirujano (m) oral, cirujana (f) oral
surgeon, pediatric : cirujano (m) pediatra, cirujana (f) pediatra
surgeon, trauma : cirujano (m) de trauma, cirujana (f) de trauma
surgery : cirugía (f)
tailor : sastre (m)
tailoress : costurera (f)
taxi driver : taxista (m/f)
teacher : profesor (m), profesora (f)
technician : técnico (m), técnica (f)
technique : técnica (f)
translator : traductor (m), traductora (f)
traumatologist : traumatólogo (m), traumatóloga (f)

traumatology : traumatología (f)

trauma surgeon : cirujano (m) de trauma, cirujana (f) de trauma

truck driver : camionero (m), camionera (f)

typist : mecanógrafo (m), mecanógrafa (f)

undertaker : enterrador (m), enterradora (f), empleado (m) de funeraria, empleada (f) de funeraria (f)

unemployed : desempleado(a) (adj)

urologist : urólogo (m), uróloga (f)

urology : urología (f)

veterinarian : veterinario (m), veterinaria (f)

waiter : camarero (m)

waitress : camarera (f)

watchmaker : relojero (m), relojera (f)

worker : obrero (m), obrera (f)

worker, factory : obrero (m) industrial, obrera (f) industrial

worker, farm- : campesino (m), campesina (f)

worker, office : personal (m/f) de oficina, oficinista (m/f)

writer : escritor (m), escritora (f), autor (m), autora (f)

Kitchen / Food

A

acorn : bellota (f)
almonds : almendras (f)
aluminun foil : papel (m) de aluminio
anchovy : anchoa (f)
angler fish : rape (m)
apple : manzana (f)
apron : delantal (m)
artichoke : alcachofa (f)
artichoke heart : corazón (m) de alcachofa
asparagus : espárrago (m)
aspic : aspic (m)
avocado : aguacate (m)

B

bacon : tocino (m)
baking powder : levadura (f) en polvo
banana : plátano (m), banana (f)
barbeque : barbacoa (f), parrillada (f)
barley : cebada (f)
barley soup : sopa (f) de cebada
barley, pearl : cebada (f) perlada
barleycorn : grano (m) de cebada
basil : albahaca (f)
basin : escudilla (f), tazón (m), palangana (f)

basin, wash : lavabo (m)
bass, sea : lubina (f)
bass, stone : cherna (f)
basted : rociado(a) (adj)
basting : rociando (ger)
batter : mezcla (f)
batter fried : rebozado(a) (adj), empanizado(a) (adj)
bayleaf : laurel (m)
bean sprouts, soybean : brotes (m) de soya
beans : habas (f), habichuelas (f), alubias (f), frijoles (m)
beans, black : alubias (f) negras
beans, broad : habas (f)
beans, green : habichuelas (f), ejotes (m)
beans, kidney : alubias (f) rojas
beans, lima : frijoles (m)
beans, pinto : frijoles (m)
beans, soy : semillas (f) de soya
beans, string : ejotes (m)
bechamel sauce : bechamel (m)
beef : ternera (f), carne (f) de vaca, res (f)
beef, minced : carne (f) de res picada
beef, roast : rosbif (m)
beef, shredded : ternera (f) picada
beer : cerveza (f)
beer, draft : cerveza (f) cruda

beer, draught : cerveza (f) cruda

beet : remolacha (f), betabel (m), betarraga (f)

bitter : agrio(a) (adj), amargo(a) (adj), ácido(a) (adj)

black beans : frijoles negros (m), alubias (f) negras

blackberry : zarzamora (f)

blade of a knife : hoja (f) del cuchillo

blend : mixto (m)

boned : dehuesado(a) (adj)

bottle : botella (f)

bottle opener : destapador (m)

bowl : tazón (m), cuenco (m)

bowl, sugar : azucarero (m)

brandy : coñac (m)

bread : pan (m)

bread stick : palillo (m) de pan, colín (m)

bread, stale : pan (m) duro, pan (m) rancio

bread, unleavened : pan (m) ázimo, pan (m) sin levadura

breadboard : tabla (f) de cortar pan

breadbox : panera (f), caja (f) para guardar pan

breadcrumbs : migas (f) de pan, pan (m) rallado

breakfast : desayuno (m)

breast of chicken : pechuga (f) de pollo

broad beans : habas (f)

broccoli : brócoli (m), brécol (m)

broth : caldo (m)

brown bread : pan (m) integral

brussel sprouts : coles (f) de Bruselas

burrito : burrito (m)

butter : mantequilla (f)

buttermilk : suero (m) de la leche

butterscotch : caramelo (m) duro y hecho con azúcar

C

cabbage : col (f), repollo (m)

caffeine : cafeína (f)

cake : pastel (m)

calorie : caloría (f)

can : lata (f), tarro (m), bote (m)

canned : enlatado (adj)

canneloni : canelones (m)

capers : alcaparras (f)

carafe : jarra (f), garrafa (f)

carbohydrate : carbohidrato (m)

carrot : zanahoria (f)

casserole : caserola (f), estofado (m)

cauliflower : coliflor (f)

caviar : caviar (m)

cayenne pepper : pimienta (f) cayena

celery : apio (m)

cereal : cereal (m)

cheese : queso (m)

cheese sticks : palitos (m) de queso

cheese straws : palitos (m) de queso

cheesecake : tarta (f) de queso

chestnut : castaña (f)

chick peas : garbanzos (m)

chicken : pollo (m)

chicken breast : pechuga (f) de pollo

chicken leg : muslo (m) de pollo

chicken nuggets : pepitas (f) de pollo, trocitos (m) de pollo

chimichanga : chimichanga (f)

chip : patata (f) frita

chive : chive (m), cebolleta (f)

chocolate : chocolate (m), chocolate (adj)

chocolate shop : chocolatería (f)

chop (pork, lamb) : chuleta (f), costilla (f)

chop sticks : palillos (m) para comer

cider : sidra (f)

cinnamon : canela (f)

citric acid : ácido (m) cítrico

clams : almejas (f)

clove : clavo (m) de olor

cloves of garlic : dientes (m) de ajo

coarse : de grano (m) grueso

coarse sugar : azúcar (m) de grano grueso

cocoa powder : cocoa (f) en polvo

coconut : coco (m)

coconut meat : carne (f) de coco

coconut milk : agua (f) de coco (m)

cod : bacalao (m)

coffee : café (m)

colander : colador (m), coladero (m)

confectioner's custard : crema (f) pastelera

conger eel : congrio (m)

consistency : consistencia (f)

cooked crab : cangrejo (m) preparado

cooked ham : jamón (m) York

cookie : galleta (f)

cooking pot : olla (f), marmita (f)

cooled : refrigerado(a) (adj)

coriander : cilantro (m), culantro (m)

corkscrew : sacacorchos (m)

corn : maíz (m)

corn silk : pelos (m) de elote, cabellos (m) de elote

corn, sweet : maíz (m)
tierno, elote (m), choclo (m),
jojoto (m)
cornflakes : copos (m) de
maíz tostados
cornflour : harina (f) de
maíz
cottage cheese : requesón
(m)
courgette : calabacín (m)
course, main : plato (m)
principal, segundo plato (m)
crab (food) : cangrejo (m),
jaiba (f)
cranberry : arándano (m)
crayfish, fresh-water :
cangrejo (m) de río
crayfish, sea : langosta (f)
pequeña, cigala (f)
cream (of milk) : nata (f),
crema (f)
cream, double : nata (f)
para montar
cream, single : crema (f)
líquida, nata (f) líquida
cream, sour : crema (f)
agria, nata (f) agria
cream, whipped : crema (f)
batida, nata (f) montada
créme de menthe : crema
(f) de menta
croquette : croqueta (f)
crouton : crutón (m),
panecillos(m), cuscurro (m)
cube of sugar : terrón (m)
de azúcar
cucumber : pepino (m)
cumin : comino (m)

cup, measuring : taza (f)
para medir
cupcake : cubilete (m),
magdalena (f)
curdled : cuajado(a) (adj)

D
dash : chorrito (m)
daub : mancha (f)
deer : venado (m)
dessert : postre (m)
diet : dieta (f), régimen (m)
dietary : dietético (m)
dietetic : dietético(a) (adj)
dieting : haciendo dieta (f),
llevando una dieta (f)
dill : eneldo (m)
dining hall : refectorio (m)
dining room : comedor (m)
dining-room table : mesa
(f) de comedor
dinner : cena (f)
dinnertime : hora (f) de
cenar
dip : salsa (f) para
bocaditos
dish : plato (m)
dish soap : detergente (m),
jabón (m) para lavar platos
dish, serving : fuente (f)
para servir, plato (m) para
servir
dishpan : palangana (f)
para lavar los platos
dishpan hands : manos (f)
de fregona, manos (f) de
lavatrastos

dishrag : paño (m) para lavar los platos
dishwasher (machine) : lavadora (f) de platos
dough : masa (f)
doughnut : donut (m), rosquilla (f)
draft beer : cerveza (f) cruda
draught beer : cerveza (f) cruda
dressing, salad : aliño (m), salsa (f)
drink : bebida (f)

E
egg : huevo (m)
egg white : clara (f) de huevo
egg yolk : yema (f) de huevo
egg, hard-boiled : huevo (m) duro
egg, scrambled : huevos (m) revueltos
eggcup : huevera (f)
eggnog : ponche (m) de huevo, rompope (m)
eggplant : berenjena (f)
enchilada : enchilada (f)
endives : endivias (f)
essence of vanilla : esencia (f) de vainilla

F
fat : grasa (f)
fat, pork : tocino (m)
fennel : hinojo (m)

fermentation : fermentación (f), transformación (f) de sustancias orgánicas a través de la degradación de las azucares
fillets : filetes (m)
filling : relleno (m)
filling, meat : relleno (m) de carne
fine sugar : azúcar (m) blanca de granulado muy fino
finely : en trozos (m) menudos
fish (to eat) : pescado (m)
fish fillets : filetes (m) de pescado
fishbone : espina (f)
flour : harina (f)
flour, corn : harina (f) de maíz
foil : papel (m) de aluminio
food : comida (f), alimento (m)
food coloring : colorante (m) alimenticio
food, junk : comida (f) basura, comida (f) sin valor alimenticio
foodstuffs : productos (m) alimenticios, comestibles (m)
fork : tenedor (m)
French fries : patatas (f) fritas
French toast : torrija (f), tostada (f) francesa

fresh : fresco(a) (adj)
fried in batter : rebozado(a) (adj), empanizado(a) (adj)
fries, French : patatas (f) fritas, papas (f) fritas
fritter : torreja (f), fritura (f)
frozen : congelado(a) (adj)
fruit : fruta (f)
fruit in syrup : conserva (f)
frying pan : sartén (f)

G
garden, herb : herbario (m)
garlic : ajo (m)
garnish : guarnición (f)
gelatin : gelatina (f)
ginger : jengibre (m)
glass (drinking) : vaso (m)
glazed : glaseado(a) (adj)
gluten : gluten (m), proteína (f) procedente de la harina de cereales
goose : ganso (m)
gooseberry : grosella (f) espinosa, uva (f) espina
gordolobo : gordolobo (m)
goulash : estofado (m) al estilo húngaro
gourmet : gourmet (m), gastrónomo (m)
granary : panera (f)
granary bread flour : granos (m) de trigo malteado
granulated sugar : azúcar (m) granulado, azúcar (m) refinado

grape : uva (f)
grapefruit : pomelo (m), toronja (f)
grated : rallado(a) (adj)
gravy : salsa (f) espesa
gravy boat : salsera (f)
grease : grasa (f), lubricante (m)
greased : engrasado(a) (adj)
green beans : habichuelas (f), ejotes (m)
green onion : cebolleta (f), cebolla (f) de verdeo
green pepper : pimiento (m) verde
griddle : plancha (f)
gridiron : parrilla (f)
gristle : cartílago (m)
grocer, of vegetables : verdulero (m)
ground : molido(a) (adj), pulverizado(a) (adj)
gruel : atole (m)
guava : guayaba (f)

H
haddock : abadejo (m)
hake : merluza (f)
ham : jamón (m)
hard-boiled egg : huevo (m) duro
hare : liebre (f)
heart of artichoke : corazón (m) de alcachofa
heart of cabbage : cogollo (m)
heart of lettuce : cogollo (m)

herb : heirba (f)
herb garden : jardín (m) de hierbas, herbario (m)
herring : arenque (m)
high heat : fuego (m) fuerte
honey : miel (f)
honeydew melon : melón (m) de pulpa verdosa
hot dog : salchicha (f), perro (m) caliente, perrito (m) caliente, pancho (m)
hotplate : hornillo (m), hornilla (a)

I

ice : hielo (m)
ice cream : helado (m)
icing, sugar : azúcar (m) glace
ingredient : ingrediente (m)
ingredients : ingredientes (m)
invert sugar : azúcar (m) invertido, mezcla (f) de glucosa y fructosa en partes iguales

J

jam : mermelada (f)
jam jar : tarro (m) para mermelada, jarro (m) para mermelada
jar : jarro (m)
jelly, clear : jalea (f)
jelly, savory : aspic (m)
jug : jarra (f)
juice : jugo (m), zumo (m)
juicy : jugoso(a) (adj)

julienne : juliano(a) (adj)
junk food : comida (f) basura, comida (f) chatarra

K

kelp : alga (f) marina
kidney beans : alubias (f) rojas
kipper : arenque (m)
kitchen : cocina (f)
kitchen sink : fregadero (m), lavabo (m), lavatrastos (m)
kitchen tissue : papel (m) de cocina
kitchenware : artículos (m) de cocina
kiwi : kiwi (m)
knife : cuchillo (m)
knife sharpener : afilador (m)
knob of butter : nuez (f) de mantequilla
knucklebone, pork : hueso (m) de codillo
knucklebone, veal : hueso (m) de caña
kumquat : naranjita (f) china, kumquat (m), quinoto (m)

L

ladle : cucharón (m)
lamb : cordero (m)
lard : manteca (f), grasa (f) de cerdo
larder : despensa (f)
large onion : cebollón (m)

layer : capa (f)
leaf : hoja (f)
leaven : levadura (f)
leaves : hojas (f)
leeks : puerros (m)
legume : legumbre (f)
lemon : limón (m)
lentils : lentejas (f)
lettuce : lechuga (f)
lid : tapadera (f)
lima beans : frijoles (m)
lime : lima (f)
liquor : liquor (m), licor (m)
loaf : hogaza (f)
lollipop : paleta (f)
lump of sugar : terrón (m) de azúcar
lunch : almuerzo (m)

M

mahi mahi : dorado (m)
main course : plato (m) principal, segundo plato (m)
maple : arce (m)
maple sugar : azúcar (m) de arce
mattress : colchón (m)
mayonnaise : mayonesa (f)
meal : comida (f)
measuring cup : taza (f) para medir
measuring spoon : cuchara (f) de medir
meat : carne (f)
meat filling : relleno (m) de carne

meat pie : pastel (m) de carne (f)
meat soup : caldo (m) de carne
meat, minced : carne (f) picada
meat, rare : carne (f) poco cocida, carne (f) roja
meat, shredded : carne (f) picada
meatball : albóndiga (f)
meathook : gancho (m) de carnicero (m)
milk : leche (f)
milk, skim : leche (f) descremada, leche (f) desnatada
milkshake : batido (m)
milky : lechoso(a) (adj)
milky tea : té (m) con mucha leche
minced beef : ternera (f) picada
minced meat : carne (f) picada
minced pork : cerdo (m) picado
mint : yerba (f) buena, hierba (f) buena, menta (f)
mint tea : té (m) de yerba buena, té (m) de hierba buena
mix : mezcla (f)
mixing bowl : bol (m), tazón (m)
molasses : melaza (f)
muffin : mollete (m)
mug : tazón (m)

mulberry : mora (f)
mullet : lisa (f), mújol (m)
mushroom : champiñón (m), hongo (m)
mussels : mejillones (m)
mustard : mostaza (f)

N
nectarine : nectarina (f)
non-fattening : no engordativo(a) (adj)
non-stick : antiadherente (adj), que no se pega
noodles : tallarines (m), fideos (m)
nut : nuez (f)
nutmeg : nuez (f) moscada
nutrient : nutriente (m), alimentación (f), alimento (m)
nutrition : nutrición (f)
nuts (food) : nueces (f)

O
oatmeal : hojuelas (f) de avena
oats : avena (f)
offal : despojos (m), asaduras (f) desecho (m)
oil : aceite (m)
oil, olive : aceite (m) de oliva
olive : aceituna (f)
olive oil : aceite (m) de oliva
omelette : omeleta (f), tortilla (f) de huevos rellena, tortilla (f) francesa

onion : cebolla (f)
onion, green : cebolleta (f), cebolla (f) verde
onion, large : cebollón (m)
opener : abridor (m)
opener, bottle : destapador (m)
orange : naranja (f)
orange blossoms : flor (f) de azahar
orange juice : jugo (m) de naranja
oregano : orégano (m)
oven : horno (m)
oven usable : para uso en el horno
oxtail : rabo (m) de buey
oyster : ostra (f), ostión (m)

P
pan : cazo (m)
pancake : panqueque (m), crepe (m), buñuelo (m)
pannier : panera (f)
paper towel : toalla (f) de papel, paño (m) de papel
paper, waxed : papel (m) encerado
paprika : pimentón (m)
paraffin : parafina (f)
parsley : perejil (m)
pasta : pasta (f)
pastry wrap : empanada (f), empanadilla (f)
pate : paté (m)
pea : guisante (m), chícharo (m)

pea soup : sopa (f) de guisantes
peach : melocotón (m), durazno (m)
peanut : maní (m), cacahuete (m), cacahuate (m)
peanut brittle : crocante (m) de maní
peanut butter : mantequilla (f) de cacahuete, mantequilla (f) de maní
pearl barley : cebada (f) perlada
pecan : pecana (f), nuez (f)
peeled : pelado(a) (adj)
peeler : mondador (m), pelador (m)
peeler, potato : cuchilla (f) para pelar patatas
pepper : pimienta (f)
pepper, green : pimiento (m) verde
peppercorns : granos (m) de pimienta
pestle : maja (f)
pie : empanada (f), pastel (m)
pie, meat : pastel (m) de carne (f)
piece : pedazo (m)
pig, suckling : lechón (m), cochinillo (m)
pineapple : piña (f)
pinenuts : piñones (m)
pinto beans : frijoles (m)
pizza : pizza (f)
plate (kitchen) : plato (m)

plate, soup : plato (m) hondo
plum : ciruela (f)
poached : escalfado(a) (adj)
popcicle : paleta (f)
popcorn : palomitas (f)
poppy : amapola (f)
poppyseed : semilla (f) de amapola
pork : cerdo (m)
pork fat : tocino (m)
pork rind : piel (m) crujiente y tostada del cerdo asado
pork, minced : cerdo (m) picado
pork, shredded : cerdo (m) picado
pot : olla (f), marmita (f)
potato : patata (f), papa (f)
potato chip : patata (f) frita
potato peeler : cuchilla (f) para pelar patatas
potato starch : fécula (f)
potato, sweet : boniato (m), batata (f), camote (m)
potatoes, fried : patatas (f) fritas
prawns : gambas (f)
preservative : preservante (m)
preserve, fruit : confitura (f), mermelada (f)
pretzel : galleta (f) salada
prune : ciruela (f) seca
pudding : budín (m), pudín (m)

puff pastry : hojalda (f), hojaldre (m)
pumpkin : calabaza (f), zapallo (m)
punch (drink) : ponche (m)
purée : puré (m)
Pyrex : Pirex (m)

Q
quail : codorniz (f)

R
rabbit : conejo (m)
radish : rábano (m)
raisin : pasa (f)
rare meat : carne (f) poco cocinada, carne (f) roja
ration : ración (f)
raw : crudo(a) (adj)
recipe : receta (f)
recipe book : recetario (m)
red mullet : salmonete (m)
red pepper : pimiento (m) rojo
refried beans : frijoles (m) refritos
refrigerated : refrigerado(a) (adj)
refrigeration : refrigeración (f)
refrigerator : refrigerador (m)
rhubarb : ruibarbo (m)
rice : arroz (m)
rind : cáscara (f)
ripe : maduro(a) (adj)
roast beef : rosbif (m)
roasted : asado(a) (adj)

roe : huevas (f)
roll (loaf) : mollete (m)
room, dining : comedor (m)
root : raíz (f)
rose : rosa (f)
rosemary : romero (m)
rue : ruda (f)

S
saffron : azafrán (m)
saffron-flavored : azafrado(a) (adj), sabor (m) a azafrán
sage : salvia (f)
salmon : salmón (m)
salmon, roe : hueva de salmón (f)
salsa : salsa (f)
salt : sal (f)
salt cod : bacalao (m) salado
salted : salado(a) (adj)
sandwich : bocadillo (m)
sardines : sardinas (f)
sauce : salsa (f)
sauce, tatar : salsa (f) tártara
saucepan : cazo (m)
sausage : salchicha (f), embutido (m)
sausage meat : carne (f) de salchicha (f)
savory jelly : aspic (m)
scald : escaldadura (f), quemadura (f)
scallion : cebolleta (f), cebolla (f) de verdeo

scrambled egg : huevos (m) revueltos
seafood : mariscos (m)
seal : sello (m)
season with salt and pepper, to : salpimentar (v)
seasoning : condimento (m)
seed : semilla (f)
serving, dish : fuente (f), plato (m) hondo,
shallot : cebolleta (f)
shellfish : mariscos (m)
shells : cáscaras (f)
sherry : jerez (m)
shopping list : lista (f) de compra
shoulder, meat : paletilla (f), paleta (f)
shredded beef : ternera (f) picada
shredded meat : carne (f) picada
shredded pork : cerdo (m) picado
shrimp : camarón (m), gamba (f), langostino (m), quisquilla (f)
sieve : tamiz (m), cedazo (m), cernidor (m)
silver foil : papel (m) de aluminio
sink, kitchen : fregadero (m), lavabo (m)
sirloin steak : solomillo (m)
skim milk : leche (f) desnatada, leche (f) descremada

skinned : pelado(a) (adj)
slice : rebanada (f)
slice thinly, to : cortar (v) en lonchas, cortar (v) en rodajas finas
sliced : en trozos (m), en rodajas (f)
sliced bread : pan (m) de molde
slotted spoon : espumadera (f)
smoked : ahumado(a) (adj)
smoker : fumador (m), fumadora (f)
snack : bocadito (m), bocadillo (m), tentempié (m), refrigerio (m)
snail : caracol (m)
snuff : rapé (m)
soap : jabón (m)
soap, dish : lavavajillas (f), detergente (m)
soft (food) : blando(a) (adj)
soft drink : refresco (m)
soufflé : comida (f) delicada preparada con huevos batidos y queso y cocinada al horno **soup :** sopa (f)
soup plate : plato (m) hondo, plato (m) sopero
soup tureen : sopera (f)
soup, barley : sopa (f) de cebada
soup, meat : sopa (f) de carne
soup, pea : sopa (f) de guisantes

soup, vegetable : sopa (f) de legumbres
soupy : espeso(a) (adj)
sour : agrio(a) (adj)
sour cream : crema (f) agria, nata (f) agria
sourcrout : berza (f) ácida, repollo (m) ácido
soy : soya (f)
soy bean : semilla (f) de soya
soy sauce : salsa (f) de soya
spaghetti : espaguetis (m), fideos (m)
spicy : picante (adj)
spinach : espinaca (f)
spine (food) : espina (f)
spit (for cooking) : asador (m)
splash : salpicadura (f)
spoon : cucharada (f), cuchara (f)
spoon, measuring : cuchara (f) de medir
sprig : ramita (f)
squid : calamar (m)
stale bread : pan (m) duro, pan (m) rancio
stalk : tallo (m)
starch : almidón (m)
starch, potato : fécula (f)
steak : bistec (m)
steak, tenderloin : lomito (m), solomillo (m)
steamer : olla (f) de vapor
stew : estofado (m)
stewed : estofado(a) (adj)
sticks : palitos (m)

sticks, cheese : palitos (m) de queso
stock : caldo (m)
strainer : colador (m), coladero (m)
strawberry : fresa (f)
string beans : ejotes (m)
stuffing : relleno (m)
suckling pig : lechón (m), cochinillo (m)
suds : espuma (f) de jabón
sugar : azúcar (m)
sugar bowl : azucarero (m)
sugar cube / lump : terrón (m) de azúcar
sugar icing : azúcar (m) glace
sugar, coarse : azúcar (m) de grano grueso
sugar, fine : azúcar (m) blanca de granulado muy fino
sugar, granulated : azúcar (m) granulada o refinada
sugar, maple : azúcar (m) de arce
sugar, Oh : caramba (interj)
sugar-coated : azucarado (m), garapiñado(a) (adj)
supper : cena (f), comida (f)
sweet : dulce (adj)
sweet basil : albahaca (f)
sweet potato : boniato (m), batata (f), camote (m)
sweet-and-sour : agridulce (adj)

sweetbreads : mollejas (f), lechecillas (f)
sweetcorn : maíz (m) tierno, elote (m), choclo (m), jojoto (m)
sweetener : endulzante (m), edulcorante (m), dulcificante (m)

T
table, dining room : mesa (f) de comedor
taco : taco (m)
tamale : tamal (m)
tamales : tamales (m)
tangerine : mandarina (f)
tartar sauce : salsa (f) tártara
taste : sabor (m)
tea : té (m)
tender : tierno (m)
tenderloin steak : lomito (m), solomillo (m)
thick : grueso(a) (adj), espeso(a) (adj)
thinly slice, to : cortar (v) en lonchas, cortar (v) en rodajas finas
thyme : tomillo (m)
tin can : lata (f)
tinned : en lata (adj)
toasted : tostado(a) (adj)
tofu : tofu (m), queso (m) de soya (f)
tomato : tomate (m)
tongs : tenazas (f)
topping : cubierta (f)
tostada : tostada (f)

tripe : mondongo (m), callos (m), pancita (f), guatitas (f)
trout : trucha (f)
tuna : atún (m)
tureen, soup : sopera (f)
turkey : pavo (m), chompipe (m), guajolote (m)

U
unleavened bread : pan (m) ázimo, pan (m) sin levadura

V
vanilla : vainilla (f)
vanilla, essence of : esencia (f) de vainilla
veal : ternera (f)
vegetable : vegetable (m), vegetable (adj), vegetal (m), vegetal (adj)
vegetable soup : caldo (m) de legumbres
vegetables : vegetales (m), verduras (f), legumbres (f)
vegetarian : vegetariano(a) (adj)
venison : venado (m), carne (f) de venado
vinegar : vinagre (m)
vinegar, red wine : vinagre (m) de vino tinto
vinegar, rice : vinagre (m) de arroz
vodka : vodka (f)

W

walnut : nuez (f)
walnuts : nueces (f)
watercress : berro (m)
wax : cera (f)
waxed paper : papel (m) encerado
wedge : pedazo (m) grande
whiskey : whiski (m)
whole : entero(a) (adj)
wild boar : jabalí (m)
wine : vino (m)

worm seed : epazote (m), apazote (m)
wrap, pastry : empanada (f), empanadilla (f)

Y

yeast : levadura (f)
yolks : yemas (f)

Z

zucchini : calabacín (m), calabacita (f), zapallito (m)

Marital Status

bachelor : soltero (m)
bacheloress : soltera (f)
boyfriend : novio (m)
bride : novia (f)
bridegroom : novio (m)
bridesmaid : dama (f) de honor

divorced : divorciado(a) (adj)
girlfriend : novia (f)
groom : novio (m)
married : casado(a) (adj)
separated : separado(a) (adj)
single : soltero(a) (adj)
widow : viudo (m), viuda (f)
widowed : viudo(a) (adj)

Measurements

acre : acre (m)
approximation : aproximación (f)
bottom: fondo (m)
breadth : anchura (f)
centigrade : centígrado(a) (adj)
centimeter : centímetro (m)
cubic centimeter : centímetro (m) cúbico
cubic foot : pie (m) cúbico
cubic meter : metro (m) cúbico
cup : taza (f)
degree : grado (m)
depth : profundidad (f), hondura (f)
diameter : diámetro (m)
diminishment : disminución (f)
distance : distancia (f)
empiric : empírico(a) (adj), que se basa en la experiencia
excess : exceso (m)
Fahrenheit : Fahrenheit (m)
fraction : fracción (f), parte (f) de un todo
frequency : frecuencia (f), veces (f) que se repite un acto
gallon : galón (m)
gradient : gradiente (m), pendiente (f)

gradual : gradual (adj)
gradually : lentamente (adv), gradualmente (adv)
gram : gramo (m)
gramnegative : gramnegativo(a) (adj), negativo en la tinción de Gram
grampositive : grampositivo(a) (adj), positivo en en la tinción de Gram
graph : gráfica (f)
gravidity : gravidez (f)
half : medio(a) (adj), medio (adv)
half-gallon : medio galón (m)
half-pint : media pinta (f), octava parte (f) de un galón, cuartillo (m)
handful : puñado (m)
heaviness : pesadez (f)
hectare : hectárea (f)
height : altura (f)
inch : pulgada (f)
incidence : incidencia (f), número (m) de casos nuevos en un periodo de tiempo
kilogram : kilo (m), kilogramo (m)
kilometer : kilómetro (m)
large : grande (adj)
length : longitud (f)
less : menor (adj), menos (adv)
liter : litro (m)

little (quantity) : poco(a) (adj)

little (size) : pequeño(a) (adj)

massive : masivo(a) (adj), grande (adj), amplio(a) (adj)

maximal : máximo(a) (adj), la mayor cantidad, el límite mayor **maximum :** máximo (m), el punto más alto de un proceso o una enfermedad

measure : tasa (f), medida (f)

measurement : medida (f)

medium-sized : de tamaño (m) mediano

melting point : punto (m) de fusión

meter : metro (m)

microgram : microgramo (m), la millonésima parte de un gramo

micrometer : micrómetro (m)

middle : medio(a) (adj), medio (adv)

mile : milla (f)

milligram : miligramo (m)

milliliter : mililitro (m)

millimeter : milímetro (m)

minimal : mínimo(a) (adj), la menor cantidad, el límite menor

minimum : mínimo (m)

more : más (adv)

much : mucho(a) (adj)

multiple : múltiple (adj), de muchas clases (f), variado(a) (adj)

nadir : nadir (m), punto (m) más bajo

nil : nulo(a) (adj)

one-half acre : medio acre (m)

one-half cup : media taza (f)

one-half inch : media pulgada (f)

one-half mile : media milla (f)

one-half ounce : media onza (f)

one-half pound : media libra (f)

one-quarter acre : cuarto de acre (m)

one-quarter inch : cuarto de pulgada (f)

one-quarter mile : cuarto de milla (f)

osmolality : osmolalidad (f), concentración de partículas osmóticamente activas (osmol/kg.)

osmolarity : osmolaridad (f), concentración de partículas osmóticamente activas (osmol/l.)

ounce : onza (f)

parameter : parámetro (m), criterio (m)

partial : parcial (adj)

peak flow : flujo (m) máximo

percent : por ciento (m), porcentaje (m)

pH : pH (m)

pharmacodynamics : farmacodinamia (f), estudio del efecto de un medicamento sobre el organismo

pharmacokinetic : farmacocinética (f), ciencia que se ocupa del efecto que ejercen los fármacos en el organismo

phase : fase (f), estadio (m), etapa (f), período dentro de una evolución constante

pint : pinta (f)

population : población (f)

pound : libra (f)

proportional : proporcional (adj)

qualitative : cualitativo(a) (adj), relativo a la calidad

quantitative : cuantitativo(a) (adj), relativo a la cantidad

quantity : cantidad (f)

quart : cuarto de galón (m)

quartered : cortado (m) en cuatro

quaternary : cuaternario(a) (adj), que contiene cuatro elementos

rate : tasa (f), razón (f)

size : tamaño (m)

small : pequeño(a) (adj), chico(a) (adj)

square centimeter : centímetro (m) cuadrado

square foot : pie (m) cuadrado

square kilometer : kilometro (m) cuadrado

square meter : metro (m) cuadrado

standard : estándar (m), estándar (adj)

statistical : estadístico(a) (adj)

tablespoon : cucharón (m), cuchara (f) grande, cuchara (f) de servir

tablespoonful : cucharada (f)

teaspoon : cucharita (f), cucharilla (f)

teaspoonful : cucharadita (f)

temperature : temperatura (f)

tepid : tibio(a) (adj), templado(a) (adj)

thermal : térmico(a) (adj), que hace referencia al calor o a la temperatura

thermometer : termómetro (m)

thickness : espesor (f), grosor (m)

titre : título (m), valor (m), grado (m), proporción (f)

volume : volumen (m)

voluminous : voluminoso(a) (adj)

weight : peso (m)

width : anchura (f), ancho (m)

zone : zona (f)

Medications

A

ACTH : ACTH (hormona (f) adrenocorticotropica), hormona muy importante de la glándula suprarrenal

adrenalin : adrenalina (f), medicina para elevar la presión arterial y aumentar la función del corazón

adrencorticotropin hormone : ACTH (hormona (f) adrenocorticotropica), hormona muy importante de la glándula suprarrenal

aloe vera : sábila (f), sustancia para aliviar la piel

analeptic : analéptico (m), medicamento de efecto estimulante en la psique

analgesic : analgésico (m), analgésico(a) (adj), medicamento que alivia o hace desaparecer el dolor

anesthesia : anestesia (f), agente que produce insensibilidad o estupor

anesthesia, general : anestesia (f) total

anesthesia, local : anestesia (f) local

anesthetic : anestético (m), droga que produce anestesia

antacid : antiácido (m), sustancia que neutraliza los ácidos gástricos

anthelmintic : antihelmíntico (m), sustancia que destruye los gusanos intestinales

antiallergic : antialérgico(a) (adj), medicamento contra la alergia

antianginal : antianginoso(a) (adj), sustancia que contrarresta la angina

antiarrhythmic : antiarrítmico (m), medicamento para el tratamiento de las arritmias

anti-arthritic : antiartrítico (m), medicina que impide o detiene la inflamación de las articulaciones

antiasthmatic : antiasmático (m), medicamento para el tratamiento del asma

antibacterial : antibacteriano(a) (adj), que destruye las bacterias

antibiotic : antibiótico (m)

antibiotic preparation : preparación (f) antibiótica

antibiotic, broad spectrum : antibiótico (m) de amplio espectro, que es activo contra múltiples grupos de microorganismos

anticatarrhal : anticatarral (m), anticatarral (adj), medicina para la gripe
anticholinergic : anticolinérgico (m), sustancia que bloquea los nervios parasimpáticos
anticoagulant : anticoagulante (m), anticoagulante (adj), sustancia que impide la coagulación
anticonvulsant : anticonvulsivo (m), anticonvulsivante (adj), sustancia que evita o reduce las convulsiones
antidepressant : antidepresivo (m), sustancia que alivia la depresión
antidiabetic : antidiabético (m), sustancia que reduce la concentración de azúcar en la sangre
antidote : antídoto (m), contraveneno (m), medicina para aliviar los síntomas
antiemetic : antiemético (m), antiemético(a) (adj), medicamento contra los vómitos
antiepileptic : antiepiléptico (m), antiepiléptico(a) (adj), medicamento que combate la epilepsia
antiestrogenic : antiestrogénico (m),

antiestrogénico(a) (adj), que impide o contrarresta el efecto de las hormonas estrogénicas
antifungal : antifúngico (m), antifúngico(a) (adj), medicina que destruye los hongos
antihistamine : antihistamínico (m), sustancia que combate la acción de la histamina
antihypertensive : antihipertensivo (m), antihipertensivo(a) (adj), sustancia que disminuye la presión sanguínea
antiinfective : antiinfeccioso (m), antiinfeccioso(a) (adj), que combate la infección
antiinflammatory : antiinflamatorio (m), antiinflamatorio(a) (adj), que impide o detiene la inflamación
antimicrobial : antimicrobiano (m), antimicrobiano(a) (adj), que impide el desarrollo de los microbios
antimitotic : antimitótico (m), antimitótico(a) (adj), sustancia que impide la división y crecimiento de células
antimycotic : antimicótico (m), antimicótico(a) (adj),

sustancia que destruye los hongos

antineoplastic : antineoplásico (m), antineoplásico(a) (adj), que impide el crecimiento de tumores

antioxidant : antioxidante (m), antioxidante (adj), sustancia que previene el deterioro de un producto por oxidación

antiparalytic : antiparalítico (m), medicina para aliviar la parálisis

antiparasitic : antiparasítico (m), antiparasítico(a) (adj), sustancia que destruye los parásitos

antipruritic : antipruriginoso (m), antipruriginoso(a) (adj), que impide el escozor o picor

antipsychotic : antipsicótico (m), antipsicótico(a) (adj), tranquilizante (m) mayor

antipyretic : antipirético (m), antipirético(a) (adj), sustancia que reduce la fiebre

antiseptic : antiséptico (m), antiséptico(a) (adj), sustancia que destruye los microbios

antispasmodic : antiespasmódico (m), antiespasmódico(a) (adj), medicamento que combate espasmos, contracturas, y calambres

antithrombotic : antitrombótico (m), antitrombótico(a) (adj), que impide la formación de trombos o los disuelve

antitoxin : antitoxina (f), antitoxina (adj), anticuerpo que actúa como contraveneno

antitussive : antitusivo (m), antitusivo(a) (adj), medicamento que calma o suprime la tos

antiviral : antiviral (m), antiviral (adj), que destruye o impide el desarrollo de los virus

anxiolytic : ansiolítico (m), ansiolítico(a) (adj), medicamento contra la ansiedad

aspirin : aspirina (f), sustancia que reduce la fiebre e impide o detiene la inflamación

astringent : astringente (m), astringente (adj), que combate la grasa de la piel

atropine : atropina (f), sustancia que bloquea los nervios parasimpáticos

B

bactericide : bactericida (m), sustancia que destruye las bacterias

bacteriostatic : bacteriostático (m/f), sustancia que reduce la reproducción de bacterias

balm : bálsamo (m), sustancia para calmar la piel

barbituate : barbitúrico (m), medicina para dormir, sedar o para aliviar convulsiones

barbiturates : barbitúricos (m), medicinas para dormir, sedar o para aliviar convulsiones

belladonna : belladona (f), medicina para calmar los intestinos

betablocker : betabloqueador (m), sustancia que bloquea la acción de los receptores adrenérgicos B

betamimetic : betamimético (m), sustancia que imita la acción de los receptores adrenérgicos B

bicarbonate : bicarbonato (m), sustancia que disminuye el efecto del ácido

bicarbonate of soda : bicarbonato (m) de soda (f), sustancia que disminuye el efecto del ácido

birth control : anticoncepcional (m), anticoncepcional (adj), anticonceptivo(a) (adj), hormona o método para impedir el embarazo

blister pack : blíster (m), envase con recubierta de plástico

blood plasma : plasma (m), plasma (f) sanguíneo, una parte de la sangre

bolus injection : bolo (m), inyección (f) rápida

broad spectrum antibiotic : de amplio espectro (m), que es activo contra múltiples grupos de microorganismos

bromide : bromuro (m), solución que contiene bromuro

C

calcium channel blocker : bloqueador (m) de los canales de calcio, sustancia que bloquea la acción de los canales de calcio en las células

camphor : alcanfor (f), sustancia para tratar la gripe

capsule : cápsula (f), un envase para medicina

cardioselective : cardioselectivo (adj), que actúa selectivamente sobre el corazón

cardiotonic : cardiotónico(a) (adj), que tiene efecto tónico en el corazón

castor oil : aceite (m) de ricino (m), medicina purgante

cathartic : catártico (m), medicina purgante

chemotherapeutic : quimioterápico (m), medicamento capaz de atacar a los microbios, parásitos o a las células de un cáncer

chemotherapy : quimioterapia (f), tratamiento de un cáncer por sustancias químicas

chronotropic : cronotropo(a) (adj), que concierne a la regularidad y frecuencia de un ritmo cardíaco

cocaine : cocaína (f), medicina para controlar o parar la hemorragia de la nariz, droga que puede ser abusada mediante diferentes presentaciones (inhalada, inyectada, fumada)

cod liver oil : aceite (m) de hígado (m) de bacalao (m), considerado un buen reconstituyente por su contenido de hierro que puede ser beneficioso para combatir la anemia.

codeine : codeína (f), medicamento para aliviar el dolor y para impedir la tos

collyrium : colirio (m), medicamento para el cuidado de los ojos

contraception : contracepción (f), prevención (f) del embarazo

contraceptive : contraceptivo (m), anticoncepcional (m), anticoncepcional (adj), anticonceptivo(a) (adj), sustancia o medio que impide el embarazo

corticosteroid : corticoide (m), hormonas de la corteza suprarrenal o medicamento con la misma acción

cortisone : cortisona (f), medicina que impide o detiene la inflamación

cough drops : pastillas (f) para la tos

cream (cosmetic) : crema (f)

curare : curare (m), sustancia que afloja los músculos

cytotoxic : citotóxico(a) (adj), lesivo para la célula

D

decongestant : descongestivo (m), sustancia que alivia la congestión nasal

demulcent : demulcente (m), demulcente (adj), que ablanda y relaja las zonas inflamadas

dentrifice : dentífrico (m), sustancia para limpiar los dientes y para prevenir la caries dental

deodorant : desodorante (m), sustancia que previene el olor del sudor del cuerpo

depilatory : depilatorio (m), sustancia para quitar el pelo

desensitization medicine : terapia (f) que tiende a reducir una alergia

dextrose : dextrosa (f), azúcar que da energía al cuerpo

digitalis : digital (f) purpúrea, medicina hecha de esta planta la cual es usada para mejorar la fuerza de contracción del corazón que se encuentra en fallo.

diuretic : diurético (m), diurético(a) (adj), sustancia que estimula la formación de orina

drops : gotas (f)

E

electrolytes : electrolitos (m), sustancias como sodio, potasio, y cloruro

emetic : emético (m), vomitivo (m), sustancia que provoca el vómito, vomitivo(a) (adj)

emollient : emoliente (m), que ablanda la piel

emulsion : emulsión (f), líquido lechoso con finas gotitas de grasa en suspensión

enema : enema (f), solución que se administra a través del orificio anal

entericcoated medicine : medicina (f) queratinizada, medicina (f) recubierta por una sustancia resistente a la secreción gástrica y protege contra la irritación que el medicamento activo puede producir sobre la mucosa gástrica

ephedrine : efedrina (f), medicina para hipotensión

epsom salts : sal (f) de higuera (f), sulfato(m) de magnesia(f)

ergot : cornezuelo (m), medicina para el dolor de cabeza

estrogen : estrógeno (m), hormona sexual femenina

expectorant : expectorante (m), medicamento que favorece la eliminación de moco

external-use : uso (m) externo

429

extract : extracto (m), preparación concentrada de una droga

eye salve : pomada (f) para los ojos

eyedrops : gotas (f) para los ojos

F

fart medicine : medicina (f) para los pedos

fibrinolytic : fibrinolítico (m), fibrinolítico(a) (adj), que disuelve la fibrina

filmcoated medicine : medicina (f) revestida por una fina película

fluids : flúidos (m), líquidos (m)

fluoride : fluoruro (m), sustancia para cuidar los dientes

foam : espuma (f), sustancia para la prevención del embarazo

fungicide : fungicida (m), antimicótico (m), sustancia que destruye los hongos

fungistatic : fungistático(a) (adj), medicina que inhibe el crecimiento de los hongos

G

gargle : gargarismo (m)

gel : gel (m)

general anesthesia : anestesia (f) total

germicide : germicida (m), sustancia que destruye gérmenes

glucose : glucosa (f), azúcar que da energía al cuerpo

glycerin : glicerina (f)

gonadotropin : gonadotropina (m), la hormona que estimula las glándulas sexuales

granulated medicine : medicina (f) granulada, preparación farmacéutica en forma de gránulos

H

hormone, adrencorticotropin : ACTH (hormona (f) adrenocorticotrópica), hormona muy importante de la glándula suprarrenal

hormones : hormonas (f)

hydration : hidratación (f), acción de incorporar agua a una substancia o al cuerpo

hydrogen peroxide : agua (f) oxigenada, sustancia para limpiar la piel

hypnotic : hipnótico (m), hipnótico(a) (adj), medicina que induce sueño

I

ibuprofen : ibuprofeno (m), sustancia que reduce la fiebre e impide o detiene la inflamación

immunization :
inmunización (f), obtención
de inmunidad en el
organismo
immunogenic :
inmunógeno (m)
inmunógeno(a) (adj), agente
que induce una respuesta
inmunitaria
immunosuppressant :
inmunosupresor (m), agente
que impide que se produzca
la respuesta inmunitaria
implant : implante (m),
objeto externo, prótesis,
colocada en alguna parte del
cuerpo, ej. un implante de
mama, implantes
anticonceptivos para la
prevención del embarazo
infusion : infusión (f), la
administración de un líquido
en la vena
inhalation : inhalación (f),
aspiración de gases o
vapores
injection : inyección (f)
inoculation : vacuna (f),
inoculación (f)
inotropic : inotrópico(a)
(adj), medicina que afecta la
fuerza de las contracciones
musculares, en particular de
los músculos del corazón
insulin : insulina (f),
hormona usada para el
tratamiento de la diabetes

internal-use : uso (m)
interno
intramuscular :
intramuscular (adj), que está
situado u ocurre dentro de un
músculo
intramuscular medicine :
medicina (f) intramuscular,
medicina que se administra
en un músculo
intraocular : intraocular
(adj), que está situado o se
produce dentro del ojo
intraocular medicine :
medicina (f) intraocular,
medicina que está situada o
se administra dentro del ojo
intrathecal : intratecal
(adj), que ocurre dentro de la
túnica que recubre el canal
raquídeo.
intrathecal medicine :
medicina (f) intratecal,
medicina administrada en el
canal raquídeo.
intravascular :
intravascular (adj), situado
dentro de un vaso sanguíneo
intravascular medicine :
medicina (f) intravascular,
medicina que se administra
directamente dentro de un
vaso sanguíneo
intravenous :
intravenoso(a) (adj), situado
dentro de una vena
intravenous medicine :
medicina (f) intravenosa,

medicina administrada
dentro de una vena
iodine : yodo (m)
iron : fierro (m), hierro (m),
sustancia necesaria para
producir sangre (glóbulos
rojos)

J
jelly, petroleum : vaselina
(f)

K
kaolin : caolín (m),
sustancia para tratar la
diarrea

L
lanolin : lanolina (f),
sustancia para lubricar la
piel
laxative : laxante (m),
medicamento contra el
estreñimiento
lidocaine : lidocaína (f),
una anestesia local
lindane : lindano (m),
sustancia para tratar
escabiosis o sarna
liniment : linimento (m),
sustancia para calmar el
dolor de los músculos y las
articulaciones
liquid medicine : medicina
(f) líquida
local anesthesia : anestesia
(f) local

long-acting medicine :
medicina (f) de efecto largo,
acción prolongada
lotion : loción (f), sustancia
para calmar o hidratar la piel
o las heridas
lotion, suntan : loción (f)
para el sol (m), sustancia que
se aplica en la piel para
obtener un bronceado, puede
impedir el cáncer de la piel y
el envejecimiento si además
contiene un filtro solar.
lozenges : trocitos (m),
pastillas (f) de chupar (v)
lubricant : lubricante (m)

M
magnesia, milk of : leche
(f) de magnesia, medicina
para tratar problemas de
indigestión, funciona como
un laxante suave.
magnesium : magnesio(m),
sustancia que es un mineral
magnesium oxide :
magnesia (f), medicina para
tratar problemas del
estómago y los intestinos
magnesium sulphate :
sulfato(m) de magnesio(m),
medicina para tratar la
eclampsia
medication : medicación
(f), prescripción (f) o
aplicación (f) de
medicamentos

medicine : medicina (f), medicamento (m)

medicine, fart : medicina (f) para los pedos

medicine, prepared : medicamento (m) preparado

medicine, thyroid : tiroides (f)

menthol : mentol (m), medicina para tratar la gripe, para producir anestesia tópica y para usar en rocíos nasales

mercurachrome : mercurocromo (m), sustancia para tratar las heridas

milk of magnesia : leche (f) de magnesia, medicina para tratar problemas de indigestión, funciona como un laxante suave.

mineralocorticoid : mineralocorticoide (m), un grupo de hormonas, la más importante siendo la aldosterona, que regulan el balance de agua y electrolitos como el sodio y el postasio, actuan sobre el riñón.

miotic : miótico (m), agente que produce contracción pupilar

miscible medicine : medicina (f) miscible, medicina que se mezcla bien, que es capaz de ser mezclada

monotherapy : terapia (f) con un solo medicamento a la vez

morphine : morfina (f), narcótico que alivia dolor

mouthwash : enjuague (m) bucal

mucolytic : mucolítico (m), agente que destruye o disuelve el mucus

muscle relaxant : miorrelajante (m), miorrelajante (adj), relajante (m) muscular, medicina que causa la relajación muscular

mydriatic : midriático (m), droga que dilata la pupila

myelotoxic : mielotóxico (adj), que es nocivo para la médula ósea

myelotoxic medicine : medicina (f) que es nociva para la médula ósea

N

narcotic : narcótico (m), agente que produce insensibilidad, estupor o anestesia

neuroleptanalgesia : neuroleptoanalgesia (f), anestesia que incluye la administración de un neuroléptico y un analgésico

neuroleptic : neuroléptico (m), calmante del sistema nervioso

neurotoxic : neurotóxico (adj), tóxico o destructor del tejido nervioso

neurotransmitter : neurotransmisor (m), sustancia que transmite impulsos nerviosos mediante la liberación de substancias químicas

niacin : niacina (f), vitamina hidrosoluble que forma parte del complejo B ; interviene en el funcionamiento del sistema digestivo, piel y nervios, también es importante en la conversión de los alimentos en energía.

nicotine : nicotina (f), uno de los ingredientes nocivos en el tabaco, considerado adictivo

nicotine patch : parche (m) con nicotina, una sustancia para aliviar la adicción al tabaco

nitrate : nitrato (m), sustancia para tratar la angina del corazón

nitrogen : nitrógeno (m)

nitroglycerin : nitroglicerina (f), sustancia para tratar la angina del corazón

novocaine : novocaína (f), procaína (f), anestesia (f) local

O

odontalgic : odontálgico (m), medicina para aliviar el dolor de los dientes

oil, castor : aceite (m) de ricino (m), medicina purgante

oil, cod liver : aceite (m) de hígado (m) de bacalao (m), considerado un buen reconstituyente por su contenido de hierro, puede ser beneficioso para combatir la anemia.

ointment : ungüento (m), sustancia para calmar o hidratar la piel o las heridas

oncolytic : oncolítico (m), oncolítico(a) (adj), perteneciente o relativo a la destrucción de las células

oncolytic medicine : medicina (f) oncolítica, medicina que destruye las células

ophthalmic : oftálmico(a) (adj), referente o perteneciente al ojo, sustancia para tratar las enfermedades del ojo

ophthalmic medicine : oftálmico (m), medicina oftálmica, medicina para

434

tratar las enfermedades del ojo

opiate : opiaceo (f), narcótico (m), preparado derivado del opio, medicina narcótica

oxygen : oxígeno (m), uno de los gases que respiramos y que es indispensable para la vida de las células de los seres vivos

oxytocic : oxitócico (m), oxitócico(a) (adj), que acelera el parto

oxytocic medicine : oxitócico (m), medicina (f) oxitócica, una sustancia que acelera el parto

P

packet of medicine : cajita (f) de medicina, cajetilla (f) de medicina

palliative medicine : medicina (f) paliativa, medicina que proporciona alivio pero no cura

paralytic : paralítico (m/f), paralítico(a) (adj), sustancia que afloja los músculos

parasympathomimetic : parasimpaticomimético (m), parasimpaticomimético(a) (adj), sustancia que estimula directamente el sistema colinérgico o parasimpático

paregoric : paregórico (m), medicina para tratar la diarrea

parenteral medicine : medicina (f) parenteral, administración de medicina por una vía que no sea la oral

patch : parche (m), una cosa para llevar medicina a través de la piel intacta a la sangre

Pedialyte : suero (m), suero (m) que se toma por vía oral, especial para niños (m) cuando han perdido líquidos

penicillin : penicilina (f), antibiótico que es una medicina que destruye las bacterias

penicillinase : penicilinasa (f), enzima que convierte la penicilina en un producto inactivo

percutaneous medicine : medicina (f) percutánea, medicina que funciona a través de la piel intacta

peroxide of hydrogen : agua (f) oxigenada, sustancia para limpiar la piel

petroleum jelly : vaselina (f)

phenobarbital : fenobarbital (f), medicina para aliviar las convulsiones, barbitúrico

phosphate : fosfato (m)

pills : píldoras (f), pastillas (f)

placebo : placebo (m), medicamento sin ingredientes activos

plasma : plasma (m), una parte de la sangre

plasma expander : expansor (m) plasmático, sustancia que se inyecta para aumentar el volumen sanguíneo

plasma, blood : plasma (f) sanguíneo, una parte de la sangre

polytherapy : terapia (f) con dos o más medicamentos a la vez

potassium : potasio (m), un electrolito

potassium chloride : cloruro (m) de potasio (m), sustancia para tratar la deficiencia de potasio

poultice : cataplasma (f), emplasto (m)

powder : polvo (m)

premedication : premedicación (f), administración de medicamentos antes de una actividad, como un procedimiento o una operación

preparation, antibiotic : preparación (f) antibiótica

prepared medicine : medicamento (m) preparado

prescription : prescripción (f), receta (f)

primary vaccination : vacunación (f) primaria, vacunación (f) que se efectúa por la primera vez

progestogen : progestógeno (m), hormona que prepara al útero para la recepción y desarrollo del óvulo fecundado

propulsive : propulsión (f), medicina para acelerar el tránsito de la comida del estómago a los intestinos

prostaglandin : prostaglandina (f), técnicamente hormonas, las prostaglandinas tienen una variedad de acciones, las principales siendo la contracción muscular y la mediación de la inflamación, pueden acelerar el parto

protective medicine : medicina (f) protectora, medicina que protege

psychotropic : psicotrópico (m), psicotrópico(a) (adj), que afecta el estado mental

purgative : purgante (f), purga (f), purgativo(a) (adj), que produce evacuación del intestino

purgative medicine : purgante (f), purga (f), medicina (f) purgativa,

medicina (f) que produce
evacuación del intestino

Q
quinine : quinina (f),
sustancia para tratar la
malaria o para tratar
calambres en las piernas

R
radium : radio (m),
sustancia para tratar el
cáncer
rays, ultraviolet : rayos
(m) ultravioleta, rayos para
tratar la psoriasis, una
enfermedad de la piel
caracterizada por
descamación
regimen : régimen (m)
rehydration : rehidratación
(f), restauración (f) del agua
relaxant : relajante (m),
agente que reduce la tensión
relaxant, muscle :
miorrelajante (m),
miorrelajante (adj), relajante
(m) muscular, agente que
reduce la tensión muscular
remedy : remedio (m)
remedy, toothache :
odontálgico (m), medicina
para aliviar el dolor de los
dientes
resin : resina (f), sustancia
para quitar otras sustancias
de la sangre o de los
intestinos

S
safe medicine : medicina
(f) segura
salicylate : salicilato (m),
sustancia que impide o
detiene la inflamación, como
la aspirina
saline : salino (m), salino(a)
(adj), salado(a) (adj); de
(prep) la naturaleza de las
sales; que (pron) contiene
sales, fluido que contiene sal
salve : pomada (f),
sustancia para calmar la piel
sedative : sedante (m),
calmante (m), sustancia que
produce un efecto de calma
shot (injection) : inyección
(f)
sleeping pills : pastillas (f)
para dormir
slow-acting medicine :
medicina (f) de efecto lento,
retardado
sodium chloride : cloruro
(m) de sodio (m), sustancia
para tratar la deficiencia de
sodio
solution : solución (f),
preparado líquido que
contiene una o varias
sustancias
soporific : soporífico (m),
soporífico(a) (adj), que
causa o induce al sueño o
sopor

437

spasmolytic : espasmolítico (m), medicamento que sirve para resolver los espasmos

spermicide : espermaticida (m), sustancia que extermina los espermatozoides para impedir el embarazo

spray : rocío (m), rociador (m), pulverizador (m), atomizador (m)

sprayer : rociador (m), atomizador (m)

steam : vapor (m)

steroid : esteroide (m), hormona de la glándula suprarrenal, medicamento con la misma acción, particularmente usados para reducir la inflamación

stimulant : estimulante (m), agente que produce estimulación

strong medicine : medicina (f) fuerte

substitution : sustitución (f)

sulfa : sulfa (f), sulfonamidas (f), medicina que destruye las bacterias

sulfate : sulfato (m)

sulfathiazole : sulfatiazol (m), medicina que destruye las bacterias

sulphate : sulfato (m)

sulphur : azufre (m)

suntan lotion : loción (f) para el sol (m), sustancia que se aplica en la piel para obtener un bronceado, puede impedir el cáncer de la piel y el envejecimiento si además contiene un filtro solar.

supplement : suplemento (m), una vitamina o otra cosa para ayudar al cuerpo

suppository : supositorio (m), medicamento preparado en forma de barrita para su incorporación en el organismo por el ano o la vagina

suppressive : supresor (m), agente que detiene funciones del cuerpo

suspension : suspensión (f), preparado finamente pulverizado para incorporarlo en un líquido

sympathomimetic : simpaticomimético (m), simpaticomimético(a) (adj), sustancia que estimula el sistema nervioso simpático

synergistic : sinergético(a) (adj), que trabaja simultáneamente con otra cosa o medicina aumentando o potencializando su acción

syrup : jarabe (m), almíbar (m)

T

tablet : tableta (f), pastilla (f)

technetium : tecnecio (m), sustancia para ayudar la

visualización utilizado en algunas pruebas

terramycin : terramicina (f), antibiótico que destruye las bacterias

tetanus vaccine : vacuna (f) contra el tétano

thalidomide : talidomida (f), medicina para tratar erythema nodosum leprosum; si se toma durante el embarazo puede causar graves anomalías al feto

therapeutic medicine : medicina (f) terapéutica, medicina que sirve para la curación

therapy : terapia (f)

thrombolytic : trombolítico (m), trombolítico(a) (adj), que disuelve o desintegra un trombo

thyroid medicine : hormonas (f) tiroideas

tincture : tintura (f)

toothache remedy : odontálgico (m), medicina para aliviar el dolor de los dientes

topical medicine : medicina (f) tópica, medicina (f) aplicada localmente sobre la piel

tranquilizer : tranquilizante (m), calmante (m), sedante (m), pastillas (f) tranquilizantes, sustancia

que produce un efecto de calma

transcutaneous medicine : medicina (f) transcutánea, medicina que funciona a través de la piel intacta

transdermal medicine : medicina (f) transdérmica, medicina que pasa a través de la piel intacta

transfusion : transfusión (f)

tricyclic : tricíclico (m), un medicamento para tratar la depresión

tuberculostatic : tuberculostático (m), medicamento que inhibe el crecimiento del bacilo de la tuberculosis

U

unguent : ungüento (m), pomada (f), sustancia para aliviar lesiones o heridas en la piel o hidratar la piel

uricosuric : uricosúrico (m), agente que promueve la secreción urinaria de ácido úrico

V

vaccination : vacunación (f)

vaccine : vacuna (f)

vaccine, tetanus : vacuna (f) contra el tétano (m)

vaporization : vaporización (f)

vasopressor : vasopresor (m), medicina que causa estrechamiento de los vasos
vial of medicine : vial (m) de medicina, ampolleta (f), pequeña ampolla de vidrio
vitamins : vitaminas (f)
vomitive : vomitivo (m), vomitivo(a) (adj), sustancia que provoca el vómito

W
None : ningún

X
None : ningún

Y
None : ningún

Z
None : ningún

Months

January : enero (m)
February : febrero (m)
March : marzo (m)
April : abril (m)
May : mayo (m)
June : junio (m)
July : julio (m)
August : agosto (m)
September : septiembre (m)
October : octubre (m)
November : noviembre (m)
December : diciembre (m)

Monday : lunes (m)
Tuesday : martes (m)
Wednesday : miércoles (m)
Thursday : jueves (m)
Friday : viernes (m)
Saturday : sábado (m)
Sunday : domingo (m)

date : fecha (f)
day : día (m)
month : mes (m)
week : semana
year : año

Numbers, Cardinal

0 : cero
1 : uno
2 : dos
3 : tres
4 : cuatro
5 : cinco
6 : seis
7 : siete
8 : ocho
9 : nueve
10 : diez
11 : once
12 : doce
13 : trece
14 : catorce
15 : quince
16 : dieciséis
17 : diecisiete
18 : dieciocho
19 : diecinueve
20 : veinte
21 : veintiuno
22 : veintidós
23 : veintitrés
24 : veinticuatro
25 : veinticinco
26 : veintiséis
27 : veintisiete
28 : veintiocho
29 : veintinueve
30 : treinta
31 : treinta y uno
32 : treinta y dos
33 : treinta y tres
34 : treinta y cuatro
35 : treinta y cinco
36 : treinta y seis
37 : treinta y siete
38 : treinta y ocho
39 : treinta y nueve
40 : cuarenta
41 : cuarenta y uno
42 : cuarenta y dos
43 : cuarenta y tres
44 : cuarenta y cuatro
45 : cuarenta y cinco
46 : cuarenta y seis
47 : cuarenta y siete
48 : cuarenta y ocho
49 : cuarenta y nueve
50 : cincuenta
51 : cincuenta y uno
52 : cincuenta y dos
53 : cincuenta y tres
54 : cincuenta y cuatro
55 : cincuenta y cinco
56 : cincuenta y seis
57 : cincuenta y siete
58 : cincuenta y ocho
59 : cincuenta y nueve
60 : sesenta
61 : sesenta y uno
62 : sesenta y dos
63 : sesenta y tres
64 : sesenta y cuatro
65 : sesenta y cinco
66 : sesenta y seis
67 : sesenta y siete
68 : sesenta y ocho
69 : sesenta y nueve
70 : setenta

71 : setenta y uno
72 : setenta y dos
73 : setenta y tres
74 : setenta y cuatro
75 : setenta y cinco
76 : setenta y seis
77 : setenta y siete
78 : setenta y ocho
79 : setenta y nueve
80 : ochenta
81 : ochenta y uno
82 : ochenta y dos
83 : ochenta y tres
84 : ochenta y cuatro
85 : ochenta y cinco
86 : ochenta y seis
87 : ochenta y siete
88 : ochenta y ocho
89 : ochenta y nueve
90 : noventa
91 : noventa y uno
92 : noventa y dos
93 : noventa y tres
94 : noventa y cuatro
95 : noventa y cinco
96 : noventa y seis
97 : noventa y siete
98 : noventa y ocho
98.6 : noventa y ocho punto seis
99 : noventa y nueve
100 : cien
101 : ciento uno
102 : ciento dos
103 : ciento tres
104 : ciento cuatro
105 : ciento cinco
106 : ciento seis

107 : ciento siete
108 : ciento ocho
109 : ciento nueve
110 : ciento diez
111 : ciento once
112 : ciento doce
113 : ciento trece
114 : ciento catorce
115 : ciento quince
116 : ciento dieciséis
117 : ciento diecisiete
118 : ciento dieciocho
119 : ciento diecinueve
120 : ciento veinte
121 : ciento veintiuno
122 : ciento veintidós
123 : ciento veintitrés
124 : ciento veinticuatro
125 : ciento veinticinco
126 : ciento veintiséis
127 : ciento veintisiete
128 : ciento veintiocho
129 : ciento veintinueve
130 : ciento treinta
131 : ciento treinta y uno
132 : ciento treinta y dos
133 : ciento treinta y tres
134 : ciento treinta y cuatro
135 : ciento treinta y cinco
136 : ciento treinta y seis
137 : ciento treinta y siete
138 : ciento treinta y ocho
139 : ciento treinta y nueve
140 : ciento cuarenta
141 : ciento cuarenta y uno
142 : ciento cuarenta y dos
143 : ciento cuarenta y tres

144 : ciento cuarenta y cuatro
145 : ciento cuarenta y cinco
146 : ciento cuarenta y seis
147 : ciento cuarenta y siete
148 : ciento cuarenta y ocho
149 : ciento cuarenta y nueve
150 : ciento cincuenta
151 : ciento cincuenta y uno
152 : ciento cincuenta y dos
153 : ciento cincuenta y tres
154 : ciento cincuenta y cuatro
155 : ciento cincuenta y cinco
156 : ciento cincuenta y seis
157 : ciento cincuenta y siete
158 : ciento cincuenta y ocho
159 : ciento cincuenta y nueve
160 : ciento sesenta
161 : ciento sesenta y uno
162 : ciento sesenta y dos
163 : ciento sesenta y tres
164 : ciento sesenta y cuatro
165 : ciento sesenta y cinco
166 : ciento sesenta y seis
167 : ciento sesenta y siete
168 : ciento sesenta y ocho
169 : ciento sesenta y nueve
170 : ciento setenta
171 : ciento setenta y uno
172 : ciento setenta y dos
173 : ciento setenta y tres
174 : ciento setenta y cuatro
175 : ciento setenta y cinco
176 : ciento setenta y seis
177 : ciento setenta y siete
178 : ciento setenta y ocho
179 : ciento setenta y nueve
180 : ciento ochenta
181 : ciento ochenta y uno
182 : ciento ochenta y dos
183 : ciento ochenta y tres
184 : ciento ochenta y cuatro
185 : ciento ochenta y cinco
186 : ciento ochenta y seis
187 : ciento ochenta y siete
188 : ciento ochenta y ocho
189 : ciento ochenta y nueve
190 : ciento noventa
191 : ciento noventa y uno
192 : ciento noventa y dos
193 : ciento noventa y tres
194 : ciento noventa y cuatro
195 : ciento noventa y cinco
196 : ciento noventa y seis
197 : ciento noventa y siete
198 : ciento noventa y ocho
199 : ciento noventa y nueve
200 : doscientos
201 : doscientos uno
202 : doscientos dos
203 : doscientos tres
204 : doscientos cuatro
205 : doscientos cinco
206 : doscientos seis
207 : doscientos siete

208 : doscientos ocho
209 : doscientos nueve
210 : doscientos diez
211 : doscientos once
212 : doscientos doce
213 : doscientos trece
214 : doscientos catorce
215 : doscientos quince
216 : doscientos dieciséis
217 : doscientos diecisiete
218 : doscientos dieciocho
219 : doscientos diecinueve
220 : doscientos veinte
221 : doscientos veintiuno
222 : doscientos veintidós
223 : doscientos veintitrés
224 : doscientos veinticuatro
225 : doscientos veinticinco
226 : doscientos veintiséis
227 : doscientos veintisiete
228 : doscientos veintiocho
229 : doscientos veintinueve
230 : doscientos treinta
231 : doscientos treinta y uno
232 : doscientos treinta y dos
233 : doscientos treinta y tres
234 : doscientos treinta y cuatro
235 : doscientos treinta y cinco
236 : doscientos treinta y seis

237 : doscientos treinta y siete
238 : doscientos treinta y ocho
239 : doscientos treinta y nueve
240 : doscientos cuarenta
250 : doscientos cincuenta
275 : doscientos setenta y cinco
300 : trescientos
325 : trescientos veinticinco
350 : trescientos cincuenta
375 : trescientos setenta y cinco
400 : cuatrocientos
425 : cuatrocientos veinticinco
450 : cuatrocientos cincuenta
475 : cuatrocientos setenta y cinco
500 : quinientos
525 : quinientos veinticinco
550 : quinientos cincuenta
575 : quinientos setenta y cinco
600 : seiscientos
625 : seiscientos veinticinco
650 : seiscientos cincuenta
675 : seiscientos setenta y cinco
700 : setecientos
725 : setecientos veinticinco
750 : setecientos cincuenta
775 : setecientos setenta y cinco
800 : ochocientos

825 : ochocientos veinticinco
850 : ochocientos cincuenta
875 : ochocientos setenta y cinco
900 : novecientos
925 : novecientos veinticinco
950 : novecientos cincuenta
975 : novecientos setenta y cinco
1000 : mil
1001 : mil uno
1002 : mil dos
1003 : mil tres
1004 : mil cuatro
1005 : mil cinco
1006 : mil seis
1007 : mil siete
1008 : mil ocho
1009 : mil nueve
1010 : mil diez
1011 : mil once
1012 : mil doce
1013 : mil trece
1014 : mil catorce
1015 : mil quince
1016 : mil dieciséis
1017 : mil diecisiete
1018 : mil dieciocho
1019 : mil diecinueve
1020 : mil veinte
1021 : mil veintiuno
1022 : mil veintidós
1023 : mil veintitrés
1024 : mil veinticuatro
1025 : mil veinticinco
1026 : mil veintiséis
1027 : mil veintisiete
1028 : mil veintiocho
1029 : mil veintinueve
1030 : mil treinta
1031 : mil treinta y uno
1032 : mil treinta y dos
1033 : mil treinta y tres
1034 : mil treinta y cuatro
1035 : mil treinta y cinco
1036 : mil treinta y seis
1037 : mil treinta y siete
1038 : mil treinta y ocho
1039 : mil treinta y nueve
1040 : mil cuarenta
1100 : mil cien
1101 : mil ciento y uno
1102 : mil ciento y dos
1910 : mil novecientos diez
1911 : mil novecientos once
1912 : mil novecientos doce
1913 : mil novecientos trece
1914 : mil novecientos catorce
1915 : mil novecientos quince
1916 : mil novecientos dieciséis
1917 : mil novecientos diecisiete
1918 : mil novecientos dieciocho
1919 : mil novecientos diecinueve
1920 : mil novecientos veinte
1921 : mil novecientos veintiuno

1922 : mil novecientos veintidós
1923 : mil novecientos veintitrés
1924 : mil novecientos veinticuatro
1925 : mil novecientos veinticinco
1926 : mil novecientos veintiséis
1927 : mil novecientos veintisiete
1928 : mil novecientos veintiocho
1929 : mil novecientos veintinueve
1930 : mil novecientos treinta
1931 : mil novecientos treinta y uno
1932 : mil novecientos treinta y dos
1933 : mil novecientos treinta y tres
1934 : mil novecientos treinta y cuatro
1935 : mil novecientos treinta y cinco
1936 : mil novecientos treinta y seis
1937 : mil novecientos treinta y siete
1938 : mil novecientos treinta y ocho
1939 : mil novecientos treinta y nueve
1940 : mil novecientos cuarenta

1941 : mil novecientos cuarenta y uno
1942 : mil novecientos cuarenta y dos
1943 : mil novecientos cuarenta y tres
1944 : mil novecientos cuarenta y cuatro
1945 : mil novecientos cuarenta y cinco
1946 : mil novecientos cuarenta y seis
1947 : mil novecientos cuarenta y siete
1948 : mil novecientos cuarenta y ocho
1949 : mil novecientos cuarenta y nueve
1950 : mil novecientos cincuenta
1951 : mil novecientos cincuenta y uno
1952 : mil novecientos cincuenta y dos
1953 : mil novecientos cincuenta y tres
1954 : mil novecientos cincuenta y cuatro
1955 : mil novecientos cincuenta y cinco
1956 : mil novecientos cincuenta y seis
1957 : mil novecientos cincuenta y siete
1958 : mil novecientos cincuenta y ocho
1959 : mil novecientos cincuenta y nueve

1960 : mil novecientos sesenta
1961 : mil novecientos sesenta y uno
1962 : mil novecientos sesenta y dos
1963 : mil novecientos sesenta y tres
1964 : mil novecientos sesenta y cuatro
1965 : mil novecientos sesenta y cinco
1966 : mil novecientos sesenta y seis
1967 : mil novecientos sesenta y siete
1968 : mil novecientos sesenta y ocho
1969 : mil novecientos sesenta y nueve
1970 : mil novecientos setenta
1971 : mil novecientos setenta y uno
1972 : mil novecientos setenta y dos
1973 : mil novecientos setenta y tres
1974 : mil novecientos setenta y cuatro
1975 : mil novecientos setenta y cinco
1976 : mil novecientos setenta y seis
1977 : mil novecientos setenta y siete
1978 : mil novecientos setenta y ocho

1979 : mil novecientos setenta y nueve
1980 : mil novecientos ochenta
1981 : mil novecientos ochenta y uno
1982 : mil novecientos ochenta y dos
1983 : mil novecientos ochenta y tres
1984 : mil novecientos ochenta y cuatro
1985 : mil novecientos ochenta y cinco
1986 : mil novecientos ochenta y seis
1987 : mil novecientos ochenta y siete
1988 : mil novecientos ochenta y ocho
1989 : mil novecientos ochenta y nueve
1990 : mil novecientos noventa
1991 : mil novecientos noventa y uno
1992 : mil novecientos noventa y dos
1993 : mil novecientos noventa y tres
1994 : mil novecientos noventa y cuatro
1995 : mil novecientos noventa y cinco
1996 : mil novecientos noventa y seis
1997 : mil novecientos noventa y siete

1998 : mil novecientos noventa y ocho
1999 : mil novecientos noventa y nueve
2000 : dos mil
2000 : dos mil
2001 : dos mil uno
2002 : dos mil dos
2003 : dos mil tres
2004 : dos mil cuatro
2005 : dos mil cinco
2006 : dos mil seis
2007 : dos mil siete
2008 : dos mil ocho
2009 : dos mil nueve
2010 : dos mil diez
2011 : dos mil once
2012 : dos mil doce
2013 : dos mil trece
2014 : dos mil catorce
2015 : dos mil quince
2016 : dos mil dieciséis
2017 : dos mil diecisiete
2018 : dos mil dieciocho
2019 : dos mil diecinueve
2020 : dos mil veinte
3000 : tres mil
4000 : cuatro mil
5000 : cinco mil
6000 : seis mil
7000 : siete mil

8000 : ocho mil
9000 : nueve mil
10000 : diez mil
11000 : once mil
12000 : doce mil
20000 : veinte mil
30000 : treinta mil
40000 : cuarenta mil
50000 : cincuenta mil
60000 : sesenta mil
70000 : setenta mil
80000 : ochenta mil
90000 : noventa mil
100000 : cien mil
100001 : cien mil uno
100002 : cien mil dos
200000 : doscientos mil
300000 : trescientos mil
400000 : cuatrocientos mil
500000 : quinientos mil
600000 : seiscientos mil
700000 : setecientos mil
800000 : ochocientos mil
900000 : novecientos mil
1000000 : millón
1000001 : millón uno
1000002 : millón dos
1000003 : millón tres
1000004 : millón cuatro
1000005 : millón cinco

Numbers, Ordinal

1st (first) : primero(a) (adj)
2nd (second) : segundo(a) (adj)
3rd (third) : tercero(a) (adj)
4th (fourth) : cuarto(a) (adj)
5th (fifth) : quinto(a) (adj)
6th (sixth) : sexto(a) (adj)
7th (seventh) : séptimo(a) (adj)
8th (eighth) : octavo(a) (adj)
9th (ninth) : noveno(a) (adj)
10th (tenth) : décimo(a) (adj)
11th (eleventh) : undécimo(a) (adj)
12th (twelfth) : duodécimo(a) (adj)
13th (thirteenth) : decimotercero(a) (adj)
14th (fourteenth) : decimocuarto(a) (adj)
15th (fifteenth) : decimoquinto(a) (adj)
16th (sixteenth) : decimosexto(a) (adj)
17th (seventeenth) : decimoséptimo(a) (adj)
18th (eighteenth) : decimoctavo(a) (adj)
19th (nineteenth) : decimonoveno(a) (adj)
20th (twentieth) : vigésimo(a) (adj)
30th (thirtieth) : trigésimo(a) (adj)
40th (fortieth) : cuadragésimo(a) (adj)
50th (fiftieth) : quincuagésimo(a) (adj)
60th (sixtieth) : sexagésimo(a) (adj)
70th (seventieth) : septuagésimo(a) (adj)
80th (eightieth) : octogésimo(a) (adj)
90th (ninetieth) : nonagésimo(a) (adj)
100th (one hundreth) : centésimo(a) (adj)
1000th (one thousandth) : milésimo(a) (adj)
10,000th (ten thousandth) : diez milésimo(a) (adj)
100,000th (one hundred thousandth) : cien milésimo(a) (adj)
1,000,000th (one millionth) : millionésimo(a) (adj)

Personality

affect : afecto (m)

affectionate : afectuoso(a) (adj)

agreeable : agradable (adj)

ambitious : ambicioso(a) (adj)

annoying : pesado(a), molestoso(a) (adj)

argumentative : argumentativo(a) (adj)

arrogant : presumido(a), arrogante (adj)

bad-tempered : malhumorado(a) (adj)

bashful : tímido(a) (adj), vergonzoso(a) (adj)

big-headed : creído(a) (adj), engreído(a) (adj)

bitchy : de mala (adj) leche, malicioso(a) (adj), venenoso(a) (adj)

black-eyed : ojinegro(a) (adj), de ojos negros

blue-eyed : ojizarco(a) (adj), de ojos azules

boring : aburrido(a) (adj)

brave : valiente (adj)

bright eyes : ojos brillosos (m)

brown-eyed : ojimoreno(a) (adj), ojos cafés

calm : calmado(a) (adj), tranquilo(a) (adj)

cantankerous : cascarrabias (f/m) (adj)

carefree : despreocupado(a) (adj)

careless : descuidado(a) (adj), poco cuidadoso(a) (adj)

charming : encantador (a) (adj)

cheerful : alegre (adj), jovial (adj)

circumspect : prudente (adj), circunspecto (a) (adj)

cold (person) : frío(a), distante (m/f) (adj)

conceited : engreído(a) (adj), presumido(a) (adj)

cowardly : cobarde (adj), tímido(a) (adj)

crazy : loco(a) (adj), chiflado(a) (adj)

cruel : cruel (adj)

difficult : difícil (adj)

dry-eyed : ojienjuto(a) (adj)

dull : aburrido(a) (adj)

eye, small : ojito (m)

eyed, black- : ojinegro(a) (adj), de ojos negros (adj)

eyed, blue- : ojizarco(a) (adj)

eyed, brown- : ojimoreno(a) (adj), de ojos cafés (adj)

eyed, dry- : ojienjuto(a) (adj)

eyed, gray- : ojizarco(a) (adj), ojos grises (adj)

eyed, sparkling : ojialegre (adj), ojos alegres (adj)
eyed, squint : ojizaino(a) (adj), ojos semi cerrados (adj)
eyes, bright : ojos brillantes (m)
flirtatious : coqueto(a) (adj)
friendly : amigable (adj), amistoso(a) (adj), simpático(a) (adj), agradable (adj)
full of oneself : presumido(a) (adj)
gray-eyed : ojizarco(a) (adj)
hard-working : trabajador(a) (adj)
honest : honesto(a) (adj)
ill-humored : malhumorado(a) (adj)
ingenuous : ingenuo(a) (adj)
introverted : introvertido(a) (adj)
kind : amable (adj)
laid-back : tranquilo(a) (adj)
lazy : perezoso(a) (adj), flojo(a) (adj), vago(a) (adj)
loyal : fiel (adj)
mean : tacaño(a) (adj)
modest : modesto(a) (adj)
mood : humor (m), capricho (m), disposición (f) de ánimo
moodily : caprichosamente (adv)

moodiness : capricho (m)
moody : de humor (m) cambiante (adj), caprichoso(a) (adj)
naive : sencillo(a), ingenuo(a) (adj)
narrow-minded : de mentalidad (f) cerrada, intolerante (adj)
naughty (children) : malcriado(a) (adj), travieso(a) (adj)
nuts (crazy) : loco(a) (adj), chiflado(a) (adj)
obstinate : obstinado(a) (adj), terco(a) (adj), testarudo(a) (adj), tozudo(a) (adj)
open-minded : de actitud (f) abierta, sin prejuicios (m)
opinionated : terco(a), obstinado(a) (adj)
polite : cortés (adj), educado(a) (adj)
proud : orgulloso(a) (adj)
prudent : prudente (adj)
quarrelsome : pendenciero(a) (adj)
relaxed : relajado(a), tranquilo(a) (adj)
reliable : fiable (adj), confiable (adj)
rude : rudo(a) (adj), grosero(a) (adj)
self-confident : confianza (f) de sí mismo
selfish : egoísta (adj)
senile : senil (adj)

sensible : sensible (adj), sensato(a) (adj)

sensitive : sensitivo(a) (adj), sensible (adj)

serious : serio(a) (adj), grave (adj)

short-sighted : miope, cegatón(a) (adj)

shy : tímido(a) (adj), vergonzoso(a) (adj), introvertido(a) (adj)

small eye : ojito (m)

soothing : calmante, tranquilizante (adj)

sparkling-eyed : ojialegre (adj), ojos (m) chispeantes (adj)

squint-eyed : bizco(a),estrábico (a) (adj)

strict : estricto(a) (adj), severo(a) (adj), riguroso(a) (adj)

stubborn : terco(a) (adj), testarudo(a) (adj), tozudo(a) (adj)

stutterer : tartamudo (m)

sweet-toothed : goloso(a) (adj)

sympathetic : simpático(a) (adj), compasivo(a) (adj), amable (adj)

tacit : tácito(a) (adj)

talkative : conversador (adj), locuaz (adj)

timid : tímido(a) (adj)

toothsome : sabroso(a) (adj)

toothy : dentudo(a) (adj)

trustworthy : digno (adj) de confianza

two-faced : falso(a) (adj), de dos caras (f)

vagrant : vago(a) (adj)

valiant : valiente (adj)

weird : raro(a) (adj), extraño(a) (adj)

Religion

abbot : abad (m)
afterlife : vida (f) de ultratumba (f)
agnostic : agnóstico (m), agnóstica (f)
aisle : nave (f)
altar : altar (m)
altar linen : mantel (m) del altar
apostle : apóstol (m)
archbishop : arzobispo (m)
atheist : ateo (m), atea (f)
bells : campanas (f)
Bible : Biblia (f)
bishop : obispo (m)
blasphemy : blasfemia (f)
cardinal : cardenal (m)
carol : villancico (m)
cassock : sotana (f)
cathedral : catedral (f)
Catholic : Católico (m)
catholic : católico (m), católica (f)
cemetery : cementerio (m)
chalice : cáliz (m)
chapel : capilla (f)
chaplain : capellán (m)
charity : caridad (f)
choir : coro (m)
Christian : Cristiano (m), Cristiana (f)
Christmas : Navidad (f)

Christmas Eve : Nochebuena (f), víspera (f) de la Navidad
coffin : ataúd (m)
communion : comunión (f)
communion, first : primera comunión (f)
confession : confesión (f)
confirmation : confirmación (f)
congregation : fieles (m)
convent : convento (m)
cremation : incineración (f)
deacon : diácono (m)
dean : deán (m)
devil : diablo (m)
disciple : discípulo (m)
Easter : Semana Santa (f)
faith : fe (f)
first communion : primera comunión (f)
font : pila (f)
Friday, Good : viernes (m) Santo
God : Dios (m)
Good Friday : viernes Santo (m)
gospel : evangelio (m)
grave (tomb) : tumba (f)
halo : auréola (f), halo (m)
hearse : coche (m) fúnebre
heathen : pagano (m), pagana (f)
heaven : cielo (m)
hell : infierno (m)
heresy : herejía (f)
heretic : hereje (m/f)
Hindu : Hindú (m/f)

holiness : santidad (f)
holy water : agua (f) bendita
host : hostia (f)
Jew : Judío (m), Judía (f)
last rites : exequias (f), últimos sacramentos (m)
Lent : Cuaresma (f)
linen, altar : corporal (m)
manger : pesebre (m)
mass (religious) : misa (f)
monastery : monasterio (m)
monk : monje (m)
mourner : doliente (m)
Muslim : Musulmán (m), Musulmana (f)
nativity : nacimiento (m)
nun : monja (f)
offertory : ofertorio (m)
other world : ultratumba (f), el mundo del más allá
parable : parábola (f)
parish : parroquia (f)
pew : banco de iglesia (m)
piety : piedad (f)
pilgrim : peregrino (m)
pious : piadoso(a) (adj)
pope : papa (m)

prayer : oración (f)
priest : cura (m), sacerdote (m)
Protestant : Protestante (m/f)
psalm : salmo (m)
pulpit : púlpito (m)
rosary : rosario (m)
saint : santo (m)
sermon : sermón (m)
Shrove Tuesday : martes de Carnaval (m)
Sikh : Sij (m), Sij (f)
sin : pecado (m)
spirit : espíritu (m), ánimo (m)
steeple : campanario (m)
tombstone : lápida mortuoria (f)
unconsecrated : no consagrado(a) (adj)
urn : urna (f)
vestments : vestiduras (f)
vestry : sacristía (f)
vows : promesas (f) solemnes
wafer : hostia (f)
world, other : ultratumba (f), el otro mundo(m)

Study Areas

audiological : audiológico(a) (adj)
audiology : audiología (f)
bacteriological : bacteriológico (m), bacteriológico(a) (adj), relativo al estudio de las bacterias
bacteriology : bacteriología (f)
biological : biológico (m), biológico(a) (adj)
biology : biología (f)
cardiological : cardiológico(a) (adj)
cardiology : cardiología (f)
cytologogical : citológico(a) (adj)
cytology : citología (f)
dentistry : odontología (f)
dermatological : dermatológico(a) (adj), relativo a la dermatología
dermatology : dermatología (f), relativo a la medicina que se ocupa de las enfermedades de la piel
electrophysiological : electrofisiológico(a) (adj)
electrophysiology : electrofisiología (f)
embryological : embriológico (adj), relativo a la ciencia de los embriones

embryology : embriología (f)
endodontics : endodoncia (f)
epidemiological : epidemiólogo(a) (adj), relativo al estudio de la distribución de enfermedades
epidemiology : epidemiología (f), estudio de la distribución de enfermedades
goniometry : goniometría (f)
gynecological : ginecológico(a) (adj)
gynecology : ginecología(f)
hematological : hematológico(a) (adj), relativo a la hematología
hematology : hematología (f)
histological : histológico(a) (adj), relativo a la histología
histology : ciencia (f) que estudia los tejidos orgánicos
immunological : inmunológico(a) (adj), relativo al sistema inmunológico
immunology : inmunología (f)
microbiological : microbiológico (adj), relativo a la ciencia de los microorganismos

microbiology :
microbiología (f)
mycological :
micológico(a) (adj)
mycology : micología (f)
neurological :
neurológico(a) (adj), relativo
al sistema nervioso o a la
neurología
neurology : neurología (f)
obstetrics : obstetricia (f),
relativo al cuidado de las
mujeres embarazadas
ophthalmological :
oftalmológico (m),
oftalmológico(a) (adj),
perteneciente o relativo al
cuidado de los ojos
ophthalmology :
oftalmología (f)
optometry : optometría (f)
orthodontics : ortodoncia
(f)
orthopedics : ortopedia (f)
osteology : osteología (f)
osteopathy : osteopatía (f)
otorhinolaryngological :
otorrinolaringológico (m)
otorhinolaryngology :
otorrinolaringología (f),
estudio de las enfermedades
del oído, la nariz y la
garganta
pathological : patológico(a)
(adj), morboso(a) (adj),
relacionado con una
enfermedad
pathology : patología (f)

periodontics : periodoncia
(f)
pharmacological :
farmacológico(a) (adj),
relativo a la ciencia que
investiga los medicamentos
physiological :
fisiológico(a) (adj), relativo
a la ciencia que investiga los
organismos
physiology : fisiología (f)
psychiatry : psiquiatría (f)
psychological :
psicológico(a) (adj), relativo
a la psicología
psychology : psicología (f)
psychopathology :
psicopatología (f)
psychopathy : psicopatía
(f)
psychotechnological :
psicoténico(a) (adj)
radiological :
radiológico(a) (adj)
radiology : radiología (f)
serological : serológico(a)
(adj), perteneciente o
relativo a la inmunidad
serology : serología (f)
stomatological :
estomatológico(a) (adj),
perteneciente a las
enfermedades de la boca
study : estudio (m)
teratological :
teratológico(a) (adj),
perteneciente a la ciencia de
las malformaciones

teratology : teratología (f)

theological : teológico(a) (adj)

theology : teología (f)

theoretical : teórico(a) (adj)

therapeutics : terapeútica (f)

toxicological : toxicológico(a) (adj), perteneciente a la ciencia que estudia las sustancias tóxicas

toxicology : toxicología (f)

urological : urológico (m), urológico(a) (adj)

urology : urología (f)

Symptoms

A

abdominal heaviness : pesadez (f) en el abdomen

absence : ausencia (f), pérdida momentánea del conocimiento

abused : engañado(a) (adj), abusado(a) (adj), maltratado(a) (adj)

abusive : abusivo (adj), injurioso(a) (adj), vil (adj)

ache : dolor (m)

ache, stomach : dolor (m) del estómago

aching (all over) : cuerpo (m) adolorido; cuerpo (m) cortado

acrophobia : acrofobia (f)

aggressiveness : agresividad (f)

agitation : agitación (f), inquietud (f) y actividad (f) aumentada

allergy to pollen, dust, or animals : reacción (f) alérgica al polen, polvo, o animales

allergy, animal : reacción (f) alérgica a los animales

allergy, dust : reacción (f) alérgica al polvo

allergy, pollen : reacción (f) alérgica al polen

altered perception : percepción (f) alterada

anger : enojo (m)

angerly : enojodamente (adv)

angry : enojado(a) (adj)

anguish : angustia (f)

anguished : angustiado(a) (adj)

animal allergy : reacción (f) alérgica a los animales

ankle swelling : hinchazón (f) en el tobillo

anovulatory cycles : ciclos (m) anovulatorios

anxiety : ansiedad (f)

anxious : ansioso(a) (adj)

apathy : apatía (f), falta (f) de sentimiento o emoción

aphasia : afasia (f), imposibilidad (f) o dificultad (f) para hablar

aphonia : afonía (f)

apnea : apnea (f), suspensión (f) de la respiración

appetite : apetito (m), gana (f)

arthralgia : artralgia (f), dolor (m) de las articulaciones

astonished : sorprendido(a) (adj)

B

back pain : dolor (m) de espalda

bad : mal (adj), malo(a) (adj)

bad breath : mal aliento (m)

black stool : excremento (m) negro

bleeding : sangría (f), hemorragia (f), desangramiento (m),

bleeding gums : encías (f) sangrientas

bloated : distendido(a) por gases, embotado(a) (adj)

blood in the stool : sangre (f) en el excremento

bloody gums : encías (f) sangrientas

bloody nose : sangre por la nariz, epistaxis (f)

bloody sputum : sangre (f) en el esputo

bloody stool : sangre (f) en el excremento

bloody urine : sangre (f) en la orina

blurred vision : vista (f) borrosa

blush : ruborizarse, sonrojarse (v), abochornarse (v)

bother : molestia (f)

bowel movement : movimiento (m) de los intestinos

bowel movement, irregular : movimiento (m) irregular de los intestinos

breast discharge : emisión de líquido o fluido (m) de los senos

breast masses : masas (f) de los senos

breast tenderness : senos (m) adoloridos, pechos (m) adoloridos

breath feelings, out of : sensaciones (f) sofocadas

breath, bad : mal aliento (m)

breath, out of : sofocado(a) (adj)

breath, shortness of : falta (f) de respiración, dificultad (f) al respirar

breathing difficulty : dificultad (f) al respirar

breathing difficulty at night : dificultad (f) para respirar por la noche

broken : fracturado(a) (adj), quebrado(a) (adj), roto(a) (adj)

bruised : moreteado(a) (adj), amoratado(a) (adj)

burning : ardor (m), quemazón (f), ardoroso(a) (adj), ardiente (adj)

burning feelings : sensaciones (f) ardorosas, sensaciones (f) ardientes

burning, urinary : ardor (m) al orinar, quemazón (f) al orinar

burp : eructo (m)

buzzing (in the ears) : tintineo (m), zumbido (m)

C

changes in color of urination : cambios (m) de color en la orina

changes in frequency of urination : cambios (m) en la frecuencia de orinar

changes in mood : cambios (m) de humor

changes in mood, sudden : cambios (m) de humor repentino

changes in skin color : cambios (m) colorados en la piel

changes in stool color : cambios (m) de color en el excremento

changes, visual : cambios (m) visuales

changes, voice : cambios (m) en su voz

chapped hands : manos (f) agrietadas

chapped lips : labios (m) agrietados

chapped skin : piel (f) agrietada

chest cold : catarro (m) en el pecho, resfriado (m) en el pecho

chest pain : dolor (m) en el pecho

chest pressure : presión (f) en el pecho

chest tightness : presión (f) en el pecho

chills : escalofríos (m)

choking : ahogado(a) (adj)

climbing stairs, problems : problemas (m) para subir escaleras

coated tongue : lengua (f) sucia

cold : frío (m), frío(a) (adj)

cold hands : manos (f) frías, manos (f) húmedas

cold in the womb : frío (m) en la matriz

cold, chest : catarro (m) en el pecho, resfriado (m) en el pecho

colder than others, feeling : la sensación (f) de sentir más frío que otras personas

collapse : colapso (m), caída rápida

colored phlegm : flema (f) coloreada

concern : preocupación (f)

concerns : preocupaciones (f)

concussion : conmoción (f) cerebral

confused : confundido(a) (adj)

confusion : confusión (f), trastorno (m)

congested, nasally : nariz (f) constipada, nariz (f) tapada

congestion : congestión (f), acumulación excesiva de

sangre o fluido en una parte del cuerpo

constipated : estreñido(a) (adj), constipado(a) (adj)

constipation : constipación (f), estreñimiento (f)

content : contento(a) (adj)

cough : tos (f)

cough with sputum : tos (f) con esputo, tos (f) con flema

cough, dry : tos (f) seca

coughing : toser (m), toses (f)

coughing fits : acceso (m) de tos

cramps (abdominal) : retorcijones (m), torcijones (m), cólicos (m)

cramps (general) : calambres (m)

cramps (menstrual) : cólicos (m)

cramps (muscule) : calambres (m)

cramps, leg : calambres (m) en las piernas

crossly : enojadamente (adv), con enfado, mal humor.

crushing : aplastante (adj)

crushing pain : dolor (m) aplastante

cut : cortada (f)

cycles, anovulatory : ciclos (m) anovulatorios

D

dark stool : excremento (m) oscuro

debility : debilidad (f)

decrepit : decrépito(a) (adj)

delirious : delirante (adj)

deliriously : delirantamente (adv)

dental pain : dolor (m) en los dientes

depressed : agitado(a) (adj), achicopalado(a) (adj)

depressed (dented) : deprimido(a) (adj)

depressed fontanelle : fontanela (f) deprimida, mollera (f) caída

deterioration : deterioro (m), empeoramiento (m)

diaphoresis : diaforesis (f), sudor (m) abundante

diarrhea : diarrea (f)

difficulty breathing at night : dificultad (f) al respirar por la noche

difficulty starting the stream : dificultad (f) al empezar el flujo o chorro (i.e. de orina)

difficulty stopping the stream : dificultad (f) para detener el flujo

difficulty swallowing : dificultad (f) al tragar

difficulty urinating : dificultad (f) al orinar

difficulty, breathing : dificultad (f) al respirar

difficulty, expiration : dificultad (f) para espirar

difficulty, hearing : dificultad (f) para oír

difficulty, inspiration : dificultad (f) para inspirar

difficulty, speaking : dificultad (f) para hablar

dirty tongue : lengua (f) sucia

discharge, breast : salida de líquido o fluido (m) de los senos

discharge, ear : supuración (m) del oído

discharge, penile : salida de pus por el pene

discharge, vaginal : desecho (m) de la vagina

discomfort : malestar (m), incomodidad (f)

disorder, physical : malestar (m)

disorientation : desorientación (f), pérdida de la noción del espacio y del tiempo

dizziness : mareos (m)

dizzy : mareado(a) (adj)

double vision : visión (f) doble

dribbling : goteo (m)

dribbling after urination : goteo (m) después de orinar

dripping : salida (f) de gotas, pringas

dry cough : tos (f) seca

dry eyes : ojos (m) secos

dry skin : piel (f) seca, piel (f) reseca

dumb (speech) : mudo(a) (adj)

dust allergy : reacción (f) alérgica al polvo

E

ear discharge : supuración (f) del oído

earache : dolor (m) de oído

ecchymosis : equimosis (f), cardenal (m), moretón (m)

embarrassed : apenado(a), avergonzado(a) (adj)

enlargement, joint : agrandamiento (m) de las articulaciones

exertion : esfuerzo (m)

exhausted : agotado(a) (adj)

exhaustion : agotamiento (m)

expel gas, to : sacar (v) gases, echar (v) un pedo, tirar (v) un pedo

expiration difficulty : dificultad (f) para la espiración

eye irritation : irritación (f) de los ojos

eye strain : ojos (m) cansados, ojos (m) fatigados

eyelids, inflamed : párpados (m) inflamados

eyes, dry : ojos (m) secos

eyes, tired : ojos (m) cansados, ojos (m) fatigados

eyes, watery : ojos (m) llorosos

F

face, oily : cara (f) aceitosa, cara (f) grasosa

facial paralysis : parálisis (f) facial

faint : desmayo (m), desfallecimiento (m)

fainting spells : desmayos (m), desfallecimientos (m)

fall : caída (f)

fart : pedo (m), bufa (f)

fatigue : fatiga (f), cansancio (m), fatigado(a) (adj)

fear : miedo (m)

feeble : débil (adj)

feeling colder than others : la sensación (f) de tener más frío que otras personas

feeling of pleasure : sensación (f) de placer

feeling warmer than others : la sensación (f) de tener más calor que otras personas

feelings, burning : sensaciones (f) de ardor, sensaciones (f) quemantes

feelings, nauseous : sensación (f) de naúseas

feelings, out of breath : sensación (f) de sofoco

fever : fiebre (f), calentura (f)

fever, persistent : fiebre (f) persistente

fit (attack) : ataque (m), acceso (m)

flaccid : flácido(a) (adj), laxo(a) (adj), flojo(a) (adj)

flatulence : flatulencia (f), presencia abundante de aire en el estómago o el intestino

flatus : flato (m)

flushing : bochorno (m)

fontanelle, depressed : fontanela (f) deprimida, mollera (f) caída

food problems : problemas (m) con comidas

food problems that cause pain : problemas (m) con comidas que le causan dolor

food problems with sticking in the throat : problemas (m) con comidas que se atoran en la garganta

forgetful : olvidadizo(a) (adj)

fright : susto (m), terror (m)

frightened : asustado(a) (adj)

frigidity : frigidez (f), insensibilidad sexual

full of lines : lleno de líneas, rayado(a) (adj)

G

gain of weight : subir (v) de peso

gas, stomach : gas (m) en el estómago

gas, to expel : sacar (v) gas, echar (v) un pedo, tirar (v) un pedo

gasping : jadeo (m)

get up at night more than once, to : levantarse (v) por la noche más de una vez

get up at night to urinate more than once , to : levantarse (v) por la noche más de una vez para orinar

glands swollen in the groin : ganglios inflamados en la ingle, encordio (m), incordio (m)

good : bueno(a) (adj), buen (adj)

grievance : molestia (f)

groin, swollen glands in the: ganglios inflamados en la ingle, encordio (m), incordio (m)

gums, bleeding : encías (f) sangrantes

gums, bloody : encías (f) sangrientas

gums, sore : encías (f) dolorosas

H

hair (head), oily : cabello (m) aceitoso, cabello (m) grasoso

hair, oily : pelo (m) aceitoso, pelo (m) grasoso

hallucination : alucinación (f), percepción visual no fundada en una realidad objetiva

handicapped : lisiado(a) (adj), con un impedimiento (adj) físico, minusválido (a)

hands, chapped : manos (f) agrietadas

hands, cold : manos (f) frías, manos (f) húmedas

happy : alegre (adj)

hard : duro(a) (adj)

hardship : molestia (f)

head trauma : golpe (m) en la cabeza, trauma (m) en la cabeza

healthy : sano(a) (adj), saludable (adj)

hearing difficulty : dificultad (f) para oír

heartbeat, irregular : latidos (m) cardíacos irregulares

heartbeat, rapid : latidos (m) cardíacos rápidos

heartburn : agruras (f), ardor epigástrico, gastralgia (f), pirosis (f)

heat rash : salpullido (m), sarpullido (m) de calor

heaviness, abdominal : pesadez (f) en el abdomen

hematemesis : hematemesis (f), vómito (m) de sangre

hematuria : hematuria (f), orina (f) sanguinolenta

hives : ronchas (f)

hoarse : ronco(a) (adj)

hoarseness : ronquera (f)

homesickness : nostalgia (f) del hogar
homicidal thoughts : pensamientos (m) de querer matar alguien
hot : caliente (adj)
hot flushes : bochornos (m), calores (m)
hot sensations : calores (m), bochornos (m)
hunger : hambre (f)
hurt : lastimado(a) (adj)
hydrophobic : hidrófobo(a) (adj), que tiene miedo ante cualquier líquido, al agua
hyperactive : acelerado(a), hiperactivo(a) (adj)
hypochondriasis : hipocondría (f), preocupación exagerada por la salud personal
hysteria : histeria (f)

I
ill : enfermo(a) (adj), por mal (adj)
indifferent : indiferente (adj)
indigestion : indigestión (f)
inflamed : inflamado(a) (adj)
inflamed eyelids : párpados (m) inflamados
inflammation : inflamación (f)
ingrown nail : uña (f) enterrada, uña encarnada
injured : lesionado(a) (adj)

insensibility : insensibilidad (f)
inspiration difficulty : dificultad (f) para la inspiración
intense : fuerte, intenso(a) (adj)
intensely : intensamente (adv)
intractable : intratable (m/f), huraño (a) (adj)
irregular : irregular (adj)
irregular bowel movement : movimiento (m) irregular de los intestinos
irregular heartbeat : latidos (m) cardíacos irregulares
irritating : irritante, molesto(a) (adj)
irritation, eye : irritación (f) de los ojos
itch : comezón (f), picazón (f)
itching : comezón (f), picazón (f), picor (m)
itching, penile : comezón (f) en el pene, picazón (f) en el pene
itching, vaginal : comezón (f) en la vagina, picazón (f) en la vagina

J
jaundice : ictericia (f)
joint enlargement : agrandamiento (m) de las articulaciones

joint pain : dolor (m) de las articulaciones
joint swelling : hinchazón (f) en las articulaciones
jumpy : acelerado(a) (adj)

K
knot : nudo (m)

L
leak : goteo (m)
leakage : goteo (m)
leg cramps : calambres (m) en las piernas
lethargic : letárgico(a) (adj), relativo a letargo
lethargy : letargo (m), somnolencia (f), indiferencia (f)
libido : libido (f), deseo (m) sexual
limp : lisiado(a) (adj), que cojea al caminar
lines, full of : lleno de líneas, rayado(a) (adj)
lips, chapped : labios (m) agrietados
lisp : ceceo (m)
lively sensation : sensación (f) de ánimo, vivacidad, bullicio (m)
loss of sexual desire : pérdida (f) de deseo sexual
loss of weight : bajar (v) de peso

M
masses in the neck : masas (f) del cuello
melena : melena (f), excremento oscuro conteniendo sangre
memory, short of : olvidadizo(a) (adj)
meningitis : meningitis (f), inflamación (f) de las meninges
menstrual pain : dolor (m) menstrual, dolor (m) durante la regla
merry : alegre
mild : suave (adj)
mistreated : maltratado(a)
moderate : moderado(a) (adj), contenido(a) (adj)
molestation : molestia (f)
mood changes : cambios (m) de humor
mood changes, sudden : cambios (m) de humor repentino
mood swings : cambios (m) de humor
mood swings, sudden : cambios (m) de humor repentino
mortified : mortificado(a) (adj)
movement, bowel : movimiento (m) de los intestinos
muscle pain : dolor (m) de los músculos

muscle weakness : debilidad (f) en los músculos

N

nail, ingrown : uña (f) enterrada, encarnada (f)

nasally congested : nariz (f) constipada, nariz (f) tapada

nausea : náusea (f), asco (m), basca (f), ganas (f) de vomitar

nauseated : estómogo (m) revuelto

nauseated, to be : tener (v) náuseas

nauseated, to feel : tener (v) náuseas

nauseous feelings : sensación (f) de naúseas

neck masses : masas (f) del cuello

neck pain : dolor (m) del cuello

neck swelling : hinchazón (f) en el cuello

need for glasses : necesidad (f) de usar anteojos

need for oxygen : falta (f) de oxígeno

nervous : nervioso(a) (adj)

nervousness : nerviosismo (m), excitabilidad e irritabilidad excesivas

night sweats : sudores (m) por la noche

nose, bloody : sangre por la nariz, epistaxis (f)

nose, runny : nariz (f) mocosa , secreción (f) nasal

nose, stuffed-up : nariz (f) tapada

nuisance : molestia (f)

numb : entumido(a) (adj), entumecido(a) (adj)

numbness : adormecimiento (m), entumecimiento (m), entorpecimiento (m)

O

oblivious : olvidadizo(a) (adj)

obsession : obsesión (f), idea (f) fija

offensive : ofensivo(a), agresivo(a) (adj)

oily : aceitoso(a) (adj), grasoso(a) (adj)

oily face : cara (f) aceitosa, cara (f) grasosa

oily hair : pelo (m) aceitoso, pelo (m) grasoso

oily hair (head) : cabello (m) aceitoso, cabello (m) grasoso

oily skin : piel (f) aceitosa, piel (f) grasosa

orthopnea : ortopnea (f), dificultad (f) de la respiración al estar acostado en plano

ovarian pain : dolor (m) en los ovarios

overwhelmed : acongojado(a) (adj)

oxygen need : falta (f) de oxígeno

P

pain : dolor (m)
pain with exertion : dolor (m) con esfuerzo
pain with sexual intercourse : dispareunia (f), dolor (m) experimentado durante la relación sexual
pain, back : dolor (m) de espalda
pain, chest : dolor (m) en el pecho
pain, crushing : dolor (m) aplastante
pain, dental : dolor (m) en los dientes
pain, joint : dolor (m) de las articulaciones
pain, menstrual : dolor (m) menstrual, dolor (m) durante la regla
pain, muscle : dolor (m) de los músculos
pain, neck : dolor (m) del cuello
pain, ovarian : dolor (m) en los ovarios
pain, side : dolor (m) al lado
pain, smart and pungent : dolor (m) punzante, mordaz (m)
pain, stomach : dolor (m) del estómago

pain, thoracic : dolor (m) torácico
pain, urinary : dolor (m) cuando orina
pain, uterine : dolor (m) en la matriz, dolor (m) en el útero
painful : doloroso(a) (adj)
painful breasts : senos (m) adoloridos, senos (m) dolorosos
pale : pálido(a) (adj)
paleness : palidez (f)
palpitation : palpitación (f), sensación (f) de latidos cardíacos rápidos e irregulares
pant (breathing) : jadeo (m)
paralysis, facial : parálisis (f) facial
penile discharge : salida de pus o secreción por el pene
penile itching : comezón (f) en el pene, picazón (f) en el pene
penile sores : llaga (f) en el pene, úlcera (f) en el pene
perception : percepción (f)
perception, altered : percepción (f) alterada
persistent fever : fiebre (f) persistente
phlegm : flema (f)
phlegm, colored : flema (f) coloreada
phlegm, thick : flema (f) gruesa

phobia : fobia (f), miedo (m) persistente e irracional

photophobia : fotofobia (f), aversión a la luz

photosensitivity : fotosensibilidad (f), respuesta anormal de la piel a la luz

physical disorder : malestar (m)

pollen allergy : reacción (f) alérgica al polen

polydipsia : polidipsia (f), sed excesiva y persistente

polyphagia : hambre excesiva y persistente

polyuria : poliuria (f), orina (f) excesiva y persistente

poor urinary control with coughing or laughing : poco control (m) de la orina cuando tose o se ríe

poor urinary flow : pobre, escaso flujo (m) al orinar

poor vision : mala visión (f)

poor-spirited : abatido(a) (adj)

pressure, chest : presión (f) en el pecho

pressure-like : como presión (f)

prick : pinchazo, picadura (f)

prickly : espinoso(a) (adj), erupción causada por el calor, quisquilloso(a) (adj)

problem : problema (m)

problems climbing stairs : problemas (m) para subir escaleras

problems defecating : problemas (m) para defecar, problemas (m) para pasar las heces

problems moving your arms or legs : problemas (m) para mover sus brazos o piernas

problems remembering : problemas (m) para recordar

problems sleeping flat : problemas (m) para dormir plano

problems taking care of yourself : problemas (m) para cuidarse a sí mismo(a)

problems talking : problemas (m) para hablar

problems thinking : problemas (m) para pensar

problems walking : problemas (m) para andar

problems with food sticking in the throat : problemas (m) con comidas que se atoran en la garganta

problems with foods : problemas (m) con comidas

problems with foods that cause pain : problemas (m) con comidas que le causan dolor

problems, back : problemas (m) con la espalda

problems, blood :
problemas (m) con la sangre
problems, genital :
problemas (m) con las partes
genitales
problems, hormone :
problemas (m) con
hormonas
problems, skin : problemas
(m) con la piel
problems, spinal column :
problemas (m) con la
columna vertebral
problems, thyroid gland :
problemas (m) con la
glandula tiroides
psychosomatic :
psicosomático(a) (adj), que
tiene síntomas corporales de
origen psíquico
pyrosis : pirosis (f), ardor
(m) de estómago

Q
qualm (mental feeling) :
escrupuloso (m),
remordimiento (m) de la
conciencia
qualm (sensation, fit) :
acceso (m) de náusea
queasy : nauseabundo(a)
(adj), propenso (m) al
vómito
quinsy : , inflamación (f)
supurativa de las amígdalas

R
**radiation of pain to your
arm or shoulder :**
radiación (f) de dolor a su
brazo o hombro
**radiation of pain to your
back :** radiación (f) de dolor
a su espalda
raped : violado(a) (adj)
rapid heartbeat : latidos
(m) cardíacos rápidos
rash : roncha (f)
rash (hives) : urticaria (f),
ronchas (f), erupciones (f)
rash, heat : salpullido (m),
sarpullido (m)
rash, red : rosado(a) (adj),
erupción (f)
rational : racional (adj),
razonado(a) (adj)
rationality : m),
racionalidad (f)
reaction : reacción (f)
regular : regular (adj)
regurgitation :
regurgitación (f), reflujo (m)
del contenido de un órgano
hueco
restless : inquieto (m),
inquieta (f), inquieto(a) (adj)
ringing (in the ears) :
tintineo (m), zumbido (m)
runny nose : nariz (f)
mocosa , secreción (f) nasal

S
sad : triste (adj)

sane : sano(a) (adj), cuerdo(a) (adj)

scare : susto (m)

scratch : rasguño (m)

seeing halos around lights : vista (f) de círculos (halos) alrededor de las luces

sensation of pleasure : sensación (f) de placer

sensation, lively : sensación (f) de ánimo, vivacidad; bullicio

severe : severo(a) (adj)

severity : severidad (f)

sexual desire : deseo (m) sexual

sexual desire, loss of : pérdida (f) del deseo sexual

sexual intercourse, pain with : dispareunia (f), dolor (m) experimentado durante la relación sexual

shocked : atónito(a), sacudido(a) (adj)

short of memory : olvidadizo(a) (adj)

shortness of breath : falta (f) de respiración, dificultad (f) al respirar

sick : enfermo(a) (adj)

side pain : dolor (m) del lado

sigh : supiro (m), susurro (m)

sinus congestion : congestión (f) de los senos nasales

skin color changes : cambios (m) de color en la piel

skin problems : problemas (m) con la piel

skin, chapped : piel (f) agrietada

skin, dry : piel (f) seca, piel (f) reseca

skin, oily : piel (f) aceitosa, piel (f) grasosa

sleeping flat, problems : problemas (m) para dormir sin almohada, plano

sleepy : adormecido(a) (adj)

slowly : despacio (adv), lentamente (adv)

somnolence : somnolencia (f), estado intermedio entre el sueño y la vigilia

sore breasts : senos (m) adoloridos, senos (m) dolorosos

sore gums : encías (f) dolorosas

sore throat : dolor (m) de garganta (f)

sores, penile : llaga (f) en el pene, úlcera (f) en el pene

sores, vaginal : llaga (f) en la vagina, úlcera (f) en la vagina

spasm : espasmo (m)

speech difficulty : dificultad (f) al hablar

spontaneous : espontáneo(a) (adj)

sputum, bloody : sangre (f) en el esputo
stabbing : puñalada (f)
stammering : tartamudeo (m), tartamudez (f)
stiff : espeso(a) (adj)
stiff neck : cuello (m) tieso, tortícolis (m)
stinging : que arde (m)
stomach ache : dolor (m) del estómago
stomach gas : gas (m) en el estómago
stomach pain : dolor (m) del estómago
stomach, upset : estómago (m) revuelto
stool, black : excremento (m), heces (f) negras
stool, bloody : sangre (f) en el excremento
stool, change in color of : cambio (m) de color del excremento
stool, dark : excremento (m) oscuro, heces oscuras
strain, eye : ojos (m) cansados, ojos (m) fatigados
straining : con esfuerzos
stress : estrés (m)
stretch mark : estría (f)
stuffed-up : tapado(a) (adj), tupido(a) (adj)
stuffed-up nose : nariz (f) tapada
stuttering : tartamudeo (m), tartamudez (f)
subjective : subjetivo (adj)

suicidal method : método (m) para matarse
suicidal plan : plan (m) para matarse
suicidal thoughts : pensamientos (m) de matarse
sunburn : quemadadura (f) del sol
surprised : sorprendido(a) (adj)
swallowing difficulty : dificultad (f) al tragar
sweats : sudores (m)
sweats, night : sudores (m) por la noche
sweaty : sudoroso(a) (adj)
swelling, ankle : hinchazón (f) en el tobillo
swelling, joint : hinchazón (f) en las articulaciones
swelling, neck : hinchazón (f) en el cuello
swollen : hinchado(a) (adj)
swollen groin glands : ganglios (m) inguinales inflamados, encordio (m), incordio (m)
swollen tonsils : amígdalas (f) hinchadas, anginas (f) hinchadas
swoon : desmayo (m)
symptom : síntoma (m)
symptomatic : sintomático(a) (adj), relativo a los síntomas
symptomatology : sintomatología (f), síntomas de una enfermedad

syncope : síncope (m), desmayo (m), desvanecimiento (m)

T

taste, pungent and hot : picante (m)y condimentado

tenderness, breast : senos (m) adoloridos, pechos (m) adoloridos

tension, premenstrual : tensión (f) premenstrual

test for tuberculosis : una prueba (f) para tuberculosis

thick phlegm : flema (f) espesa

thirst : sed (f)

thoracic pain : dolor (m) torácico

thoughts : pensamientos (m)

thoughts of harming others : pensamientos (m) de querer hacer daño a otros

tightly : con fuerza (f)

tightness : tensión (f)

tightness, chest : presión (f) en el pecho

tingling : hormigueo (m)

tinnitus : tinnitus (m), tintineo (m), zumbido (m) de oído

tired : cansado(a) (adj)

tired eyes : ojos (m) cansados, ojos (m) fatigados

tongue, coated : lengua (f) sucia

tongue, dirty : lengua (f) sucia

tonsils, swollen : amígdalas (f) hinchadas, anginas (f) hinchadas

toothache : dolor (m) de muelas, odontalgia (f)

transference : transferencia (f), paso (m) de un síntoma o una enfermedad de una parte hacia otra, cambio (m) del afecto de una persona hacia otra, de una idea hacia otra

treatment for depression : tratamiento (m) para depresión

treatment for mental illness : tratamiento (m) para enfermedad mental

tremor : tremor (m), temblor (m)

trismus : trismo (m), contracción severa de la quijada con imposibilidad (f) para abrir la boca

U

uncomfortable : incómodo(a) (adj), desconsolado(a) (adj)

unconscious : inconsciente (adj)

unconsciousness : inconsciencia (f), insensibilidad (f), pérdida (f) del conocimiento

uneasy : inquieto(a) (adj)

upset : mortificado(a) (adj)

upset stomach : estómago (m) revuelto
urgency : urgencia (f)
urgency to go to the bathroom : urgencia (f) para ir al baño
urinary burning : ardor (m) al orinar, sensación quemante (f) al orinar
urinary pain : dolor (m) cuando orina
urination, changes in frequency of : cambios (m) en la frecuencia para orinar
urine, bloody : sangre (f) en la orina
urine, changes in color of the : cambios (m) de color en la orina
urticaria : urticaria (f)
uterine pain : dolor (m) en la matriz, dolor (m) en el útero

V
vaginal discharge : secreción (f) de la vagina
vaginal itching : comezón (f) en la vagina, picazón (f) en la vagina
vaginal sores : llaga (f) en la vagina, úlcera (f) en la vagina
vertigo : vértigo (m), trastorno del equilibrio, sensación (f) que el cuarto está dando vueltas
violated : violado(a) (adj)

vision, blurred : vista (f) borrosa
vision, double : visión (f) doble
vision, poor : mala visión (f)
visual changes : cambios (m) visuales
voice changes : cambios (m) en su voz

W
warmer than others, feeling : la sensación (f) de tener más calor que otras personas
watery eyes : ojos (m) llorosos
weak : débil (adj), sin (prep) fuerzas
weakness : debilidad (f)
weakness in one area of the body : debilidad (f) en un área del cuerpo
weakness, muscle : debilidad (f) en los músculos
weight, gain of : subir (v) de peso
weight, loss of : bajar (v) de peso
weightloss : pérdida (f) de peso
well : bien (adv)
well, uncommonly : inusualmente bien
wet hands : manos (f) húmedas
wheeze : silbido (m)

womb, cold in the : frío (m) en la matriz

worried : preocupado(a) (adj)

worries : preocupaciones (f)

worry : preocupación (f)

worsening : empeoramiento (m), desmejoría (f)

wounded : herido(a) (adj)

X
None : ningún

Y
None : ningún

Z
None : ningún

Symptoms Audio

Gastrointestinal

abdominal heaviness : pesadez en el abdomen
ache, stomach : dolor del estómago
appetite : apetito
black stool : excremento negro
bloated : distendido(a) por gases
blood in the stool : sangre en el excremento
bloody stool : sangre en el excremento
bowel movement : movimiento de los intestinos
burp : eructo
changes in stool color : cambios de color en el excremento
constipated : estreñido(a)
cramps (abdominal) : retorcijones, cólicos
dark stool : excremento oscuro
diarrhea : diarrea
expel gas, to : sacar gases, echar un pedo, tirar un pedo
fart : pedo
flatulence : flatulencia
flatus : flato

food problems : problemas con comidas
food that cause pain : comidas que le causan dolor
foods that stick in the throat : comidas que se atoran en la garganta
gas in the stomach : gas en el estómago
heartburn : agruras, ardor epigástrico
hematemesis : hematemesis, vómito de sangre
indigestion : indigestión
irregular movement : movimiento irregular
jaundice : ictericia
melena : melena, excremento con sangre
movement of the intestines : movimiento de los intestinos
nausea : náusea, asco, basca, ganas de vomitar
nauseated : estómogo revuelto
nauseated, to be : tener náuseas
nauseated, to feel : tener náuseas
problems defecating : problemas para pasar las heces
pyrosis : pirosis, ardor de estómago
queasy : nauseabundo(a), propenso al vómito

regurgitation :
regurgitación
stomach gas : gas en el
estómago
stool, black : excremento,
heces negras
stool, bloody : sangre en el
excremento
stool, change in color of :
cambio de color del
excremento
stool, dark : excremento
oscuro, heces oscuras
upset stomach : estómago
revuelto

Cardiovascular

crushing : aplastante
crushing pain : dolor
aplastante
diaphoresis : diaforesis,
sudor abundante
irregular heartbeat :
latidos cardíacos irregulares
orthopnea : ortopnea
pain with exertion : dolor
con esfuerzos
pain, chest : dolor en el
pecho
palpitations : palpitaciones,
sensación de latidos
cardíacos rápidos
pressure, chest : presión en
el pecho
problems climbing stairs :
problemas para subir
escaleras

problems sleeping flat :
problemas para dormir plano
**radiation of pain to your
back :** radiación de dolor a
su espalda
rapid heartbeat : latidos
cardíacos rápidos
sleeping flat : dormir sin
almohada
swelling of the ankles :
hinchazón en el tobillo
syncope : síncope,
desmayo, desvanecimiento
tightness of the chect :
presión en el pecho

Dental

bleeding gums : encías
sangrantes
bloody gums : encías
sangrientas
changes in skin color :
cambios en la coloración de
la piel
chapped lips: labios
agreitados
dental pain : dolor en los
dientes
sore gums : encías
dolorosas
sore molars : dolor de
muelas, odontalgia
swelling of the gums :
hinchazón en las encias

Extremities

arthralgia : artralgia, dolor de las articulaciones
back pain : dolor de espalda
fractured : fracturado(a), quebrado(a), roto(a)
bruised : moreteado(a), amoratado(a)
cold hands : manos frías, manos húmedas
cramping of the legs : calambres en las piernas
cut : cortada
ingrown nail : uña enterrada, uña encarnada
joint swelling : agrandamiento de las articulaciones
joint pain : dolor de las articulaciones
joint swelling : hinchazón en las articulaciones
knot : nudo
leg cramping : calambres en las piernas
muscle pain : dolor de los músculos
muscle weakness : debilidad en los músculos
move the arms or legs : mover sus brazos o piernas
problems walking : problemas para andar
problems with the back : problemas con la espalda

problems with spinal column: problemas con la columna vertebral
spasm : espasmo
swelling of the lymph nodes : ganglios inguinales inflamados

Endocrine

feel colder than others : sentir más frío que otras personas
polydipsia : polidipsia
polyphagia : hambre excesiva y persistente
polyuria : poliuria, orina excesiva
thyroid gland problems : problemas con la glandula tiroides

General

ache : dolor
aching (all over) : cuerpo adolorido; cuerpo cortado
allergy to pollen, dust, or animals : reacción alérgica al pollen o al polvo
animal allergy : reacción alérgica a los animales
bad : mal, malo(a)
bleeding : sangría, hemorragia, desangramiento,
bother : molestia
burning : ardor, quemazón, ardoroso(a), ardiente

burning feelings : sensaciones ardorosas
chills : escalofríos
cold : frío, frío(a)
collapse : colapso, caída rápida
congestion : acumulación excesiva de fluido
cramps (general) : calambres
debility : debilidad
decrepit : decrépito(a)
delirious : delirante
deterioration : deterioro, empeoramiento
discomfort : malestar, incomodidad
disorder, physical : malestar
dizziness : mareos
dizzy : mareado(a)
dripping : salida de gotas, pringas
dumb (speech) : mudo(a)
dust allergy : reacción alérgica al polvo
exertion : esfuerzo
exhausted : agotado(a)
exhaustion : agotamiento
faint : desmayo, desfallecimiento
fainting spells : desmayos, desfallecimientos
fall : caída
fatigue : fatiga, cansancio, fatigado(a)
feeble : débil

feeling colder than others : tener más frío que otras personas
feeling warmer than others : tener más calor que otras personas
feelings, burning : sensaciones de ardor
fever : fiebre, calentura
fever, persistent : fiebre persistente
fit (attack) : ataque, acceso
flaccid : flácido(a), laxo(a), flojo(a)
flushing : bochorno
gain of weight : subir de peso
glands swollen in the groin : ganglios inflamados en la ingle
good : bueno(a), buen
grievance : molestia
handicapped : lisiado(a), con un impedimiento físico
hard : duro(a)
hardship : dificultad
healthy : sano(a), saludable
hot flushes : bochornos, calores
hot sensations : bochornos, calores
hunger : hambre
hurt : lastimado(a)
ill : enfermo(a)
inflamed : inflamado(a)
inflammation : inflamación
injured : lesionado(a)

insensibility : insensibilidad

intense : fuerte, intenso(a)

intensely : intensamente

intractable : intratable (m/f), huraño(a)

irregular : irregular

irritating : irritante, molesto(a)

leak : goteo

leakage : goteo

lethargic : letárgico(a), relativo a letargo

lethargy : letargo, indiferencia

limp : lisiado(a), que cojea al caminar

loss of weight : bajar de peso

meningitis : meningitis

mild : suave

moderate : moderado(a), contenido(a)

molestation : molestia

night sweats : sudores por la noche

nuisance : molestia

numb : entumido(a), entumecido(a)

numbness : adormecimiento, entumecimiento

offensive : ofensivo(a), agresivo(a)

oily : aceitoso(a), grasoso(a)

pain : dolor

pain, sharp or caustic : dolor punzante o mordaz

painful : doloroso(a)

pale : pálido(a)

paleness : palidez

persistent fever : fiebre persistente

photosensitivity : fotosensibilidad

physical disorder : malestar

pollen allergy : alergia al polen

pressure-like : como presión

prick : pinchazo, picadura

prickly : espinoso(a), quisquilloso(a)

problem : problema

problem caring for yourself : cuidarse a si mismo

problems with blood : problemas con la sangre

problems with hormones : problemas con las hormonas

reaction : reacción

regular : regular

severe : severo(a)

severity : severidad

sick : enfermo(a)

sigh : suspiro, susurro

sleepy : somnoliento(a)

slowly : despacio, lentamente

somnolence : somnolencia

spontaneous : espontáneo(a)

stabbing : dolor punzante

stiff : tieso(a)

stinging : que arde
straining : con esfuerzos
subjective : subjetivo
sweats : sudores
sweats, night : sudores por
la noche
sweaty : sudoroso(a)
swollen : hinchado(a)
swoon : desmayo
symptom : síntoma
symptomatic :
sintomático(a)
symptomatology :
sintomatología
take care of yourself, to :
cuidarse a sí mismo(a)
tightly : apretadamente
tightness : tension, tirantez
tingling : hormigueo
tired : cansado(a)
tremor : tremor, temblor
uncomfortable :
incómodo(a),
desconsolado(a)
unconscious : inconsciente
unconsciousness :
inconsciencia, insensibilidad
vertigo : vértigo, trastorno
del equilibrio
warmer than others,
feeling : la sensación de
tener más calor que otros
weak : débil, sin fuerzas
weakness : debilidad
weakness in one area of the
body : debilidad en un área
del cuerpo

weight, gain of : subir de
peso
weight, loss of : bajar de
peso
weightloss : pérdida de
peso
well : bien
well, unusually :
inusualmente bien
worsening :
empeoramiento, desmejoría

Genitourinary

anovulatory cycles : ciclos
anovulatorios
bloody urine : sangre en la
orina
burning, urinary : ardor al
orinar, quemazón al orinar
changes in color of
urination : cambios de
color en la orina
changes in frequency of
urination : cambios en la
frecuencia de orinar
cold in the womb : frío en
la matriz
cramps (menstrual) :
cólicos
cramps (muscle) :
calambres
difficulty starting the
stream : dificultad al
empezar el flujo
difficulty stopping the
stream : dificultad para
detener el flujo

difficulty urinating : dificultad al orinar

discharge from the penis : salida de pus por el pene

discharge from the vagina : flujo vaginal

dribbling : goteo

dribbling after urination : goteo después de orinar

frigidity : frigidez, insensibilidad sexual

get up at night more than once, to : levantarse por la noche más de una vez

get up at night to urinate more than once , to : levantarse por la noche más de una vez para orinar

hematuria : hematuria, orina sanguinolenta

hot (sexually) : caliente, exitado sexualmente

itching of the penis : comezón en el pene o picazón en el pene

itching of the vagina : comezón en la vagina o picazón en la vagina

libido : libido, deseo sexual

loss of sexual desire : pérdida de deseo sexual

menstrual pain : dolor menstrual, dolor durante la regla

ovarian pain : dolor en los ovarios

pain with sexual intercourse : dispareunia, dolor durante el sexo

penile discharge : salida de pus o secreción por el pene

penile sores : llaga en el pene, úlcera en el pene

poor urinary control with coughing or laughing : poco control de la orina cuando tose o se ríe

poor urinary flow : pobre o escaso flujo al orinar

problems, genital : problemas con las partes genitales

raped : violado(a)

sexual desire : deseo sexual

tension, premenstrual : tensión premenstrual

urgency : urgencia

urgency to go to the bathroom : urgencia para ir al baño

urination, changes in the frequency of : cambios en la frecuencia para orinar

urinary pain : dolor cuando orina

uterine pain : dolor en la matriz, dolor en el útero

vaginal sores : llaga en la vagina, úlcera en la vagina

violated : violado(a)

Time

1 o'clock : a la una
1 o'clock in the afternoon : a la una de la tarde (f)
1 o'clock in the morning : a la una de la mañana (f)
1 o'clock sharp : a la una en punto (m)
2 o'clock : a las dos
2 o'clock sharp : a las dos en punto (m)
5 o'clock : a las cinco
5 o'clock in the evening : a las cinco de la tarde (f)
5 o'clock sharp : a las cinco en punto (m)
7 o'clock : a las siete
7 o'clock at night : a las siete de la noche (f)
7 o'clock sharp : a las siete en punto (m)
afternoon : tarde (f)
afternoon, 1 o'clock in the : a la una de la tarde (f)
afternoon, in the : por la tarde (f)
afternoon, tomorrow : mañana (adv) por la tarde
afterwards : después (adv), más (adv) tarde (adv), al poco rato (m)
afterwards, soon : poco después (adv), poco más tarde (f), al poco rato (m)

again : otra vez (f), de nuevo (m)
at night : por (prep) la noche
autumn : otoño (m)
bedtime : a la hora de acostarse
before : antes (adv)
before meals : antes de cada comida
daily : diario(a) (adj), diariamente (adv)
day, per : al día (m), por día (m)
daybreak : amanecer (m), salida (f) del sol
diurnal : diurno(a) (adj), que se produce durante el día
duration : dura (f), duración (f)
during the day : durante el día (m)
earlier on : anteriormente (adv)
early : temprano (adv)
early as possible : lo más pronto posible, cuanto antes
early, 10 minutes : diez minutos (m) antes de la hora (f) (de llegada)
eight o'clock : a las ocho
eight o'clock sharp : a las ocho en punto (m)
eleven o'clock : a las once
eleven o'clock sharp : a las once en punto (m)
evening : final de tarde (f)

evening, 5 o'clock in the : a las cinco de la tarde (f)
evening, in the : por la tarde (f)
evening, tomorrow : mañana (adv) al final de la tarde
every hour : cada hora (f)
every three hours : cada tres horas (f)
everyday : diario(a) (adj), diariamente (adv)
five o'clock : a las cinco
five o'clock sharp : a las cinco en punto (m)
four o'clock : a las cuatro
four o'clock sharp : a las cuatro en punto (m)
from time to time : de vez (f) en cuando
hour : hora (f)
How many times? : ¿Cuántas veces (f)?
How often? : ¿Cada cuanto tiempo (m)?, ¿Cada cuánto?
in a few minutes : en unos minutos
in the afternoon : por la tarde (f)
in the evening : al final de la tarde (f)
in the morning : por la mañana (f)
interval : intervalo (m), porción de espacio o de tiempo entre dos cosas u ocurrencias

It is 1 o'clock sharp. : Es la una en punto (m).
It is 1 o'clock. : Es la una.
It is 5 o'clock sharp. : Son las cinco en punto (m).
It is 5 o'clock. : Son las cinco.
It is 7 o'clock sharp. : Son las siete en punto (m).
It is 7 o'clock. : Son las siete.
It is early. : Es temprano (adj).
It is late. : Es tarde (adj).
It is time for . . . : Es la hora (f) de . . .
last time, the : la última vez (f)
latent period : período (m) latente, período previo al incio de una reacción o de una enfermedad
later : más (adv) tarde (adv), luego (adv), después (adv)
lunchtime : hora (f) de almorzar
minute : minuto (m)
morning : mañana (f)
morning, 1 o'clock in the : a la una de la mañana (f)
morning, early in the : temprano en la mañana (f), muy de mañana
morning, in the : por la mañana (f)
morning, tomorrow : mañana (adv) por la mañana

night : noche (f)

night, 7 o'clock at : a las siete de la noche (f)

night, at : por (prep) la noche

night, last : anoche (f)

night, tomorrow : mañana (adv) por la noche

nightfall : anochecer (m)

nightmare : pesadilla (f)

nighttime : de noche (f)

nighttime, at : por la noche (f)

nine o'clock : a las nueve

nine o'clock sharp : a las nueve en punto (m)

nocturnal : nocturno(a) (adj), relativo a la noche

noon : mediodía (m)

now : ahora (adv), ahorita (adv), ya (adv)

now, before : antes (adv)

now, right : ahora (adv) mismo

nowadays : en la actualidad (f), hoy en día (m)

often as not : la mitad de las veces (f)

often, every so : alguna que otra vez (f), de vez (f) en cuando

often, How? : ¿Cada cuánto tiempo (m)?, ¿Cada cuánto?

often: more often than not : la mayoría de las veces (f)

once : una vez (f)

once-a-day : una vez por día, diario(a) (adj), diariamente (adv)

one o'clock : a la una

one o'clock sharp : a la una en punto (m)

per day : al día (m), por día (m)

per minute : por minuto (m), al minuto (m)

period : período (m)

periodic : periódico(a) (adj), cíclico(a) (adj), habitual (adj), regular (adj), repetitivo(a) (adj)

periodical : periódico(a) (adj)

perioperative : perioperatorio(a) (adj), cerca de una operación

postoperative : postoperatorio(a) (adj), después de una operación

postpartum : posparto (adj), después del parto

postprandial : postprandial (adj), que se presenta después de una comida

posttraumatic : postraumático(a) (adj), que ocurre después de un trauma

preoperative : preoperatorio(a) (adj), que precede a una operación

previously : anteriormente (adv), previamente (adv)

repeated : repetido(a) (adj)

seven o'clock : a las siete

seven o'clock sharp : a las siete en punto (m)

short time ago : hace poco rato (m)

simultaneous : simultáneo(a) (adj), que se hace o que ocurre al mismo tiempo

Since when? : ¿Desde cuándo?

six o'clock : a las seis

six o'clock sharp : a las seis en punto (m)

sporadic : esporádico(a) (adj), no epidémico, que ocurre a veces

spring (season) : primavera (f)

summer : verano (m)

ten o'clock : a las diez

ten o'clock sharp : a las diez en punto (m)

three o'clock : a las tres

three o'clock sharp : a las tres en punto (m)

time : vez (f), tiempo (m)

time, each : cada vez (f)

time: What time is it? : ¿Qué hora es?

times : veces (f), tiempos (m)

transitory : transitorio(a) (adj), pasajero(a) (adj)

turn (it's my) : turno (m), vez (f)

twelve o'clock : a las doce

twelve o'clock sharp : a las doce en punto (m)

twice : dos veces (f)

twice-a-day : dos veces (f) cada día

two o'clock : a las dos

two o'clock sharp : a las dos en punto (m)

upon arising : al levantarse (v)

What time is it? : ¿Qué hora (f) es?

winter : invierno (m)

Verbs Audio

anesthetize : anestesiar
arrange : arreglar
bathe oneself : bañarse
bear down : deprimir
bear down, push, shove (such as with parturition) : pujar
beat (such as the heart) : latir
begin : comenzar, empezar
bend : inclinar
bend oneself over : agacharse
bend, fold : doblar
bite : morder
bleed : sangrar
blow : soplar
break (such as a bone) : quebrar
breathe : respirar
bring : traer
can, be able to : poder
care for, put away : guardar
check : chequear
close : cerrar
come : venir
cough : toser
count : contar
cover (such as in one's eyes or face) : tapar
cover an object : cubrir

cover oneself (such as with an object) : cubrirse
cross : cruzar
cry : llorar
curl : enrollar
dangle, hang : colgar
die : morir
do, make : hacer
eat : comer
elongate, straighten : elongar
examine : examinar
extend : extender
extract : extraer
feel (personal emotion) : sentirse
feel (an object) : sentir
finish : terminar
follow up : dar seguimiento
fracture : fracturar
frown : fruncir el ceño
give little hits (percuss) : dar golpecitos
go : ir
go down : bajar
grip : agarrar
have : tener
have (auxilliary verb) : haber
hear : oír
hold (such as one's breath), bear : aguantar
imitate : imitar
indicate : indicar
inflate : inflar
introduce (such as a finger, catheter, speculum, etc.) : introducir

jump : brincar
keep : mantener
lay oneself down : acostarse
leave in place, abandon : dejar
lift (such as a body part or other object) : levantar
listen : escuchar
live : vivir
look at, watch : mirar
make a fist : empuñar
move : mover
move oneself : moverse
must, ought : deber
need : necesitar
obtain : obtener
open : abrir
order, put in : ordenar
palpate : palpar
percuss : percutir
permit, allow : permitir
prefer : preferir
prescribe : recetar
press (a button) : oprimir
pull : jalar
push away : empujar
put : poner
put into : meter
put on oneself, dress : ponerse, vestirse
put to sleep : adormecer
read : leer
recheck : reconsultar
refrain, abstain : abstenerse
relax : relajarse
remove : quitar

remove from oneself, undress : quitarse
rest : descansar
return : regresar
rinse : rociar
save : salvar
say, tell : decir
see : ver
show : mostrar
sit oneself down : sentarse
smell : oler
smile (oneself) : sonreirse
speak : hablar
spit : escupir
squeeze : apretar
stand : pararse
stand on, go up onto : subirse
stare, fix upon : fijar
stay or keep in position : quedar
stay or keep oneself in position : quedarse
stop : parar
straighten : enderezar
straighten, stretch (such as a muscle) : estirar
swallow : tragar
take (food, alcohol, medicines) : tomar
take away : llevar
take out : sacar
teach, show : enseñar
touch : tocar
turn oneself : voltearse
turn oneself around : darse vuelta
twist, turn : girar

walk : caminar
want : querer
weigh : pesar

whisper : susurrar
worry : preocupar

Verb Tenses

Present Indicative

Use 1:
Describing an action in the present:

• Examples •
Voy a la tienda cada semana.
I go to the store every week.
Como pan cada día.
I eat bread every day.

Use 2:
Indicating a mental action or feeling in the present:

• Examples •
Él cree que ella va a la tienda.
He believes that she goes to the store.
Pienso que sí.
I think so.

Use 3:
Stating truths:

• Examples •
El cielo es azul.
The sky is blue.
Soy un hombre.
I am a man.

Use 4:
Indicating actions, which are habitual in nature:

• Examples •
Hay sol todos los días.
There is sun every day.
Él viene a las cinco cada día.
He comes at five o'clock each day.

Use 5:
Stating the present in terms of time:

• Examples •
Son las cinco y diez.
It is ten after five.
Es la una menos diez.
It is 10 minutes to one.

Use 6:
Speaking of events, which will occur in a short time:

• Examples •
La doctora viene a las cuatro.
The doctor comes at four o'clock.
El tren llega en la noche.
The train arrives at night.

Use 7:
Indicating "nearly" or "almost" in English; use with the phrase

por poco
nearly, almost

• Examples •
Por poco muero en el tren.
I nearly died in the train.
José por poco pierde el tren.
José almost missed the train.

Use 8:
Speaking with emphasis about events, which occurred in the past, such as when telling a story:

• Examples •
El tren va a toda velocidad.
The train goes at full speed.
Pero el héroe no tiene miedo.
But the hero has no fear.

Use 9:
Speaking about events, which occurred in the past and continue in the present; use with the verb **hacer** (to do, make):

• Examples •
Hace mucho tiempo que espero.
I have waited a long time.
Hace doce horas que él tiene dolor.
He has had pain for twelve hours.

Use 10:
Use with "if" statements to impose a condition:

• Examples •
Si quiero diez dólares, trabajo.
If I want 10 dollars, I work.
Si quiero diez dólares, trabajaré.
If I want 10 dollars, I will work.
Si ella quiere comprometerse, yo quiero casarme con ella.
If she wants to commit, I want to marry her.
Si ella quiere comprometerse, yo me casaré con ella.
If she wants to commit, I will marry her.

Preterit

Use 1:
Describing an action already completed in the past:

• Examples •
Fui a la tienda.
I went to the store.
Comí pan ayer.
I ate bread yesterday.

Use 2:
Indicating that one "tried" or "refused" to do something;

use with the verb **querer** (to want):

• Examples •
Quise ir a la tienda.
I tried to go to the store.
No quiso escribir la carta.
She refused to write the letter.

Use 3:
Indicating that one "met" or was "introduced to" someone; use with the verb **conocer** (to know):

• Examples •
Lo conocimos en la tienda.
We met him at the store.
Conocí a la maestra.
I was introduced to the teacher.

Use 4:
Indicating that one "succeeded" or "failed" in doing something; use with the verb **poder** (to be able to):

• Examples •
Pudo ir a la tienda.
He succeeded in going to the store.
No pude ir a la tienda.
I failed to go to the store.
Use 5:

Indicating that one "found out" something; use with the verb **saber** (to know):

• Examples •
Supo que había un problema con la dirección.
He found out that there was a problem with the address.
Supe sobre su relación con ella.
I found out about his relationship with her.
Use 6:
Indicating that one "received" something; use with the verb **obtener** (to obtain, receive):

• Examples •
Obtuvo las direcciones.
He received the directions.
Obtuve un regalo de la doctora.
I received a gift from the doctor.

Imperfect Indicative

Use 1:
Indicating an action habitually done in the past:

• Examples •
Yo iba a la tienda todos los días.
I used to go the store every day.

Yo comía pan cada mañana.
I used to eat bread every morning.

Use 2:
Indicating an action, which was occurring in the past, when another happened:

• Examples •
Yo iba a la tienda cuando ella llegó.
I was going to the store when she arrived.
Él esperaba cuando escuchó el sonido.
He was waiting when he heard the sound.

Use 3:
Indicating actions, which were occurring simultaneously in the past:

• Examples •
Yo iba a la tienda, mientras ella hablaba con sus amigos.
I was going to the store, while she was talking to friends.
Él andaba de un lado al otro, y ella escuchaba la música.
He was pacing, and she was listening to the music.

Use 4:
Indicating a physical, emotional, or mental condition in the past:

• Examples •
Yo era alto en mi juventud.
I was tall in my youth.
Ella estaba triste.
She was sad.
Yo prefería ir a la tienda.
I preferred to go to the store.

Use 5:
Speaking about events, which occurred in the past and persisted for a time prior to the occurrence of another event; use with the verb **hacer** (to do, make):

• Examples •
Hacía mucho tiempo que yo esperaba.
I had waited a long time.
Hacía muchas horas que él tenía dolor.
He had had pain for many hours.

Use 6:
Stating an indirect quotation:

• Examples •
Me dijo que prefería ir.
He told me that he preferred to go.

Le dije que el carro era rojo.
I told him that the car was red.

Use 7:
Stating the past in terms of time:

• Examples •
Eran las cinco y diez.
It was ten after five.
Era la una menos diez.
It was 10 minutes to one.
¿Qué hora era?
What time was it?

Future

Use 1:
Indicating an action, which will take place in the future:

• Examples •
Iré a la tienda todos los días.
I will go to the store every day.
Comerá pan cada mañana.
He will eat bread every morning.

Use 2:
Indicating a probability in the present; context is important:

• Examples •

Estará triste.
She probably will be sad.
Tendrá mejor suerte.
He probably will have better luck.

Use 3:
Indicating wonderment in the present; context is important:

• Examples •
¿Qué carro será?
I wonder which car it will be?
¿Quién será el mejor?
Who will be the best?

Use 4:
Stating an indirect quotation:

• Examples •
Me dice que él irá.
He tells me that he will go.
Le dije que el carro será rojo.
I told him that the car will be red.

Use 5:
Use with "if" statements to impose a condition:

• Examples •
Si quiero diez dólares, trabajaré.
If I want 10 dollars, I will work.

Si ella quiere comprometerse, yo me casaré con ella.
If she wants to commit, I will marry her.

Conditional

Use 1:
Indicating courtesy when expressing a desire:

• Examples •
Le gustaría su comida ahora.
She would like her meal now.
Me gustaría comer pan.
I would like to eat bread.

Use 2:
Stating an indirect quotation:

• Examples •
Me dijo que preferiría ir.
He told me that he would prefer to go.
Le dije que el carro sería rojo.
I told him that the car would be red.

Use 3:
Indicating wonderment in the past; context is important:

• Examples •
¿Qué carro sería?
I wonder which car it wwould be?
¿Quién sería el mejor?
Who would be the best?

Use 4:
Use with "if" statements to indicate an action, which would occur if another were possible, or a condition, which is contrary to fact::

• Examples •
Yo iría a la tienda, si ella no pudiera ir.
I would go to the store, if she might not be able to go.
Si dejara de llover, ella caminaría.
If it stopped raining, she would walk.

Use 5:
Indicating a probability in the past; context is important:

• Examples •
Estaría triste.
She probably would be sad.
Él tendría mejor suerte.
He probably would have better luck.

Present Subjunctive

Use 1:
Use in the dependent clause, if the verb of a main clause is present indicative, future, present perfect indicative, or imperative, and the dependent clause requires the subjunctive:

• Examples •
Ella duda que José lo haga.
She doubts that José may do it.
Me agrada que yo pueda comer pan.
It pleases me that I may eat bread.
Él ha trabajado tanto para que ella pueda tocar el piano.
He has worked so that she may be able to play the piano.

Use 2:
Indicating an indefinite time of that which has not yet occurred, using certain conjunctions, such as:
antes que
rather than, before
aunque
though
cuando
when

después que
after
en cuanto
as soon as
hasta que
until
mientras
while

• Examples •
Me bañaré antes que me vaya a la cama.
I will bathe before I go to bed.
Aunque sea tarde, iremos.
Though it may be late, we will go.
En cuanto sepa, te lo diré.
As soon as I know, I will tell it to you.

Use 3:
Indicating a negation, purpose, or condition, using certain conjunctions, such as:
a fin de que
so that
a menos que
unless
con tal que
provided that

en caso que
in case
para que
so that

sin que
without

• Examples •
Llamaré a fin de que tenga la información.
I will call so that he has the information.
Me bañaré, a menos que ya no haya agua.
I will bathe, unless there is no water left. .
En caso que no venga, lo llamaremos.
In case he may not come, we will call him.

Use 4:
Indicating "perhaps" or "maybe" in English, using certain adverbs, such as:
acaso
perhaps
quizás
perhaps
tal vez
maybe

• Examples •
Acaso, ella me bese.
Perhaps, she may kiss me.
Quizás, lo haga.
Perhaps, he may do it.
Me bañaré, y tal vez me lave el pelo también.
I will bathe, and maybe I will wash my hair too.

Use 5:
Indicating "no matter" in English, using certain phrases, such as:
por mucho que
no matter
por más que
no matter

• Examples •
Por mucho que proteste, ellos lo harán.
No matter how much you protest, they will do it.
Por más que grite, no le va a escuchar.
No matter how much you shout, he will not hear you.

Use 6:
Indicating "if only" or " may God grant" or "would that" in English, using the phrase:
Ojalá que
if only / may God grant / would that

• Examples •
Ojalá que proteste.
If only you protest.
Ojalá que el pastel esté rico.
May God grant that the cake be good.

Use 7:
Indicating a desire or emotion:

• Examples •
Quiero que José venga.
I want José to come.
Insiste que José venga.
He insists that José come.
Prefiero que José venga.
I prefer that José come.
Temo que esté perdido.
I am afraid it is lost.
Esperamos que gane la carrera.
We hope he wins the race.

Note: Using the verb **creer** (to believe) in the positive, because it indicates certainty, does not require the subjunctive:
Creo que José llamará.
I believe José will call.

But using the verb **creer** (to believe) in the negative, because it indicates uncertainty, does require the subjunctive:
No creo que José venga.
I do not believe José might come.

Use 8:
Indicating an impersonal expression, particularly those expressing importance, possibility, and urgency, doubt, or regret:

• Examples •
Es importante que José venga.
It is important that José come.
Es necesario que José venga.
It is necessary that José come.
Es urgente que José venga.
It is urgent that José come.
Es posible que venga el doctor.
It is possible that the doctor may come.

Note: Using the phrase **es seguro** (it is certain), because it indicates certainty, does not require the subjunctive:
Es seguro que José llamará.
It is certain José will call.

But using the phrase **no es seguro** (it is not certain), because it indicates uncertainty, does require the subjunctive:
No es seguro que José venga.
It is not certain José might come.

Use 9:
Indicating an indefinite person or thing:

• Examples •
Estoy buscando a una doctora que sea bella.
I am looking for a doctor who may be beautiful.
No hay doctoras aquí que tengan interés.
There are no doctors here who have interest.
No hay esposas que puedan obedecer.
There are no wives who can obey.

Note: But referring to a specific person or thing, because it indicates certainty, does not require the subjunctive:
Estoy buscando a la doctora que tiene interés.
I am looking for the doctor who has interest.

Use 10:
Indicating commands; see the Commands / Imperatives section below.

Imperfect Subjunctive

Use 1:
Use in the dependent clause, if the verb of a main clause is preterit, imperfect indicative, conditional, or past perfect indicative, and the dependent clause requires the subjunctive:

• Examples •
Él dudó que José lo hiciera.
He doubted that José might do it.
Me gustó que yo pudiera realizar esa tarea.
It pleased me that I might be able to do that task.
Él había trabajado para que ella pudiera tocar el piano.
He had worked so that she might be able to play the piano.

Use 2:
Use the imperfect subjunctive of **querer** (to want) to express courtesy when indicating a desire:

• Examples •
Yo quisiera dos huevos.
I would like two eggs.

Quisiéramos ir a la tienda.
We would like to go to the store.

Use 3:
Use with **como si** (as if) to express an idea or situation, which seems contrary to fact:

• Examples •
Me habló como si fuera sordo.
He spoke to me as if I were deaf.
Me miró como si fuera un objeto sexual.
He looked at me as if I were a sex object.

Use 4:
Indicating an indefinite time of that which has not yet occurred, using certain conjunctions, such as:
antes que
rather than, before
aunque
though
cuando
when
después que
after
en cuanto
as soon as
hasta que
until
mientras
while

• Examples •
Me bañé antes que llegara el invitado.
I bathed before the guest arrived.
Aunque fuera tarde, iríamos.
Though it might be late, we would go.
En cuanto supiera, se lo diría.
As soon as I might know, I would tell it to you.
Use 5:
Indicating a negation, purpose, or condition, using certain conjunctions, such as:
a fin de que
so that
a menos que
unless
con tal que
provided that
en caso que
in case
para que
so that
sin que
without

• Examples •
Llamé a fin de que tuviera la información.
I called so that he might have the information.

En caso que no viniera, lo llamaríamos.
In case he might not come, we would call him.

Use 6:
Indicating "perhaps" or "maybe" in English, using certain adverbs, such as:
por si acaso
perhaps
quizás
perhaps
tal vez
maybe

• Examples •
Por si acaso ella me besara.
Perhaps, she might kiss me.
Quizás lo hiciera.
Perhaps, he might do it.
Tal vez no pudiera hacerlo.
Maybe, I might not be able to do it.

Use 7:
Indicating "no matter" in English, using certain phrases, such as:
por mucho que
no matter
por más que
no matter

• Examples •
Por mucho que protestara, no cambiarían las cosas.

No matter how much you might protest, things would not change.
Por más que gritara, no le escucharía.
No matter how much you might shout, he would not hear you.

Use 8:
Indicating "if only" or " may God grant" or "would that" in English, using the phrase:
Ojalá que
if only / may God grant / would that

• Examples •
Ojalá que protestara.
If only you might protest.
Ojalá que los invitados llegaran pronto.
May God grant that the guests arrive soon.

Use 9:
Indicating a desire or emotion:

• Examples •
Quise que José fuera.
I wanted José to go.
Insistió que José fuera.
He insisted that José might go.
Preferí que José fuera.
I preferred that José might go.

Temí que estuviera perdido.
I was afraid it might be lost.
Deseó que ganara la carrera.
He hoped he might win the race.

Note: Using the verb **creer** (to believe) in the positive, because it indicates certainty, does not require the subjunctive:
Creí que José iría.
I believed José would go.

But using the verb **creer** (to believe) in the negative, because it indicates uncertainty, does require the subjunctive:
No creí que José fuera.
I did not believe José might go.

Use 10:
Indicating an impersonal expression, particularly those expressing importance, possibility, and urgency, doubt, or regret:

• **Examples** •
Fue importante que José fuera.
It was important that José might go.

Fue necesario que José fuera.
It was necessary that José might go.
Fue urgente que José fuera.
It was urgent that José might go.
Fue posible que viniera el doctor.
It was possible that the doctor might come.

Note: Using the phrase **fue seguro** (it was certain), because it indicates certainty, does not require the subjunctive:
Fue seguro que José iría.
It was certain José would go.

But using the phrase **no fue seguro** (it was not certain), because it indicates uncertainty, does require the subjunctive:
No fue seguro que José fuera.
It was not certain José might go.

Use 11:
Indicating an indefinite person or thing:

• **Examples** •
Estaba buscando a una doctora que fuera bella.

I was looking for a doctor who might be beautiful.
No había doctoras aquí que tuvieran interés.
There were no doctors here who might have interest.
No había esposas que quisieran obedecer.
There were no wives who might want to obey.
Note: But referring to a specific person or thing, because it indicates certainty, does not require the subjunctive:
Estaba buscando a la doctora que tendría interés.
I was looking for the doctor who would have interest.

Use 12:
Use with "if" statements to indicate an action, which would occur if another were possible, or a condition, which is contrary to fact:

• Examples •
Yo iría a la tienda, si ella no pudiera ir.
I would go to the store, if she might not be able to go.
Si dejara de llover, ella caminaría.
If it stopped raining, she would walk.

Present Perfect Indicative

Use 1:
Use to express actions, which took place at an indefinite time in the past:

• Examples •
Él ha dudado que José lo haga.
He has doubted that José may do it.
¿Ha tenido problemas?
Have you had problems.
He tocado la música dos veces.
I have played the music twice.

Use 2:
Use to express actions, which clearly took place in the past before another past action:

• Examples •
Cuando él salió del hospital, yo había hablado con la doctora.
When he left the hospital, I had spoken with the doctor.
Cuando vinieron, ella había comido.
When they came, she had eaten.

Use 3:
Use to express actions, which took place in the past before another past action, even if the second action is not clearly expressed:

• Examples •
Yo había hablado con la doctora.
I had spoken with the doctor.
Ella había hablado.
She had spoken.

Future Perfect

Use 1:
Use to express actions, which will take place in the future before another future action:

• Examples •
Cuando él salga del hospital, yo habré hablado con la doctora.
When he leaves the hospital, I will have spoken with the doctor.
Cuando vengan, ella habrá comido.
When they come, she will have eaten.
El doctor volverá, y la enfermera habrá terminado el trabajo.

The doctor will return, and the nurse will have finished the work.

Use 2:
Indicating a probability in the recent past; context is important:

• Examples •
Él habrá ido a la tienda.
He probably will have gone to the store.
Ella habrá esperado la llamada.
She probably will have waited for the call.

Use 3:
Indicating wonderment in the recent past; context is important:

• Examples •
¿ Habrán comido en la casa de José?
Will they have eaten at José's house?
¿Quién habrá sido el mejor?
Who will have been the best?

Conditional Perfect

Use 1:
Use with "if" statements to indicate an action, which

505

would occur if another were possible, or a condition, which is contrary to fact:

• Examples •
Yo habría ido a la tienda, si ella no hubiera podido ir.
I would have gone to the store, if she had not be able to go.
Si hubiese dejado de llover, ella habría caminado.
If it had stopped raining, she would have walked.

Use 2:
Indicating a probability in the past; context is important:

• Examples •
Él habría ido a la tienda.
He probably would have gone to the store.
Ella habría esperado el aviso.
She probably would have waited for the warning.

Use 3:
Indicating wonderment in the past; context is important:

• Examples •
¿ Habríamos ido a la tienda?

Would we have gone to the store?
¿Quién habría sido el mejor?
Who would have been the best?

Present Perfect Subjunctive / Past Subjunctive

Use 1:
Use in the dependent clause, if the verb of a main clause is present indicative, future, present perfect indicative, or imperative, and the dependent clause requires the subjunctive:

• Examples •
Él duda que José lo haya hecho.
He doubts that José may have done it.
Me agrada que yo haya podido conocer al escritor.
It pleases me that I have been able to meet the writer.
Él ha trabajado mucho para que ella haya logrado el triunfo.
He has worked hard so that she might have succeeded.

Use 2:
Indicating an indefinite time of that which has not yet occurred, using certain conjunctions, such as:
antes que
rather than, before
aunque
though
cuando
when
después que
after
en cuanto
as soon as
hasta que
until
mientras
while

• Examples •
Me bañaré antes que el día se haya terminado.
I will bathe before the day has ended.
Aunque haya sido difícil, pasaron la prueba.
Though it may have been difficult, they passed the test.
En cuanto lo haya hecho, te lo diré.
As soon as I have done it, I will tell you.

Use 3:
Indicating a negation, purpose, or condition, using certain conjunctions, such as:
a fin de que
so that
a menos que
unless
con tal que
provided that
en caso que
in case
para que
so that
sin que
without

• Examples •
Me banaré, a menos que el agua se haya terminado.
I will bathe, unless the water has finished.
En caso que no haya venido, tendremos que llamarlo.
In case he may not have come, we will have to call him.

Use 4:
Indicating "perhaps" or "maybe" in English, using certain adverbs, such as:
acaso
perhaps
quizás
perhaps
tal vez
maybe

• Examples •
Por si acaso, ella me haya besado.
Perhaps, she may have kissed me.
Quizás lo haya hecho.
Perhaps, he may have done it.
Tal vez lo haya escrito bien ahora.
Maybe, I have written it well this time.

Use 5:
Indicating "no matter" in English, using certain phrases, such as:
por mucho que
no matter
por más que
no matter

• Examples •
Por mucho que haya protestado, no cambiarán la ley.
No matter how much you may have protested, they will not change the law.
Por más que haya gritado, no lo va a escuchar.
No matter how much you may have shouted, he will not hear you.

Use 6:
Indicating "if only" or " may God grant" or "would that"

in English, using the phrase:
Ojalá que
if only / may God grant / would that

• Examples •
Ojalá que haya protestado.
If only you may have protested.
Ojalá que el doctor haya curado a la paciente.
May God grant that the doctor may have cured the patient.

Use 7:
Indicating a desire or emotion:

• Examples •
Quiero que José haya ido.
I want José to have gone.
Prefiero que José haya ido.
I prefer that José has gone.
Temo que haya estado perdido.
I am afraid it has been lost.
Esperamos que haya ganado la carrera.
We hope he has won the race.

Note: Using the verb **creer** (to believe) in the positive, because it indicates certainty, does not require the subjunctive:

Creo que José ha ido.
I believe that José has gone.

But using the verb **creer** (to believe) in the negative, because it indicates uncertainty, does require the subjunctive:
No creo que José haya ido.
I do not believe that José has gone.

Use 8:
Indicating an impersonal expression, particularly those expressing importance, possibility, and urgency, doubt, or regret:

• **Examples** •
Es importante que José haya ido.
It is important that José has gone.
Es necesario que José haya ido.
It is necessary that José has gone.
Es urgente que José haya ido.
It is urgent that José has gone.
Es posible que haya venido el doctor.
It is possible that the doctor has come.

Note: Using the phrase **es seguro** (it is certain), because it indicates certainty, does not require the subjunctive:
Es seguro que José ha ido.
It is certain José has gone.

But using the phrase **no es seguro** (it is not certain), because it indicates uncertainty, does require the subjunctive:
No es seguro que José haya ido.
It is not certain José has gone.

Use 9:
Indicating an indefinite person or thing:

• **Examples** •
Estoy buscando a una doctora que haya estudiado la enfermedad.
I am looking for a doctor who has studied the disease.
No hay doctoras aquí que hayan tenido interés.
There are no doctors here who have had interest.
No hay esposas que hayan querido obedecer.
There are no wives who have wanted to obey.

Note: But referring to a specific person or thing, because it indicates certainty, does not require the subjunctive:

Estoy buscando a la doctora que ha tenido interés.
I am looking for the doctor who has had interest.

Past Perfect Subjunctive

Use 1:
Use in the dependent clause, if the verb of a main clause is preterit, imperfect indicative, conditional, or past perfect indicative, and the dependent clause requires the subjunctive:

• Examples •
Él dudó que José lo hubiera hecho.
He doubted that José might have done it.
Me gustó que yo hubiera podido hacer la tarea.
It pleased me that I might be able to do the task.
Él ayudó para que ella lo hubiera logrado.
He helped so that she might have accomplished it.

Use 2:
Use with **como si** (as if) to express an idea or situation, which seems contrary to fact:

• Examples • **Me habló como si hubiera sido sordo.**
He spoke to me as if I might have been deaf.
Me miró como si hubiera sido un objeto sexual.
He looked at me as if I might have been a sex object.
Use 3:
Indicating an indefinite time of that which has not yet occurred, using certain conjunctions, such as:
antes que
rather than, before
aunque
though
cuando
when
después que
after
en cuanto
as soon as
hasta que
until
mientras
while

• Examples •
Bañé al niño antes que el agua se hubiera terminado.

510

I bathed the child before water had finished.

Aunque hubiera sido tarde, fuimos a su casa.
Though it had been late, we went to his house.

En cuanto lo hubiera hecho, se lo habría dicho.
As soon as I had done it, I would have told it to you.

Use 4:
Indicating a negation, purpose, or condition, using certain conjunctions, such as:
a fin de que
so that
a menos que
unless
con tal que
provided that
en caso que
in case
para que
so that
sin que
without

• Examples •
Con tal que hubiera comida, lo mandamos al mercado.
Provided that there might be food, we sent him to the market.

En caso que no hubiera venido, lo tendríamos que buscar.
In case he might not have come, we would have to look for it.

Use 5:
Indicating "perhaps" or "maybe" in English, using certain adverbs, such as:
por si acaso
perhaps
quizás
perhaps
tal vez
maybe

• Examples •
Por si acaso ella me hubiera besado.
Perhaps, she might have kissed me.
Quizás lo hubiera hecho.
Perhaps, he might have done it.
Tal vez me hubiera lavado el pelo ayer.
Perhaps, I might have washed my hair yesterday.

Use 6:
Indicating "no matter" in English, using certain phrases, such as:
por mucho que
no matter

por más que
no matter

• Examples •
Por mucho que hubiera protestado, no cambiarían la ley.
No matter how much you might have protested, they would not change the law.
Por más que hubiera gritado, no le escucharía.
No matter how much you might have shouted, he would not hear you.

Use 7:
Indicating "if only" or " may God grant" or "would that" in English, using the phrase:
Ojalá que
if only / may God grant / would that

• Examples •
Ojalá que hubiera protestado.
If only you might have protested.
Ojalá que cambiaran la ley.
May God grant that the the law might have been changed.

Use 8:
Indicating a desire or emotion:

• Examples •
Quise que José hubiera ido.
I wished that José had gone.
Insistió que José hubiera ido.
He insisted that José had gone.
Preferí que José hubiera ido.
I preferred that José had gone.
Temí que hubiera estado perdido.
I was afraid it had been lost.
Deseamos que hubiera ganado la carrera.
We hoped he had won the race.

Note: Using the verb **creer** (to believe) in the positive, because it indicates certainty, does not require the subjunctive:
Creí que José habría ido.
I believed José would have gone.

But using the verb **creer** (to believe) in the negative, because it indicates uncertainty, does require the subjunctive:
No creí que José hubiera ido.
I did not believe José had gone.

Use 9:
Indicating an impersonal expression, particularly those expressing importance, possibility, and urgency, doubt, or regret:

• **Examples** •
Fue importante que José hubiera ido.
It was important that José had gone.
Fue necesario que José hubiera ido.
It was necessary that José had gone.
Fue urgente que José hubiera ido.
It was urgent that José had gone.
Fue posible que hubiera venido el doctor.
It was possible that the doctor had come.

Note: Using the phrase **fue seguro** (it was certain), because it indicates certainty, does not require the subjunctive:
Fue seguro que José habría ido.
It was certain José would have gone.

But using the phrase **no fue seguro** (it was not certain), because it indicates uncertainty, does require the subjunctive:
No fue seguro que José hubiera ido.
It was not certain José had gone.

Use 10:
Indicating an indefinite person or thing:

• **Examples** •
Necesitaba una doctora que hubiera estudiado la enfermedad.
I needed a doctor who had studied the disease.
No había doctoras aquí que hubieran mostrado interés.
There were no doctors here who had showed interest.
No había esposas que hubieran querido obedecer.
There were no wives who had wanted to obey.

Note: But referring to a specific person or thing (certainty), does not require the subjunctive:
Necesitaba la Doctora Moreno quien había estudiado la enfermedad.
I was looking for the Dr. Moreno who had studied the disease.

Use 11:
Use with "if" statements to indicate an action, which would occur if another were possible, or a condition, which is contrary to fact:

• Examples •
Yo habría ido a la tienda, si ella no hubiera podido ir.
I would have gone to the store, if she had not be able to go.
Yo hubiera ido a la tienda, si ella no hubiera podido ir.
I might have gone to the store, if she had not be able to go.
Si hubiera dejado de llover, ella habría caminado.
If it had stopped raining, she would have walked.

Si hubiera dejado de llover, ella hubiera caminado.
If it had stopped raining, she might have walked.

Progressive Present

Use 1:
Indicating that an action is in progress and giving it emphasis:

• Examples •
Él está caminando.
He is walking.
Estoy deseando.
I am wishing.
Estoy cocinando pollo.
I am cooking chicken.

Use 2:
Indicating that an action continues in progress and giving it emphasis; use only with certain verbs, such as:
andar
to walk
continuar
to continue
ir
to go
seguir
to continue
venir
to come

• Examples •
Anda pensando.
He walks along thinking.
Va gritando.
He goes along yelling.
Sigue escribiendo.
She keeps on writing.

Vengo cantando.
I come singing.

Progressive Past

Use 1:
Indicating that an action was in progress and giving it emphasis:

• **Examples** •
Él estaba caminando.
He was walking.
Yo estaba deseando.
I was wishing.
Yo estaba cocinando pollo.
I was cooking chicken.

Use 2:
Indicating that an action continued in progress and giving it emphasis; use only with certain verbs, such as:
andar
to walk
continuar
to continue
ir
to go
seguir
to continue
venir
to come

• **Examples** •
Andaba pensando.
He walked along thinking.
Iba gritando.
He went along yelling.

Ella seguía escribiendo.
She kept on writing.

Yo venía cantando.
I came singing.

Progressive Future

Use 1:
Indicating that an action will be in progress and giving it emphasis:
• **Examples** •
Estará caminando.
He will be walking.
Estaré deseando.
I will be wishing.
Estaré cocinando pollo.
I will be cooking chicken.

Use 2:
Indicating that an action will continue in progress and giving it emphasis; use only with certain verbs, such as:
andar
to walk
continuar
to continue
ir
to go
seguir
to continue
venir
to come

• **Examples** •
Andará pensando.
He will walk along thinking.
Irá gritando.
He will go along yelling.
Ella seguirá escribiendo.
She will keep on writing.

Vendré cantando.
I will come singing.

Progressive Conditional

Use 1:
Indicating that an action would be in progress and giving it emphasis:

• **Examples** •
Él estaría caminando.
He would be walking.
Yo estaría deseando.
I would be wishing.
Yo estaría cocinando pollo.
I would be cooking chicken.

Use 2:
Indicating that an action would continue in progress and giving it emphasis; use only with certain verbs, such as:
andar
to walk
continuar
to continue

ir
to go
seguir
to continue
venir
to come

• **Examples** •
Él andaría pensando.
He would walk along thinking.
Él iría gritando.
He would go along yelling.
Ella seguiría escribiendo.
She would keep on writing.
Yo vendría cantando.
I would come singing.

Commands / Imperatives

Note:
Strictly speaking, commands are not a tense, but a mood.

Affirmative Commands

Use 1:
Indicating affirmative commands in the third person singular; use the third person singular of the present subjunctive to form:

• Examples •
Busque a una doctora que sea bella.
Look for a doctor who is beautiful.
Muestre su papel.
Show your paper.

Use 2:
Indicating affirmative commands using object pronouns in the third person singular; use the third person singular of the present subjunctive and attach the object pronouns to form:

• Examples •
Búsquelo.
Look for it.
Muéstreselo. (indirect object, then direct object)
Show it to them.

Use 3:
Indicating affirmative commands in the third person singular using phrases with **¡Que!**; use the third person singular of the present subjunctive to form:

• Examples •
¡Que lo busque!
Let him look!
¡Que me lo muestre!
Let him show it to me!

Use 4:
Indicating affirmative commands in the third person plural; use the third person plural of the present subjunctive to form:

• Examples •
Busquen a una doctora que sea bella.
Look for a doctor who is beautiful.
Muestren su papel.
Show your paper.

Use 5:
Indicating affirmative commands using object pronouns in the third person plural; use the third person plural of the present subjunctive and attach the object pronouns to form:

• Examples •
Búsquenlo.
Look for it.
Muéstrenselo. (indirect object, then direct object)
Show it to them.

Use 6:
Indicating affirmative commands in the third person plural using phrases with **¡Que!**; use the third person plural of the present subjunctive to form:

• Examples •
¡Que lo busquen!
Let them look!
¡Que me lo muestren!
Let them show it to me!

Use 7:
Indicating affirmative commands in the second person singular; use the third person singular of the present indicative to form:

• Examples •
Busca a una doctora que sea bella.
Look for a doctor who is beautiful.
Muéstrame tu papel.
Show me your paper.
Except: note the following irregular constructions for commands in the second person singular:

decir	**di** (to say, to tell)
hacer	**haz** (to do, to make)
haber	**hé** (to have aux verb)
poner	**pon** (to put)
salir	**sal** (to leave)
ser	**sé** (to be)
tener	**ten** (to have)
ir	**ve** (to go)
venir	**ven** (to come)

• Examples •
¡Dímelo!
Tell it to me!

Ven acá.
Come over here.

Use 8:
Indicating affirmative commands in the second person plural; to form drop the **r** from the infinitive verb form and add **d**, unless the verb is reflexive, in which case, drop the **r** from the infinitive verb form and add **os**:

• Examples •
Mostradme vuestro papel.
Show me your paper.
Inscribíos. – note the accent on the "i" with verbs ending in "ir"
Enroll yourselves.

Use 9:
Indicating affirmative commands in the first person plural with reflexive verbs; to form drop the **s** from the first person plural of the present indicative; then add **nos** and accent the vowel of the stressed syllable:

• Examples •
Vámonos. (irse)
Let's leave.
Informémonos. (informarse)
Let's inform ourselves.

Use 10:
Indicating affirmative commands in the first person plural with non-reflexive verbs; use the first person plural of the present subjunctive to form:

• Examples •
Busquemos una doctora que sea bella.
Let's look for a doctor who is beautiful.
No mostremos nuestros papeles.
Let's not show our papers.
OR: use **Vamos a** plus or minus the infinitive form of the verb:
Vamos a buscarlo.
Let's look for it.
Vamos a mostrarlo.
Let's show it.

OR: use **Vamos** alone:
Vamos.
Let's go.

Negative Commands

Use 11:
Indicating negative commands in the third person singular; use the third person singular of the present subjunctive to form:

• Examples •
No busque a una doctora que sea bella.
Don't look for a doctor who is beautiful.
No muestre su papel.
Don't show your paper.

Use 12:
Indicating negative commands using object pronouns in the third person singular; use the third person singular of the present subjunctive and have the object pronouns precede the verb to form:

• Examples •
No lo busque.
Don't look for it.
No se lo muestre. (indirect object, then direct object)
Don't show it to them.

Use 13:
Indicating negative commands in the third person plural; use the third person plural of the present subjunctive to form:

• Examples •
No busquen a una doctora que sea bella.
Don't look for a doctor who is beautiful.
No muestren su papel.

Don't show your paper.

Use 14:
Indicating negative commands using object pronouns in the third person plural; use the third person plural of the present subjunctive and have the object pronouns precede the verb to form:

• **Examples** •
No lo busquen.
Don't look for it.
No se lo muestren. (indirect object, then direct object)
Don't show it to them.

Use 15:
Indicating negative commands in the second person singular; use the second person singular of the present subjunctive to form:

• **Examples** •
No busques a una doctora que sea bella.
Don't look for a doctor who is beautiful.
No me muestres vuestros papeles.
Don't show me your papers.

Use 16:
Indicating negative commands in the second

person plural; use the second person plural of the present subjunctive to form:

• **Examples** •
No busquéis a una doctora que sea bella.
Don't look for a doctor who is beautiful.
No me mostréis vuestros papeles.
Don't show me your papers.

Use 17:
Indicating negative commands in the first person plural with non-reflexive verbs; use **no vayamos a** (let's not) plus the infinitive to form:

• **Examples** •
No vayamos a buscarlo.
Let's not look for it.
No vayamos a mostrarlo.
Let's not show it.

Use 18:
Indicating negative commands in the first person plural with reflexive verbs; use the first person plural of the present subjunctive to form; then precede with **nos**:

• **Example** •
No nos vayamos. (irse)
Let's not leave.

Family Medicine Topics

Abortion

Aborto

An abortion is a procedure to end a pregnancy.

Un aborto es un procedimiento para interrumpir un embarazo.

It uses medicine or surgery to remove the embryo or fetus and placenta from the uterus.

Se utilizan medicinas o cirugía para retirar el embrión o el feto y la placenta del útero.

The procedure is done by a licensed physician or someone acting under the supervision of a licensed physician.

El procedimiento es realizado por un médico con licencia o alguien que actúe bajo supervisión de un médico con licencia.

The decision to end a pregnancy is very personal.

La decisión de interrumpir un embarazo es muy personal.

If you are thinking of having an abortion, most healthcare providers advise counseling.

Si piensa someterse a un aborto, la mayoría de los profesionales de la salud sugieren asesoría psicológica.

AIDS and Pregnancy

SIDA y el embarazo

If you have AIDS and find out you are pregnant or think you may be pregnant, you should let your health care provider know as soon as possible.

Si tiene SIDA y descubre que está embarazada o cree que puede estarlo, debe hacérselo saber a su médico lo antes posible.

Some AIDS medicines may harm your baby.

Algunas medicinas para el SIDA pueden ser nocivas para el bebé.

Your health care provider may want you to take different medicines or change the doses.

Es probable que el médico quiera que tome medicamentos diferentes o que altere las dosis.

It is also possible to give HIV, the virus that causes AIDS, to your baby.

También es posible transmitir el VIH, virus que causa el SIDA, al bebé.

This is most likely to happen around the time you give birth.

Eso suele ocurrir en el momento de dar a luz.

For this reason, treatment during this time is very important for protecting your baby from infection.

Por este motivo, el tratamiento en este período es muy importante para proteger al bebé de la infección.

Several treatments can help the virus from spreading from you to your baby.

Hay varios tratamientos que pueden impedir que el virus pase de usted a su bebé.

Angina

Angina de pecho

Angina is chest pain or discomfort you get when your heart muscle does not get enough blood.
La angina es un dolor o molestia en el pecho que se siente cuando el músculo cardiaco no recibe suficiente irrigación sanguínea.

It may feel like pressure or a squeezing pain in your chest.
Puede parecer una presión o un dolor opresivo en el pecho.

It may feel like indigestion.
Puede parecerse a una indigestión.

You may also feel pain in your shoulders, arms, neck, jaw or back.
A veces hay dolor en los hombros, los brazos, el cuello, la mandíbula o la espalda.

Angina is a symptom of coronary artery disease (CAD), the most common heart disease.
La angina es un síntoma de la enfermedad de las arterias coronarias (EAC), la enfermedad cardiaca más común.

CAD happens when a sticky substance called plaque builds up in the arteries that supply blood to the heart, reducing blood flow.
La EAC ocurre cuando una sustancia pegajosa denominada placa se acumula en las arterias que abastecen de sangre al corazón y disminuye el flujo sanguíneo.

There are three types of angina: stable, unstable and variant.
Existen tres tipos de angina: estable, inestable y variable.

Unstable angina is the most dangerous.
La angina inestable es la más peligrosa.

It does not follow a pattern and can happen without physical exertion.
No sigue un patrón y puede ocurrir sin hacer algún esfuerzo físico.

It is does not go away with rest or medicine.
No desaparece espontáneamente con el reposo o las medicinas.

It is a sign that you could have a heart attack soon.
Es una señal que indica que podría ocurrir un infarto en poco tiempo.

Not all chest pain or discomfort is angina.
No todas las molestias o los dolores en el pecho son angina.

If you have chest pain, you should see your health care provider.
Si se le presenta un dolor torácico, debe consultar a un profesional de la salud.

Anxiety
Ansiedad

Fear and anxiety are part of life.
El miedo y la ansiedad es parte de la vida.

You may feel anxious before you take a test or walk down a dark street.
Puede sentirse ansioso antes de presentar una prueba o al caminar por una calle oscura.

This kind of anxiety is useful - it can make you more alert or careful.
Este tipo de ansiedad es útil - puede permitirle estar más alerta o ser más cuidadoso.

It usually ends soon after you are out of the situation that caused it.
Suele terminar poco tiempo después de que salga de la situación que la provocó.

But for millions of people in the United States, the anxiety does not go away, and gets worse over time.
Pero, para millones de personas en los Estados Unidos, la ansiedad no desaparece y empeora con el tiempo.

They may have chest pains or nightmares.
Pueden sentir dolores en el pecho y tener pesadillas.

They may even be afraid to leave home.
Hasta pueden tener miedo de salir de sus casas.

These people have anxiety disorders.
Estas personas tienen trastornos de ansiedad.

Types include
Los tipos incluyen:

Panic disorder
Trastorno de pánico

Obsessive-compulsive disorder
Trastorno obsesivo-compulsivo

Post-traumatic stress disorder
Trastorno de estrés postraumático

Phobias
Fobias

Generalized anxiety disorder
Trastorno de ansiedad generalizada

Treatment can involve medicines, therapy or both.
El tratamiento puede incluir medicinas, terapia o ambos.

Arthritis
Artritis

If you feel pain and stiffness in your body or have trouble moving around, you might have arthritis.
Si siente dolor y rigidez en su cuerpo o tiene problemas para moverse es posible que padezca de artritis.

Most kinds of arthritis cause pain and swelling in your joints.
La mayoría de los tipos de artritis causan dolor e hinchazón en las articulaciones.

Joints are places where two bones meet, such as your elbow or knee.
Las articulaciones son los lugares donde se unen dos huesos, como el codo o la rodilla.

Over time, a swollen joint can become severely damaged.
Con el transcurso del tiempo, una articulación hinchada puede lesionarse gravemente.

Some kinds of arthritis can also cause problems in your organs, such as your eyes or skin.
Algunos tipos de artritis también causan problemas en los órganos, como los ojos o la piel.

One type of arthritis, osteoarthritis, is often related to aging or to an injury.
Un tipo de artritis, la osteoartritis, suele relacionarse con el envejecimiento o una lesión.

Other types occur when your immune system, which normally protects your body from infection, attacks your body's own tissues.
Otros tipos se presentan cuando el sistema inmunológico, que normalmente protege al organismo contra las infecciones, ataca los propios tejidos.

Rheumatoid arthritis is the most common form of this kind of arthritis.
La artritis reumatoide es la forma más común de este tipo de artritis.

Juvenile rheumatoid arthritis is a form of the disease that happens in children.
La artritis reumatoide juvenil es una forma de la enfermedad que ocurre en los niños.

Asthma
El Asma

General Treatment

Asthma is a serious lung disease.
El asma es una enfermedad seria de los pulmones.

Asthma makes the sides of the airways in your lungs inflamed or swollen all the time.
El asma hace que las paredes de las vías respiratorias en los pulmones se mantengan.

Your airways react to things like smoke, dust, pollen, or other things.
A sus vías respiratorias les afectan cosas como el humo, el polvo, el polen y otras cosas.

Your airways narrow or become smaller.
Sus vías respiratorias se vuelven angostas o más pequeñas.

Asthma that is not well controlled can cause many problems.
El asma que no se controla bien puede causar muchos problemas.

People miss work or school, go to the hospital, or even die because of their asthma.
Las personas con asma pierden días de trabajo o de escuela, tienen que ir al hospital, o incluso pueden morir a causa de esta enfermedad.

But you do not have to put up with the problems asthma can cause.
Pero usted no tiene por qué soportar los problemas que el asma puede causar.

With your doctor's help, you can control your asthma and become free of symptoms most of the time.
Con la ayuda de su médico, usted puede controlar su asma y estar libre de los síntomas de esta enfermedad casi todo el tiempo.

But your asthma does not go away when your symptoms go away.
Pero su asma no desaparece cuando desaparecen los síntomas.

You need to keep taking care of your asthma.
Tiene que continuar cuidando su asma.

Your asthma cannot be cured.
Desafortunadamente no hay cura para su asma.

So you need to make taking care of your asthma a part of your life.
Tiene que hacer que el cuidado de su asma se convierta en parte de su vida diaria.

This is true even if your asthma is mild.
Es verdad, aún cuando el asma que usted padece sea leve

You may have all of these symptoms, some of them, or just one.
Puede tener todos, algunos, o solo uno de estos síntomas.

Symptoms can be mild or severe:
Los síntomas pueden ser leves o severos:

> **Coughing**
> Tos

Wheezing (a whistling noise when you breathe)
Silbido cuando respira (pitillo, ronquera o hervor de pecho)

Chest tightness (the feeling that someone is squeezing or sitting on your chest)
Tirantéz o presión en el pecho (o sea, la sensación de que alguien esta apretrándole el pecho o sentándose en él)

Shortness of breath
Dificultad para respirar

Work with me and see me at least every 6 months.
Colabore conmigo y visíteme por lo menos cada 6 meses.

Take your asthma medicines exactly as I tell you.
Tome las medicinas para el asma exactamente como le indique.

Watch for signs that your asthma is getting worse and act quickly.
Observe si hay señales de que el asma está empeorando y actúe rápidamente.

Stay away from or control things that make your asthma worse.
Manténgase alejado y en control de las cosas que le empeoran el asma.

Work with me to agree on clear treatment goals.
Póngase de acuerdo conmigo sobre los objetivos del tratamiento.

Then do them.
Luego hágalas.

Ask questions until you feel you know what I want you to do, when you should do it, and why.
Haga preguntas hasta que usted entienda claramente todo lo que yo quiero que haga, cuándo debe hacerlo y por qué.

Tell me if you think you will have trouble doing what is asked.
Si usted cree que tendrá problemas en hacer lo que me le pido, dígamelo.

We can work together to find a treatment plan that is right for you.
Podemos trabajar juntos para encontrar un plan de tratamiento que le resulte adecuado.

Let's write down the things you are supposed to do before you leave the doctor's office.
Vamos a anotar todas las cosas que debe hacer, antes de irse del consultorio.

Put up reminders to yourself to take your medicine on time.
Ponga recordatorios para tomar puntualmente la medicina.

Put these notes in places where you will see them.
Ponga los recordatorios en lugares donde pueda verlos fácilmente.

Call for an appointment if you need one.
Si es necesario, llame para que le den una cita.

Prepare a day or two before each doctor's visit.
Prepare lo siguiente un día o dos antes de cada visita al médico.

Medications

There are two main kinds of medicines for asthma: 1) those that help with the long-term control of asthma and 2) those that give short-term quick relief from asthma symptoms.
Hay dos clases principales de medicinas para el asma: 1) las que ayudan con el control prolongado del asma, y 2) las que dan alivio rápido de los síntomas del asma por un corto período.

Long-term-control Medicines

Long-term-control medicines are taken every day to control asthma.
Las medicinas para el control prolongado del asma se toman todos los días.

Long-term-control medicines will prevent symptoms and control asthma.
Las medicinas para el control prolongado prevendrán los síntomas y controlarán el asma.

But it often takes a few weeks before you feel the full effects of this medicine.
Pero a veces pasan algunas semanas antes de que se sientan por completo los efectos de estas medicinas.

Ask about taking daily long-term-control medicine if you:
Pregúntele si necesita tomar diariamente medicinas para el control prolongado del asma si usted:

Have asthma symptoms three or more times a week, or
Tiene síntomas de asma tres veces o más por semana, o si

Have asthma symptoms at night three or more times a month.
Tiene síntomas de asma en la noche, tres veces o más por mes.

If you need a long-term-control medicine, you will need to keep taking your medicine each day, even when you feel well.
Si necesita una medicina para el control prolongado, tendrá que seguir tomando la medicina todos los días, aún cuando se sienta bien.

This is the only way you can keep your asthma under control.
Esta es la única manera de tener el asma bajo control.

Make taking your long-term-control medicine a part of your daily routine—just like eating, sleeping, and brushing your teeth.
Acostúmbrese a tomar la medicina para el control prolongado del asma como parte de la rutina diaria, como comer, dormir y cepillarse los dientes.

The most effective long-term-control medicines are those that reduce swelling in your airways (inflammation).
Las mejores medicinas para el control prolongado del asma son las que bajan la inflamación de las vías respiratorias.

These medicines include inhaled steroids, cromolyn, and nedocromil.
Entre estas medicinas están los esteroides inhalados, el cromolyn y el nedocromil.

Inhaled steroids and steroid tablets or liquids are the strongest long-term-control medicines.
Los esteroides inhalados y los esteroides en tabletas o líquidos son las medicinas más fuertes para el control prolongado del asma.

536

The steroids used for asthma are not the same as the unsafe steroids some athletes take to build muscles.
Los esteroides inhalados para el asma no son los mismos que los esteroides peligrosos que toman algunos atletas para desarrollar los músculos.

Inhaled steroids are used to prevent symptoms and control mild, moderate, and severe asthma
Los esteroides inhalados sirven para prevenir los síntomas y controlar el asma leve, moderado y severo.

Inhaled steroids are safe when taken at recommended doses.
Los esteroides inhalados no son dañinos cuando se toman en las dosis recomendadas.

This is because the medicine goes right to your lungs where you need it.
Esto se debe a que la medicina va directamente a los pulmones, donde se necesita.

This reduces the amount of medicine you need and the chance of any side effects.
Este disminuye así la cantidad de medicina necesaria y la posibilidad de sufrir efectos secundarios

Steroid tablets or liquids are used safely for short times to quickly bring asthma under control.
Los esteroides en tabletas o líquidos se toman sin riesgo por períodos cortos para controlar rápidamente el asma.

They are also used longer term to control the most severe asthma.
También se toman por períodos más prolongados para controlar el asma más severo.

Cromolyn and nedocromil are often the choice of medicine for children with mild asthma.
Las medicinas llamadas cromolyn y nedocromil son las preferidas para tratar a los niños con asma leve.

Inhaled long-acting beta2-agonists are used to help control moderate-to-severe asthma and to prevent nighttime symptoms.
Las medicinas llamadas agonistas beta2 inhaladas de acción prolongada se usan para ayudar a controlar el asma moderado y el severo, y para prevenir los síntomas nocturnos.

Long-acting beta2-agonists do not reduce inflammation.
Los agonistas beta2 de acción prolongada no bajan la inflamación.

Therefore, patients taking this medicine also need to take inhaled steroids.
Por lo tanto, los pacientes que toman esta medicina también necesitan esteroides inhalados.

Inhaled long-acting beta2-agonists should not be used for quick relief of asthma attacks.
Los agonistas beta2 inhalados de acción prolongada no se deben usar para el alivio rápido de los ataques de asma.

Sustained-release theophylline or sustained-release beta2-agonist tablets can help prevent nighttime symptoms
Las medicinas llamadas teofilina de liberación sostenida o las tabletas de agonistas beta2 de liberación sostenida pueden ayudar a prevenir los síntomas nocturnos.

These medicines are used with inhaled steroids, nedocromil, or cromolyn.
Estas medicinas se usan juntamente con los esteroides inhalados, el nedocromil o el cromolyn.

Theophylline is sometimes used by itself to treat mild asthma.
La teofilina a veces se usa por sí sola para tratar el asma leve.

The dose for theophylline must be checked overtime to prevent side effects.
La dosis de teofilina debe revisarse periodicamente para prevenir efectos secundarios.

Zileuton and zafirlukast are a more recent type of long-term control medicine.
Las medicinas llamadas zileuton y zafirlukast son una nueva clase de medicina para el control prolongado

Studies so far show that they are used mainly for mild asthma in patients 12 years of age and older.
Hasta ahora, los estudios muestran que se usan principalmente para el asma leve en pacientes de 12 años de edad y mayores.

Quick-relief Medicines

Quick-relief medicines are taken only when needed.
Las medicinas para el alivio rápido se toman solo cuando se necesitan.

Inhaled quick-relief medicines quickly relax and open your airways and relieve asthma symptoms.
Las medicinas inhaladas para el alivio rápido, relajan y abren rápidamente las vías respiratorias y alivian los síntomas del asma

But they only help for about 4 hours.
Pero solo ayudan por unas cuatro horas.

Quick-relief medicine cannot keep symptoms from coming back—only long-term-control medicines can do that.
La medicina para el alivio rápido no evita que los síntomas vuelvan a aparecer—solo las medicinas para el control prolongado pueden hacer eso.

Take quick-relief medicine when you first begin to feel symptoms—like coughing, wheezing, chest tightness, or shortness of breath.
Tómese la medicina para el alivio rápido cuando empiece a sentir síntomas—como tos, silbidos, pitillo, tirantez o presión del pecho o dificultad para respirar

Your doctor may tell you to use a peak flow meter to help you know when to take your inhaled quick-relief medicines.
Su médico tal vez le diga que use un medidor de flujo máximo pulmonar, para que sepa cuándo debe tomar las medicinas inhaladas para el alivio rápido.

Do not delay taking your quick-relief medicine when you have symptoms.
No tarde en tomar la medicina para el alivio rápido cuando tenga síntomas

This can keep you from having a really bad asthma attack.
Así, puede evitar tener un ataque de asma realmente malo.

Tell your doctor if you notice you are using more of this medicine than usual.
Si nota que está tomando más de esta medicina que de costumbre, dígaselo al médico.

This is often a sign that your long-term-control medicine needs to be changed or increased.
Muchas veces, es una señal de que hay necesidad de cambiar o subir la cantidad de su medicina para el control prolongado de su asma.

Inhaler Use

Using an inhaler seems simple, but most patients do not use it the right way.
Parece sencillo usar un inhalador, pero los pacientes, en su mayoría, no lo usan correctamente.

When you use your inhaler the wrong way, less medicine gets to your lungs.
Cuando uno usa incorrectamente el inhalador, lleva menos cantidad de medicina a los pulmones.

Ask your doctor or nurse to check how well you are using your inhaler.
Pídale al médico o a la enfermera que se fije si usted está usando bien el inhalador.

Use your inhaler in one of the three ways:
Use el inhalador de cualquiera de las tres maneras siguientes.

Hold inhaler 1 to 2 inches in front of your mouth (about the width of two fingers),
Coloque el inhalador delante de su boca, a una distancia de 2,5 cm a 5 cm (aproximadamente unos dos dedos).

Use a spacer / holding chamber, or
Use un espaciador / cámara sustentadora.

Put the inhaler in your mouth.
Ponga el inhalador en su boca.

Do not use the inhaler in your mouth for steroids.
No lo use el inhalador en su boca para los esteroides.

Steps for using your Inhaler:
Instrucciones para usar el inhalador:

Breathe in slowly.
Tome aire lentamente.

Hold your breath.
Retenga el aliento.

Take off the cap and shake the inhaler.
Quite la tapa y agite el inhalador.

Breathe out all the way.
Saque (exhale) todo el aire que tiene en sus pulmones.

Hold your inhaler.
Sostenga su inhalador de la manera indicada por su médico.

As you start breathing in slowly through your mouth, press down on the inhaler one time.
Cuando comience a tomar aire lentamente por la boca, presione una vez hacia abajo el inhalador.

If you use a holding chamber, first press down on the inhaler.
Si usa una cámara sustentadora, presione primero el inhalador.

Within 5 seconds, begin to breathe in slowly.
A los 5 segundos o menos, comience a tomar aire lentamente.

Keep breathing in slowly, as deeply as you can.
Siga tomando aire lentamente, tan profundamente como pueda.

Hold your breath as you count to 10 slowly, if you can.
Retenga el aliento mientras cuenta lentamente, si puede, hasta.

For inhaled quick-relief medicine, wait about1 minute between puffs.
Si se trata de una medicina inhalada para alivio rápido, haga una pausa de un minuto entre una inhalación que usted tome y la otra.

There is no need to wait between puffsfor other medicines.
No hay necesidad de esperar entre una inhalación y otra cuando se toma otro tipo de medicina.

Clean your inhaler as needed.
Limpie el inhalador cuando sea necesario.

Look at the hole where the medicine sprays out from your inhaler.
Mire el agujero por donde sale la medicina del inhalador.

If you see "powder" in or around the hole, clean the inhaler.
Si ve que se ha acumulado "polvo" alrededor del agujero, limpie el inhalador.

Remove the metal canister from the L-shaped plastic mouthpiece.
Saque el envase de metal de la boquilla de plástico en forma de L.

Rinse only the mouthpiece and cap in warm water.
Enjuague solo la boquilla y la tapa con agua tibia.

Let them dry overnight.
Déjelas secar hasta el día siguiente.

In the morning, put the canister back inside.
En la mañana, vuelva a colocar el envase.

Put the cap on.
Ponga la tapa.

Peak Flow Meter Use

A peak flow meter helps you check how well your asthma is controlled.
El medidor de flujo máximo pulmonar le ayuda a saber cuán bien controlado está su asma.

Peak flow meters are most helpful for people with moderate or severe asthma.
Los medidores de flujo máximo pulmonar son muy útiles para las personas con asma moderado o severo.

To find your personal best peakflow number, take your peak flow each day for 2 to 3 weeks.
Para averiguar cuál es su mejor número de su flujo máximo pulmonar, mídase todos los días el flujo máximo pulmonar durante 2 a 3 semanas.

Your asthma should be undergood control during this time.
Durante este período su asma deberá estar bien controlado.

These times for taking your peak flow are only for finding your personal best peak flow:
Estas horas se sugieren solo para que determine su número mejor de su flujo máximo pulmonar.

Between noon and 2:00 p.m. each day,
Todos los días, entre el mediodía y las 2 de la tarde,

Each time you take your quick reliefmedicine to relieve symptoms(measure your peak flowafter you take your medicine),
Cada vez que tome la medicina para el alivio rápido de los síntomas.

Any other time your doctor suggests.
En cualquier otro momento que le indique el médico.

Write down the number you get for each peak flow reading.
Anote el número que alcance en cada lectura del flujo máximo pulmonar.

The highest peak flow number you had during the 2 to 3 weeks is your personal best.
El número más alto de flujo máximo pulmonar que tenga durante las 2 a 3 semanas, es su mejor número.

Your personal best can changeover time.
Su mejor número puede variar con el tiempo.

Ask when to check for a new personal best.
Pregúntele cuándo debe medir su mejor número nuevamente.

To check your asthma each day, you will take your peak flow in the morning.
Para examinar diariamente cómo está su asma, tomará su flujo máximo pulmonar en la mañana.

The zones will help you check your asthma and take the rightactions to keep it controlled.
Las zonas le ayudarán a saber cómo está su asma y a tomar las medidas necesarias para mantenerlo controlado.

The colors used with each zone come from the traffic light.
Los colores que se usan para cada zona se han tomado de las luces del semáforo; es decir, verde, amarillo y rojo.

Green Zone (80 to 100 percent of your personal best) signals good control.
Zona verde (80 a 100 por ciento de su mejor número) indica buen control.

Take your usual daily long-term-control medicines, if you take any.
Tome sus acostumbradas medicinas diarias para el control prolongado, si es que toma alguna.

Keep taking these medicines even when you are in the yellow or red zones.
Continúe tomando estas medicinas, aunque esté en la zona amarilla o roja.

Yellow Zone (50 to 79 percent of your personal best) signals caution:your asthma is getting worse.
Zona amarilla (50 a 79 por ciento de su mejor número): quiere decir: precaución: su asma está empeorando.

Add quick-relief medicines.
Añada medicinas para el alivio rápido.

You might need to increase other asthma medicines as directed by your doctor.
Es posible que su médico tenga que aumentarle sus otras medicinas.

Red Zone (below 50 percent of your personal best) signals medical alert!
Zona roja (menos del 50 por ciento de su mejor número) quiere decir ¡alerta médica!

Add or increase quick-relief medicines and call your doctor now.
Añada o aumente las medicinas para el alivio rápido y llame a su médico ahora mismo.

Mark the zones on your peak flow meter with colored tape or a marker.
Marque las zonas en su medidor de flujo máximo pulmonar con cinta de color o con un marcador de color.

Starting Out
Para empezar

Move the marker to the bottom of the numbered scale.
Baje el marcador hasta el fondo de la escala numerada.

Stand up or sit up straight.
Póngase de pie o siéntese derecho.

Take a deep breath.
Respire hacia adentro (inhale) profundamente.

Fill your lungs all the way.
Llénese los pulmones de aire.

Hold your breath while you place the mouthpiece in your mouth, between your teeth.
Detenga el aliento mientras coloca la boquilla en su boca, entre los dientes.

Close your lips around it.
Cierre los labios alrededor de la boquilla.

Do not put your tongue inside the hole.
No ponga la lengua dentro de la boquilla del medidor.

Blow out as hard and fast asyou can.
Sople con toda fuerza y tan rápidamente como pueda.

Your peak flow meter will measure how fast you can blow out air.
El medidor de flujo máximo pulmonar medirá la rapidéz con que usted puede sacar el aire.

Write down the number you get.
Escriba el número que obtenga.

But if you cough or make a mistake, do not write down the number.
Pero si tose o comete un error, no lo escriba.

Do it over again.
Haga todo de nuevo.

Repeat steps 1 through 6 two more times.
Repita dos veces más los pasos del 1 al 6 descritos anteriomente.

Write down the highest of the three numbers.
Anote el número más alto de los tres.

This is your peak flownumber.
Este es su número de flujo máximo pulmonar.

Check to see which peak flow zone your peak flow number is in.
Fíjese a qué zona de flujo máximo pulmonar pertenece su número de flujo máximo.

Do the actions I told you to do while in that zone.
Haga todo lo que le indiqué que hiciera mientras está en esa zona.

I may ask you to write down your peak flow numbers each day.
Quizá le pida que escriba cada día los números de su flujo máximo pulmonar.

You can do this on a calendar or other paper.
Puede hacer esto en un calendario u otro papel.

This will help you and your doctor see how your asthma is doing over time.
Eso le ayudará a usted y a su médico a ver el estado de su asma a través del tiempo.

Make this part of your daily routine:
Haga esto una parte de su rutina diaria:

> **Every morning when you wake up, before you take medicine,**
> Todas las mañanas, cuando se despierte, antes de tomar la medicina,

> **When you are having asthma symptoms or an attack,**
> Cuando tenga síntomas o un ataque de asma,

> **Any other time your doctor suggests,**
> En cualquier otro momento que le indique el medico,

> **And after taking medicine for the attack.**
> Y después de tomar la medicina para el ataque.

This can tell you how bad your asthma attack is and whether your medicine is working.
Así podrá saber cuán malo es su ataque de asma y si la medicina le hace bien.

If you use more than one peakflow meter (such as at home and at school), be sure that both meters are the same brand.
Si usa más de un medidor de flujo máximo pulmonar (uno en la casa y otro en la escuela, por ejemplo) asegúrese de que los dos medidores sean de la misma marca.

Back Pain

Dolor de espalda

If you've ever groaned, "Oh, my aching back!", you are not alone.
Si alguna vez dijo "¡Ay, qué dolor de espalda!", usted no está solo.

Back pain is one of the most common medical problems, affecting 8 out of 10 people at some point during their lives.
El dolor de espalda es uno de los problemas médicos más comunes, y afecta a 8 de cada 10 personas en algún momento de sus vidas.

Back pain can range from a dull, constant ache to a sudden, sharp pain.
El dolor de espalda puede variar desde un dolor sordo, constante, hasta un dolor súbito e intenso.

Acute back pain comes on suddenly and usually lasts from a few days to a few weeks.
El dolor de espalda agudo aparece repentinamente y suele durar algunos días o semanas.

Back pain is called chronic if it lasts for more than three months.
El dolor de espalda es crónico cuando dura más de tres meses.

Most back pain goes away on its own, though it may take awhile.
La mayoría de los dolores de espalda desaparecen espontáneamente, aunque pueden demorar algún tiempo.

Taking over-the-counter pain relievers and resting can help.
Los analgésicos de venta libre y el reposo pueden ayudar.

However, staying in bed for more than 1 or 2 days can make it worse.
Sin embargo, permanecer en cama por más de 1 ó 2 días puede empeorarlo.

If your back pain is severe or doesn't improve after three days, you should call your health care provider.
Si el dolor de espalda es severo o no mejora al cabo de tres días, debe llamar a un profesional de la salud.

You should also get medical attention if you have back pain following an injury.
También debe buscar atención médica si presenta dolor de espalda después de una lesión.

Birth Control
Control de la natalidad y contracepción

Other names: Contraception
Otros nombres: Anticoncepción, Métodos anticonceptivos,
Prevenir un embarazo, Profilácticos

Birth control, also known as contraception, is designed to prevent pregnancy.
El control de la natalidad, también conocido como anticoncepción, está diseñado para prevenir el embarazo.

Birth control methods may work in a number of different ways.
Los métodos para el control de la natalidad pueden funcionar de varias formas distintas.

These include
Entre ellas:

Preventing sperm from getting to the eggs - condoms, diaphragms and intrauterine devices (IUDs) work this way
Impedir el paso de los espermatozoides hacia los óvulos: los preservativos (condones), los diafragmas y los dispositivos intrauterinos operan de esta manera

Keeping the woman's ovaries from releasing eggs that could be fertilized - birth control pills work this way
Impedir que los ovarios de la mujer liberen óvulos que pueden ser fertilizados: las píldoras anticonceptivas operan de esta manera

Sterilization, which permanently prevents a woman from getting pregnant or a man from being able to get a woman pregnant
Esterilización, que impide en forma permanente que una mujer se embarace o que un hombre pueda embarazar a una mujer

553

Your choice of birth control should depend on several factors.
El método que elija dependerá de varios factores.

These include your health, frequency of sexual activity, number of sexual partners and desire to have children in the future.
Estos incluyen su estado de salud, la frecuencia de la actividad sexual, el número de parejas sexuales y el deseo de tener hijos en el futuro.

Your health care provider can help you select the best form of birth control for you.
El médico puede ayudarlo a seleccionar la forma de control de la natalidad apropiada para usted.

Breast Cancer
Cáncer de seno

Other names: breast carcinoma
Otros nombres: Cáncer de mama, Cáncer de pecho

Breast cancer affects one in eight women during their lives.
El cáncer de mama afecta a una de cada ocho mujeres durante sus vidas.

Breast cancer kills more women in the United States than any cancer except lung cancer.
El cáncer de mama mata más mujeres en los Estados Unidos que ningún otro cáncer, excepto el cáncer de pulmón.

No one knows why some women get breast cancer, but there are a number of risk factors.
Nadie sabe por qué algunas mujeres desarrollan cáncer de mama, pero existen algunos factores de riesgo.

Risks that you cannot change include
Los factores que no se pueden modificar incluyen:

Age - the chance of getting breast cancer rises as a woman gets older
Edad: las probabilidades de tener un cáncer de mama aumentan a medida que una mujer envejece

Genes - there are two genes, BRCA1 and BRCA2, that greatly increase the risk. Women who have family members with breast or ovarian cancer may wish to be tested.
Genes: existen dos genes, BRCA1 y BRCA2, que aumentan el riesgo en gran medida. Las mujeres que tienen antecedentes familiares de cáncer de mama o de ovario deben realizarse pruebas periódicas

555

Personal factors - beginning periods before age 12 or going through menopause after age 55
Factores personales: primera menstruación antes de los 12 años o menopausia después de los 55

Other risks include being overweight, using hormone replacement therapy, taking birth control pills, drinking alcohol, not having children or having your first child after age 35 or having dense breasts.
Otros factores de riesgo incluyen sobrepeso, terapias de reemplazo hormonal, uso de pastillas anticonceptivas, consumo de alcohol, no tener hijos o tener el primer hijo después de los 35 años, o tener mamas densas.

Symptoms of breast cancer may include a lump in the breast, a change in size or shape of the breast or discharge from a nipple.
Los síntomas del cáncer de mama pueden incluir la presencia de una masa en la mama, un cambio de tamaño o forma de la mama, o secreciones por el pezón.

Breast self-exam and mammography can help find breast cancer early when it is most treatable.
El autoexamen y la mamografía pueden ayudar a diagnosticar el cáncer de mama precozmente, cuando es más tratable.

Treatment may consist of radiation, lumpectomy, mastectomy, chemotherapy and hormone therapy.
El tratamiento puede consistir en radiación, lumpectomía, mastectomía, quimioterapia y terapia hormonal.

Men can have breast cancer, too, but the number of cases is small.
Los hombres también pueden tener cáncer de mama, pero es muy poco frecuente.

Breast Diseases
Enfermedades del seno

Most women experience breast changes at some time.
La mayoría de las mujeres experimenta cambios en los senos en algún momento.

Your age, hormone levels and medicines you take may cause lumps, bumps and discharges.
La edad, los niveles hormonales y las medicinas que toma pueden causar abultamientos, protuberancias y secreciones.

If you have a breast lump, pain, discharge or skin irritation, see your health care provider.
Si tiene un abultamiento, dolor, secreción o irritación en la piel de un seno, consulte a su médico.

Minor and serious breast problems have similar symptoms.
Los problemas menores y serios de los senos tienen síntomas similares.

Although many women fear cancer, most breast problems are not cancer.
Aunque muchas mujeres le tienen miedo al cáncer, la mayoría de los problemas en los senos no son cáncer.

Some common causes of breast changes are
Algunas causas comunes de cambios en los senos son:

Fibrocystic breast condition - lumpiness, thickening and swelling, often associated with a woman's period
Enfermedad fibroquística de la mama: presencia de nódulos, engrosamiento e hinchazón frecuentemente relacionados con el período menstrual

Cysts - fluid-filled lumps
Quistes: abultamientos llenos de líquido

557

Fibroadenomas - solid, round, rubbery lumps that move easily when pushed, occurring most in younger women
Fibroadenomas: nódulos sólidos, redondos y gomosos que se mueven fácilmente con la presión, suelen aparecer con mayor frecuencia en las mujeres jóvenes

Intraductal papillomas - growths similar to warts near the nipple
Papilomas intraductales: protuberancias parecidas a las verrugas que crecen cerca del pezón

Blocked or clogged milk ducts
Conductos lácteos obstruidos o tapados

Milk production when a woman is not breastfeeding
Injury
Producción de leche en mujeres que no están amamantando
Lesiones

Breast Feeding
Lactancia

Other names: Lactation, Nursing
Otros nombres: Amamantamiento, Amamantar, Darle el pecho al bebé

Breast feeding offers many benefits to your baby.
La lactancia materna ofrece muchos beneficios para su niño.

Breast milk contains the right balance of nutrients to help your infant grow into a strong and healthy toddler.
La leche materna contiene el equilibrio adecuado de nutrientes para ayudar a que el bebé crezca y se convierta en un niño fuerte y sano.

Some of the nutrients in breast milk also help protect your infant against some common childhood illnesses and infections.
Algunos de los nutrientes de la leche materna también ayudan a proteger al niño de algunas enfermedades e infecciones comunes.

It may also help your health.
También puede beneficiar a la salud de la madre.

Certain types of cancer may occur less often in mothers who have breastfed their babies.
Algunos tipos de cáncer pueden ocurrir con menos frecuencia en las madres que amamantaron a sus bebés.

Women who don't have health problems should try to give their babies breast milk for at least the first six months of life.
Las mujeres que no tienen problemas de salud deben intentar amamantar a sus bebés por al menos los primeros seis meses de vida.

There are some cases when it's better not to breast feed.
Existen algunos casos en los que es mejor no amamantar.

If you have HIV or active tuberculosis, you should not breast feed because you could give the infection to your baby.
Si tiene VIH o tuberculosis activa, no debe amamantar porque podría transmitirle la infección al bebé.

Certain medicines, illegal drugs, and alcohol can also pass through the breast milk and cause harm to your baby.
Algunos medicamentos, las drogas ilegales y el alcohol también pasan a través de la leche materna y pueden dañar al niño.

Cervical Cancer

Cáncer de cuello uterino

The cervix is the lower part of the uterus, the place where a baby grows during pregnancy.
El cérvix o cuello uterino es la parte más baja del útero, el lugar en el que crece el bebé durante el embarazo.

Cervical cancer is caused by several types of a virus called human papillomaviruses (HPV).
El cáncer de cuello uterino es causado por varios tipos de un virus llamado virus del papiloma humano (VPH).

The virus spreads through sexual contact.
El virus se contagia por el contacto sexual.

Most women's bodies are able to fight HPV infection.
El cuerpo de la mayoría de las mujeres es capaz de combatir la infección de VPH.

But sometimes the virus leads to cancer.
Pero algunas veces, el virus conduce a un cáncer.

You're at higher risk if you smoke, have many children, use birth control pills for a long time, or have HIV infection.
Si fuma, tiene muchos hijos, ha utilizado pastillas anticonceptivas por largos periodos o tiene una infección por VPH tiene más riesgo de que eso ocurra.

Cervical cancer may not cause any symptoms at first, but later, you may have pelvic pain or bleeding from the vagina.
En un principio, el cáncer de cuello uterino quizá no causará síntomas, pero más adelante puede haber dolor en la pelvis o sangrado vaginal.

It usually takes several years for normal cells in the cervix to turn into cancer cells.
Suele tomar varios años para que las células normales del cuello uterino se conviertan en células cancerosas.

Your health care provider can find abnormal cells by doing a Pap test - examining cells from the cervix under a microscope.
El médico puede encontrar las células anormales con una citología vaginal o Papanicolau (Pap), que es un examen de las células del cuello uterino bajo un microscopio.

By getting regular Pap tests and pelvic exams you can find and treat changing cells before they turn into cancer.
Hacerse exámenes Pap periódicamente permite detectar y tratar las células cambiantes, antes de que se conviertan en un cáncer.

A vaccine for girls and young women protects against the four types of HPV that cause most cervical cancers.
Existe una vacuna para las niñas y mujeres jóvenes que las protege contra los cuatro tipos de VPH que causan la mayoría de los cánceres de cuello uterino.

Cesarean Section

Cesárea

Other names: C-section
Otros nombres: Parto por cesárea

A Cesarean section (C-section) is surgery to deliver a baby.
Una cesárea es una intervención quirúrgica para el nacimiento de un bebé.

The baby is taken out through the mother's abdomen.
El bebé se saca a través de una incisión en el abdomen de la madre.

In the United States, about one in four women have their babies this way.
En los Estados Unidos, aproximadamente una de cada cuatro mujeres tienen sus niños de este modo.

Most C-sections are done when unexpected problems happen during delivery.
La mayoría de las cesáreas se realizan cuando ocurren problemas inesperados durante el parto.

These include
Entre ellos se encuentran:

Health problems in the mother
Problemas de salud de la madre

The position of the baby
Posición del bebé

Not enough room for the baby to go through the vagina
Falta de espacio para que el bebé salga a través del canal vaginal

Signs of distress in the baby
Signos de sufrimiento en el bebé

C-sections are also more common among women carrying more than one baby.
Las cesáreas son más comunes en mujeres con embarazos múltiples.

The surgery is relatively safe for mother and baby.
La operación es relativamente segura para la madre y el niño.

Still, it is major surgery and carries risks.
Sin embargo, es una cirugía mayor e implica riesgos.
It also takes longer to recover from a C-section than from vaginal birth.
La cesárea también requiere un período de recuperación más prolongado que el parto vaginal.

After healing, the incision may leave a weak spot in the wall of the uterus.
Cuando se cura, la incisión puede dejar un área más débil en la pared uterina.

This could cause problems with an attempted vaginal birth later.
Esto podría causar problemas para intentar partos vaginales en el futuro.

However, more than half of women who have a C-section can give vaginal birth later.
Sin embargo, más de la mitad de las mujeres que tuvieron una cesárea pueden dar a luz con un parto vaginal más adelante.

Childbirth

Parto

When you are ready to have your baby, you'll go through labor.
Cuando esté lista para tener a su bebé, comenzará el trabajo de parto.

Contractions let you know labor is starting.
Las contracciones le indicarán que su trabajo de parto está comenzando.

When contractions are five minutes apart, your body is ready to push the baby out.
Cuando las contracciones se produzcan cada cinco minutos, su cuerpo estará preparado para pujar y sacar al bebé.

During the first stage of labor, your cervix slowly opens, or dilates, to about 4 inches wide.
Durante la primera etapa del trabajo de parto, el cuello del útero se abre lentamente, se dilata, hasta aproximadamente 4 pulgadas (10 centímetros).

At the same time, it becomes thinner.
Al mismo tiempo, sus paredes adelgazan.

This is called effacement.
Eso se denomina borramiento.

You shouldn't push until your uterus is fully effaced and dilated.
No debe pujar hasta que el cuello uterino esté totalmente borrado y dilatado.

When it is, the baby delivery stage starts.
Cuando así sea, comienza el período de expulsión del bebé.

Crowning is when your baby's scalp comes into view.
Coronación es cuando el cráneo del niño se hace visible.

Shortly afterward, your baby is born.
Poco tiempo después nace el bebé.

The placenta that nourished the baby follows.
Lo sigue la placenta que lo alimentó.

Mothers and babies are monitored closely during labor.
Las madres y los bebés se controlan cuidadosamente durante el parto.

Most women are healthy enough to have a baby through normal vaginal delivery, meaning that the baby comes down the birth canal without surgery.
La mayoría de las mujeres son lo suficientemente sanas para tener sus bebés a través de un parto vaginal normal, lo que implica que el niño se desliza por el canal del parto sin cirugía.

If there are complications, the baby may need to be delivered surgically by a Cesarean section.
Si hay complicaciones, es posible que el bebé deba sacarse quirúrgicamente con una cesárea.

Chlamydia Infections

Infecciones por clamidia

Chlamydia is a common sexually transmitted disease caused by bacteria.

La clamidia es una enfermedad de transmisión sexual común causada por una bacteria.

You get it by having sex or sexual contact with someone who is infected.

Se contagia a través de las relaciones sexuales o contacto sexual con una persona infectada.

Both men and women can get it.

Tanto los hombres como las mujeres pueden tenerla.

Chlamydia usually doesn't cause symptoms.

La clamidia no suele causar síntomas.

If it does, you might notice a burning feeling when you urinate or abnormal discharge from your vagina or penis.

Cuando sí presenta síntomas, puede aparecer una sensación de ardor al orinar o una secreción anormal por la vagina o el pene.

In both men and women, chlamydia can infect the urinary tract.

La clamidia puede provocar una infección urinaria tanto en hombres como en mujeres.

In women, infection of the reproductive system can lead to pelvic inflammatory disease, which can cause infertility or serious problems with pregnancy.

En las mujeres, una infección en el sistema reproductivo puede conducir a una enfermedad inflamatoria pélvica, la cual puede conducir a infertilidad o problemas serios con el embarazo.

Babies born to infected mothers can get eye infections and pneumonia from chlamydia.
Los niños que nacen de madres infectadas pueden tener infecciones oculares y neumonía por clamidia.

In men, chlamydia can infect the epididymis, the tube that carries sperm.
En los hombres, la clamidia puede infectar el epidídimo, que es el conducto que lleva el esperma.

This can cause pain, fever and rarely, infertility.
Esto puede causar dolor, fiebre y, en raros casos, infertilidad.

You can cure chlamydia with antibiotics.
La infección por clamidia puede curarse con antibióticos.

If you are sexually active, you can decrease your risk of getting it by using condoms.
Si usted es una persona sexualmente activa, utilice preservativos para disminuir sus riesgos de contagiarse.

Experts recommend that women 25 and younger get a chlamydia test every year.
Los especialistas recomiendan que las mujeres de 25 años o menos se realicen pruebas de clamidia todos los años.

Common Cold
Resfrío

Sneezing, sore throat, a stuffy nose, coughing - everyone knows the symptoms of the common cold.
Estornudos, picazón en la garganta, nariz tapada, tos: todos conocemos los síntomas del resfrío.

It is probably the most common illness.
Probablemente sea la enfermedad más común.

In the course of a year, people in the United States suffer 1 billion colds.
En el curso de un año, las personas en los Estados Unidos sufren mil millones de resfríos.

You can get a cold by touching your eyes or nose after you touch surfaces with cold germs on them.
Se puede contraer un resfrío al tocarse los ojos o la nariz después de haber tocado superficies con los gérmenes del resfrío.

You can also inhale the germs.
También se pueden inhalar los gérmenes.

Symptoms usually begin 2 or 3 days after infection and last 2 to 14 days.
Los síntomas suelen comenzar 2 ó 3 días después de la infección y duran de 2 a 14 días.

Washing your hands and staying away from people with colds will help you avoid colds.
El lavado de manos y mantenerse alejado de las personas resfriadas ayuda a evitar los resfríos.

There is no cure for the common cold.
El resfrío común no tiene cura.

For relief, try
Para aliviar los síntomas, pruebe

Getting plenty of rest
Descansar

Drinking fluids
Ingerir líquidos

Gargling with warm salt water
Hacer gárgaras con agua tibia con sal

Using cough drops or throat sprays - but not cough medicine for children under four
Usar pastillas para la tos o aerosoles para la garganta

Taking over-the-counter pain or cold medicines - but not aspirin for children
Tomar medicamentos de venta libre para el dolor o el resfrío, pero no aspirina para niños

Diabetes and Pregnancy
Diabetes y el embarazo

Other names: Gestational diabetes
Otros nombres: Diabetes gestacional

Diabetes is a disease in which your blood glucose, or sugar, levels are too high.
La diabetes es una enfermedad en la que los niveles de glucosa (azúcar) de la sangre están muy altos.

When you are pregnant, too much glucose is not good for your baby. Out of every 100 pregnant women in the United States, between three and eight get gestational diabetes.
Durante el embarazo, el exceso de glucosa no es bueno para el bebé. De cada 100 mujeres embarazadas en los Estados Unidos, entre 3 y 8 desarrollan diabetes gestacional.

Gestational diabetes is diabetes that happens for the first time when a woman is pregnant.
La diabetes gestacional es la diabetes que aparece por primera vez cuando la mujer está embarazada.

Gestational diabetes goes away when you have your baby, but it does increase your risk for having diabetes later.
Desaparece cuando nace el bebé, pero aumenta el riesgo de tener diabetes más adelante.

If you have already have diabetes before you get pregnant, you need to monitor and control your blood sugar levels.
Si ya tiene diabetes antes del embarazo, debe supervisar y controlar sus niveles de glucosa.

Either type of diabetes during pregnancy raises the risk of problems for the baby and the mother.
Cualquier tipo de diabetes durante el embarazo aumenta el riesgo de problemas para el bebé y la madre.

To help reduce these risks, you should follow your meal plan, exercise, test your blood sugar and take your medicine.
Para ayudar a disminuir estos riesgos, debe seguir su plan de comidas, ejercitarse, examinar su nivel de glucosa y tomar sus medicinas.

Endometriosis
Endometriosis

Endometriosis is a problem affecting a woman's uterus - the place where a baby grows when she's pregnant.
La endometriosis es un problema que afecta el útero de la mujer - el lugar donde crece el bebé durante el embarazo.

Endometriosis is when the kind of tissue that normally lines the uterus grows somewhere else.
La endometriosis es cuando el tipo de tejido que normalmente recubre el útero, crece en algún otro lugar.

It can grow on the ovaries, behind the uterus or on the bowels or bladder. Puede crecer en los ovarios, detrás del útero o en el intestino o la vejiga.

Rarely, it grows in other parts of the body.
En raros casos crece en otras partes del cuerpo.

This "misplaced" tissue can cause pain, infertility and very heavy periods.
Este tejido "mal ubicado" puede causar dolor, infertilidad y períodos menstruales muy abundantes.

The pain is usually in the abdomen, lower back or pelvic areas. El dolor suele presentarse en el abdomen, la parte baja de la espalda o las áreas pélvicas.

Some women have no symptoms at all.
Algunas mujeres no tienen ningún síntoma.

Having trouble getting pregnant may be the first sign.
El primer signo puede ser la dificultad para lograr un embarazo.

The cause of endometriosis is not known.
No se conoce la causa de la endometriosis.

Pain medicines and hormones often help.
Con frecuencia, los analgésicos y las hormonas ayudan.

Severe cases may need surgery.
Los casos severos pueden requerir cirugía.

There are also treatments to improve fertility in women with endometriosis.
Existen otros tratamientos para mejorar la fertilidad en las mujeres con endometriosis.

Erectile Dysfunction
Disfunción eréctil

Erectile dysfunction (ED) is when you have trouble getting or keeping an erection.
La disfunción eréctil (DE) es tener dificultades para lograr o mantener una erección.

ED becomes more common as you get older.
La DE se hace más común a medida que envejece.

But it is not a natural part of aging.
Pero no es una parte natural del envejecimiento.

Some people have trouble speaking with their doctors about sex.
A algunas personas les cuesta hablar de sexo con el médico.

But if you have ED, you should tell your doctor.
Pero si tiene DE, debe comunicárselo.

ED can be a sign of health problems.
La DE puede ser una señal de problemas de salud.

It may mean your blood vessels are clogged.
Puede significar que los vasos sanguíneos están tapados.

It may mean you have nerve damage from diabetes.
Puede significar que tiene una lesión nerviosa causada por diabetes.

If you don't see your doctor, these problems will go untreated.
Si no consulta a su médico, estos problemas permanecerán sin tratamiento.

Your doctor can offer several new treatments for ED.
El médico puede ofrecerle varios tratamientos nuevos para la DE.

For many men, the answer is as simple as taking a pill.
Para muchos hombres la respuesta es tan simple como tomar una pastilla.

Getting more exercise, losing weight or stopping smoking may also help.
Ejercitarse más, perder peso o dejar de fumar también puede ayudar.

Female Sexual Dysfunction
Disfunción sexual de la mujer

There are many problems that can keep a woman from enjoying sex.
Existen muchos problemas que pueden impedir que una mujer disfrute de las relaciones sexuales.

They include
Estos incluyen:

* Lack of sexual desire
* Falta de deseo sexual

* Inability to become aroused
* Incapacidad de lograr excitación

* Lack of orgasm, or sexual climax
* Falta de orgasmo o clímax sexual

* Painful intercourse
* Relaciones sexuales dolorosas

These problems may have physical or psychological causes.
Estos problemas pueden tener causas físicas o psicológicas.

Physical causes may include conditions like diabetes, heart disease, nerve disorders or hormone problems.
Las causas físicas pueden incluir enfermedades como diabetes, insuficiencia cardiaca, trastornos nerviosos o problemas hormonales.

Some drugs can also affect desire and function.
Algunas drogas también pueden afectar el deseo y la función.

577

Psychological causes may include work-related stress and anxiety.
Las causas psicológicas pueden incluir estrés relacionado con el trabajo y ansiedad.

They may also include depression or concerns about marriage or relationship problems.
También depresión o preocupaciones sobre problemas maritales o de relaciones.

For some women, the problem results from past sexual trauma.
Para algunas mujeres, el problema es resultado de traumas sexuales en el pasado.

Occasional problems with sexual function are common.
Los problemas ocasionales con la función sexual son comunes.

If problems last more than a few months or cause distress for you or your partner, you should see your healthcare provider.
Si sus problemas duran más de algunos meses o generan angustia en usted o en su pareja, debe acudir a un profesional de la salud.

Genital Warts
Verrugas genitales

Other names: Condylomata acuminate, Venereal warts
Otros nombres: Condiloma, Verrugas venéreas

Genital warts are a sexually transmitted disease (STD) caused by the human papillomavirus (HPV).
Las verrugas genitales son una enfermedad de transmisión sexual (ETS) causadas por el virus del papiloma humano (VPH).

The warts are soft, moist, pink or flesh-colored bumps.
Las verrugas son abultamientos blandos, húmedos, de color rosado o del color de la piel.

You can have one or many of these bumps.
Se pueden tener una o muchas verrugas.

In women, the warts usually occur in or around the vagina, on the cervix or around the anus.
En las mujeres, las verrugas suelen aparecer dentro o alrededor de la vagina, en el cuello uterino o alrededor del ano.

In men, genital warts are less common but might occur on the tip of the penis.
En los hombres, las verrugas genitales son menos comunes pero pueden presentarse en la punta del pene.

You can get genital warts during oral, vaginal or anal sex with an infected partner.
Las verrugas genitales pueden contagiarse durante relaciones sexuales orales, vaginales o anales con una pareja infectada.

Correct usage of latex condoms greatly reduces, but does not completely eliminate, the risk of catching or spreading HPV.
El uso correcto de preservativos de látex reduce enormemente, aunque no elimina, el riesgo de adquirir y diseminar el VPH.

579

The warts might disappear on their own.
Las verrugas pueden desaparecer espontáneamente.

If not, your health care provider can treat or remove them.
Cuando no es así, el médico puede tratarlas o extraerlas.

The virus stays in your body even after treatment, so warts can come back.
El virus permanece en el cuerpo aún después del tratamiento, de modo que las verrugas pueden aparecer nuevamente.

Gonorrhea

Gonorrea

Gonorrhea is a curable sexually transmitted disease.
La gonorrea es una enfermedad de transmisión sexual curable.

It is most common in young adults.
Es más común en los adultos jóvenes.

The bacteria that cause gonorrhea can infect the genital tract, mouth or anus.
La bacteria que causa la gonorrea puede infectar el tracto genital, la boca o el ano.

Gonorrhea does not always cause symptoms, especially in women.
Algunas veces, la gonorrea no provoca síntomas, especialmente en las mujeres.

In men, gonorrhea can cause pain when urinating and discharge from the penis.
En los hombres, la gonorrea puede causar dolor al orinar y secreción proveniente del pene.

If untreated, it can cause epididymitis, which affects the testicles and can lead to infertility.
De no tratarse, puede producir epididimitis, que afecta los testículos y puede causar infertilidad.

In women, gonorrhea can cause bleeding between periods, pain when urinating and increased discharge from the vagina.
En las mujeres, la gonorrea puede provocar hemorragias entre los períodos menstruales, dolor al orinar y aumento de las secreciones vaginales.

If untreated, it can lead to pelvic inflammatory disease, which causes problems with pregnancy and infertility.
De no tratarse, puede provocar la enfermedad inflamatoria pélvica, que causa problemas de infertilidad y en el embarazo.

Gonorrhea can pass from mother to baby during pregnancy.
La gonorrea puede pasar de la madre al bebé durante la gestación.

You can cure gonorrhea with antibiotics prescribed by your health care provider.
La gonorrea puede curarse con antibióticos indicados por el médico.

Correct usage of latex condoms greatly reduces, but does not eliminate, the risk of catching or spreading gonorrhea.
El uso correcto de preservativos de látex reduce enormemente, aunque no elimina, el riesgo de contraer y contagiar la gonorrea.

Herpes Simplex
Herpes simple

Herpes is an infection that is caused by a herpes simplex virus (HSV).
El herpes es una infección causada por un virus herpes simple (VHS).

Oral herpes causes cold sores around the mouth or face.
El herpes bucal provoca llagas alrededor de la boca o en el rostro.

Genital herpes affects the genitals, buttocks or anal area.
El herpes genital afecta los genitales, las nalgas o la región anal.

Genital herpes is a sexually transmitted disease (STD).
El herpes genital es una enfermedad de transmisión sexual (ETS).

You can get it from having sex, even oral sex.
Puede adquirirse por medio de las relaciones sexuales, aún con el sexo oral.

The virus can spread even when sores are not present.
El virus puede diseminarse aún cuando no exista la presencia de llagas.

Mothers can also infect their babies during childbirth.
Las madres también pueden infectar a sus hijos durante el parto.

Some people have no symptoms.
Algunas personas no tienen síntomas.

Others get sores near the area where the virus has entered the body.
Otras presentan llagas cerca del área por la cual penetró el virus al cuerpo.

They turn into blisters, become itchy and painful, and then heal.
Éstas se convierten en ampollas que causan picazón y dolor y posteriormente se curan.

The virus can be dangerous in newborn babies or in people with weak immune systems.
El virus puede ser peligroso para los recién nacidos o las personas con sistemas inmunológicos debilitados.

Most people have outbreaks several times a year.
 La mayoría de las personas tiene brotes varias veces al año.
Over time, you get them less often.
Con el transcurso del tiempo, los brotes se hacen menos frecuentes.

Medicines to help your body fight the virus can help lessen symptoms and decrease outbreaks.
Los medicamentos que ayudan al cuerpo a combatir el virus pueden ayudar a mejorar los síntomas y disminuir los brotes.

Correct usage of latex condoms can reduce, but not eliminate, the risk of catching or spreading herpes.
El uso correcto de los preservativos de látex reduce, mas no elimina, el riesgo de adquirir y contagiarse con herpes.

High Blood Pressure
Presión arterial alta

Also called: HBP, HTN, Hypertension
Otros nombres: Alta presión, Hipertensión

Blood pressure is the force of your blood pushing against the walls of your arteries.
La presión arterial es la fuerza que ejerce la sangre contra las paredes de las arterias.

Each time your heart beats, it pumps out blood into the arteries.
Cada vez que el corazón late, bombea sangre hacia las arterias.

Your blood pressure is highest when your heart beats, pumping the blood.
Su presión arterial estará al nivel más elevado al latir el corazón bombeando la sangre.

This is called systolic pressure.
A ésto se le llama presión sistólica.

When your heart is at rest, between beats, your blood pressure falls.
Cuando el corazón está en reposo, entre un latido y otro, la presión sanguínea disminuye.

This is the diastolic pressure.
A ésto se le llama la presión diastólica.

Your blood pressure reading uses these two numbers, the systolic and diastolic pressures.
En la lectura de la presión arterial se utilizan estos dos valores, las presiones sistólica y diastólica.

Usually they are written one above or before the other.
Generalmente, se escriben uno arriba del otro o uno antes del otro.

A reading of
La lectura con valores de

120/80 or lower is normal blood pressure
120/80 o menos son normales

140/90 or higher is high blood pressure
140/90 o más indican hipertensión arterial

120 and 139 for the top number, or between 80 and 89 for the bottom number is prehypertension
Entre 120 y 139 para el número más elevado, o entre 80 y 89 para el número más bajo es prehipertensión

High blood pressure usually has no symptoms, but it can cause serious problems such as stroke, heart failure, heart attack and kidney failure.
La hipertensión arterial no suele tener síntomas, pero puede causar problemas serios tales como derrames cerebrales, insuficiencia cardiaca, infarto e insuficiencia renal.

You can control high blood pressure through healthy lifestyle habits and taking medicines, if needed.
Usted mismo puede controlar la presión arterial mediante hábitos de vida saludables y medicamentos, en caso de ser necesario.

High Blood Pressure in Pregnancy

Presión arterial alta en el embarazo

If you are pregnant, high blood pressure can cause problems for you and your unborn baby.
Si está embarazada, la hipertensión arterial puede causarles problemas tanto a usted como al bebé.

You may have had high blood pressure before you got pregnant.
Usted pudo haber tenido hipertensión desde antes de embarazarse.

Or you may get it once you are pregnant – a condition called gestational hypertension.
O puede padecer de ésta durante el embarazo, en cuyo caso se denomina hipertensión gestacional.

Whichever you have, it can cause low birth weight or premature delivery of the baby.
Cualquiera que sea su caso, puede causar que los recién nacidos carezcan del peso adecuado o nacer prematuramente.

Serious cases may develop preeclampsia, a sudden increase in blood pressure after the 20th week of pregnancy.
Los casos más graves pueden desarrollar preeclampsia, un aumento repentino de la presión arterial después de la semana 20 del embarazo.

It can be life-threatening for both you and the unborn baby.
Los tratamientos para la hipertensión arterial en el embarazo pueden incluir un control cuidadoso del bebé, cambios en el estilo de vida y algunos medicamentos.

Treatments for high blood pressure in pregnancy may include close monitoring of the baby, lifestyle changes and certain medicines.
Puede implicar un riesgo tanto para la vida de la madre, como del bebé.

For preeclampsia, early delivery of the baby may be necessary.
En caso de preeclampsia, existe la posibilidad de que sea necesario adelantar el parto del bebé.

High Risk Pregnancy
Embarazo de alto riesgo

Every pregnancy has some risks, but there are more dangers to your health and the health of your fetus with a high risk pregnancy.
Todos los embarazos implican algunos riesgos, pero hay más peligro para su salud y la del feto en un embarazo de alto riesgo.

The causes can be conditions you already have or conditions you develop.
Las causas pueden ser afecciones que ya tiene o cuadros que se desarrollan durante el embarazo.

They also include being pregnant with more than one baby, previous problem pregnancies, or being over age 35.
También incluye embarazos múltiples, antecedentes de embarazos complicados o tener más de 35 años.

If you have a chronic condition, you should talk to your health care provider about how to minimize your risk before you get pregnant.
Si tiene una enfermedad crónica, debe hablar con el médico para enterarse de qué manera puede minimizar el riesgo antes de embarazarse.

Once you are pregnant, you may need a health care team to monitor your pregnancy.
Una vez que se produce el embarazo, es posible que se necesite un equipo de profesionales de la salud que la supervise.

Examples of common conditions that can complicate a pregnancy include
Entre los ejemplos de enfermedades comunes que pueden complicar el embarazo se encuentran:

Heart disease
Enfermedades cardíacas

High blood pressure
Hipertensión arterial

Kidney problems
Problemas renales

Autoimmune disorders
Trastornos auto-inmunes

Sexually transmitted diseases
Enfermedades por contagio sexual

Diabetes
Diabetes

Cancer
Cáncer

Other conditions that can make pregnancy risky can happen while you are pregnant – for example, gestational diabetes.
Otras afecciones que pueden aumentar el riesgo del embarazo pueden ocurrir durante el desarrollo del mismo - por ejemplo, diabetes gestacional.

Good prenatal care can help detect and treat them.
Un buen cuidado prenatal puede ayudar a detectarlas y tratarlas.

Hormone Replacement Therapy

Terapia de reemplazo hormonal

Menopause is the time in a woman's life when her period stops.
La menopausia es la época de la vida de una mujer en la cual deja de tener menstruaciones.

It is a normal part of aging.
Es una parte normal del envejecimiento.

In the years before and during menopause, the levels of female hormones can go up and down.
En los años anteriores y durante la menopausia, los niveles de hormonas femeninas pueden subir y bajar.

This can cause symptoms such as hot flashes and vaginal dryness.
Eso puede provocar síntomas tales como acaloramientos súbitos y resequedad vaginal.

Some women take hormone replacement therapy (HRT) to relieve these symptoms.
Algunas mujeres reciben un tratamiento de reemplazo hormonal (TRH) para aliviar esos síntomas.

HRT may also protect against osteoporosis.
La TRH también puede protegerla contra la osteoporosis.

However, HRT also has risks.
Sin embargo, la TRH también implica algunos riesgos.

It can increase your risk of breast cancer, heart disease and stroke.
Puede aumentar su riesgo de cáncer de seno, enfermedades cardíacas y derrame cerebral.

Certain types of HRT have a higher risk, and each woman's own risks can vary depending upon her health history and lifestyle.
Algunos tipos de TRH tienen mayor riesgo y los riesgos propios de cada mujer pueden variar dependiendo de su historia de salud y estilo de vida.

You and your health care provider need to discuss the risks and benefits for you.
Usted y su médico deben discutir los riesgos y beneficios en su caso.

If you do decide to take HRT, it should be the lowest dose that helps and for the shortest time needed.
Si decide tomar TRH, debe utilizar la dosis más baja que la ayude y por el menor tiempo que sea necesaria.

Taking hormones should be re-evaluated every six months.
El consumo de hormonas debe reevaluarse cada seis meses.

Human Papilloma Virus
Virus del papiloma humano

Other names: HPV
Otros nombres: VPH

Human papillomaviruses (HPV) are common viruses that can cause warts.
Los virus del papiloma humano (VPH) son virus comunes que pueden causar verrugas.

There are more than 100 types of HPV.
Existen más de 100 tipos de VPH.

Most are harmless, but about 30 types put you at risk for cancer.
La mayoría son inofensivos, pero aproximadamente 30 tipos se asocian con un mayor riesgo de tener cáncer.

These types affect the genitals and you get them through sexual contact with an infected partner.
Estos tipos afectan los genitales y se adquieren a través del contacto sexual con una pareja infectada.

They are classified as either low-risk or high-risk.
Se clasifican como de bajo riesgo o de alto riesgo.

Low-risk HPV can cause genital warts.
Los VPH de bajo riesgo pueden causar verrugas genitales.

High-risk HPV can lead to cancers of the cervix, vulva, vagina, and anus in women.
En las mujeres, los VPH de alto riesgo pueden conducir al cáncer en el cuello uterino, vulva, vagina y ano.

In men, it can lead to cancers of the anus and penis.
En los hombres, pueden conducir al cáncer del ano y del pene.

Although some people develop genital warts from HPV infection, others have no symptoms.
Aunque algunas personas desarrollan verrugas genitales por infecciones con VPH, otras no tienen síntomas.

Your health care provider can treat or remove the warts.
Un profesional de la salud puede tratar o eliminar las verrugas.

In women, Pap smears can detect changes in the cervix that might lead to cancer.
En las mujeres, el examen de Papanicolaou puede detectar cambios en el cuello uterino que pudieran evolucionar en cáncer.

Correct usage of latex condoms greatly reduces, but does not eliminate, the risk of catching or spreading HPV.
El uso correcto de los preservativos de látex reduce enormemente, aunque no elimina, el riesgo de contraer y contagiar el VPH.

A vaccine can protect against several types of HPV, including some that can cause cancer.
Una vacuna puede proteger contra varios tipos de VPH, incluyendo algunos de los que pueden causar cáncer.

Hysterectomy
Histerectomía

A hysterectomy is an operation to remove a woman's uterus.
Una histerectomía es una operación para extraer el útero de una mujer.

The uterus is the place where a baby grows when a woman is pregnant.
El útero es el lugar donde crece el bebé durante el embarazo.

Sometimes, the ovaries and fallopian tubes also are taken out.
Algunas veces, también se extirpan los ovarios y las trompas de Falopio.

Hysterectomies are very common - one in three women in the United States has had one by age 60.
Las histerectomías son muy comunes: en los Estados Unidos una de cada tres mujeres de 60 años se ha realizado una.

Your health care provider might recommend a hysterectomy if you have
El médico puede recomendarle una histerectomía si tiene:

Fibroids
Fibromas

Endometriosis not cured by medicine or surgery
Endometriosis resistente al tratamiento con medicinas o la cirugía

Uterine prolapse - when the uterus drops into the Vagina
Prolapso uterino: cuando el útero desciende hacia la vagina

Cancer of the uterus, cervix, or ovaries
Cáncer de útero, cuello uterino u ovarios

Vaginal bleeding that persists despite treatment
Hemorragia vaginal que persiste a pesar del tratamiento

Chronic pelvic pain; surgery can be a last resort
Dolor pélvico crónico; la cirugía puede ser un último
recurso

Before having a hysterectomy, it is important to discuss other possible treatments with your health care provider.
Antes de someterse a una histerectomía, es importante discutir
con el médico otros tratamientos posibles.

A hysterectomy will stop your periods, and you will no longer be able to get pregnant.
Una histerectomía interrumpirá sus períodos menstruales y no
podrá volver a embarazarse.

If the surgery removes both ovaries, you will enter menopause.
Si durante la cirugía se extraen ambos ovarios, dará pie a la
menopausia.

Infections and Pregnancy

Infecciones durante el embarazo

If you are pregnant, an infection can be more than just a problem for you.

Si está embarazada, una infección puede ser más que apenas un problema para usted.

Some infections can be dangerous to your baby.

Algunas infecciones pueden ser peligrosas para su bebé.

You can help yourself avoid infections:

Usted puede ayudarse evitando las infecciones:

Don't eat raw or undercooked meat

No consuma carnes crudas o cocidas insuficientemente

Don't share food or drinks with other people

No comparta alimentos o bebidas con otras personas

Wash your hands frequently

Lávese las manos con frecuencia

Don't empty cat litter. Cats can transmit toxoplasmosis.

No limpie los excrementos de su gato. Los gatos pueden contagiarla con toxoplasmosis.

You may need to take medicines or get a vaccine to prevent an infection in your baby.

Es posible que necesite tomar medicamentos o vacunarse para prevenir una infección en el bebé.

For example, you may need to take antibiotics if you develop an infection with streptococcus, or take medicines if you have genital herpes.
Por ejemplo, tal vez necesite tomar antibióticos si desarrolla una infección por estreptococos u otros medicamentos si tiene un herpes genital.

Only some medicines and vaccines are safe during pregnancy.
Solamente ciertos medicamentos y vacunas son inofensivos durante el embarazo.

Ask your health care provider about how best to protect you and your baby.
Consulte a su médico acerca de la mejor forma de protegerse y proteger a su bebé.

Infertility
Infertilidad

Other names: Sterility
Otros nombres: Estirilidad, Problemas para concebir

Infertility means not being able to become pregnant after a year of trying.
Infertilidad significa no poder lograr un embarazo después de haberlo intentado durante un año.

If a woman keeps having miscarriages, it is also called infertility.
Una mujer que sufre abortos espontáneos continuamente también tiene infertilidad.

Lots of couples have infertility problems.
Muchas parejas tienen este problema.

About a third of the time, infertility can be traced to the woman.
Aproximadamente en un tercio de los casos, la infertilidad proviene de la mujer.

In another third of cases, it is because of the man.
En otro tercio, es ocasionada por el hombre.

The rest of the time, it is because of both partners or no cause is found.
El resto de los casos es por ambos integrantes de la pareja o no se encuentra una causa específica.

If you think you might be infertile, tell your doctor.
Si piensa que podría ser infértil, consulte al médico.

For a man, a first step is often a sperm test.
En los hombres, el primer paso suele ser una prueba de semen.

599

For women, doctors run tests to see if their ovaries work properly.
En las mujeres, los médicos realizan exámenes para determinar si los ovarios funcionan correctamente.

Women in their 30s who have been trying to get pregnant for six months should consider seeking help.
Las mujeres entre 30 y 40 años que han intentado embarazarse durante seis meses deben pensar en buscar ayuda.

A woman's chances of having a baby drop rapidly every year after age 30.
Las probabilidades de una mujer de tener un bebé caen rápidamente cada año después de cumplir los 30 años.

Drugs or surgery are common treatments.
Los fármacos y la cirugía son tratamientos comunes.

Happily, two-thirds of couples treated for infertility go on to have babies.
Felizmente, dos tercios de las parejas tratadas por infertilidad pueden tener bebés.

Mammography
Mamografía

A mammogram is a special type of X-ray of the breasts.
Una mamografía es un tipo especial de radiografía de las mamas.

Mammograms can show tumors long before they are big enough for you or your health care provider to feel.
Las mamografías pueden mostrar tumores mucho antes de que tengan un tamaño suficiente para que usted o el médico puedan percibirlos.

Mammograms are recommended every year or two for women older than 40.
Se recomienda que las mujeres de más de 40 años se sometan a una mamografía anual o cada dos años.

They are also recommended for younger women who have symptoms of breast cancer or who have a high risk of the disease.
También se les recomiendan a las mujeres más jóvenes que tienen síntomas de cáncer de seno o que presentan un mayor riesgo de desarrollar la enfermedad.

Mammograms are quick and easy.
Las mamografías son rápidas y fáciles.

You stand in front of an X-ray machine.
Usted se pone de pie delante de un aparato de rayos X.

The person who takes the X-rays places your breast between two plastic plates.
La persona que hace el estudio coloca la mama entre dos placas plásticas.

The plates press your breast and make it flat.
Las superficies presionan la mama haciéndola más plana.

This may be uncomfortable, but it helps get a clear picture.
Esto puede resultar incómodo, pero ayuda a obtener una imagen clara.

You will have an X-ray of each breast.
Se le tomará una radiografía de cada mama.

A mammogram takes only a few seconds and it can help save your life.
La mamografía se toma apenas unos segundos y puede ayudarle a salvar su vida.

Mastectomy

Mastectomía

A mastectomy is surgery to remove a breast.
Una mastectomía es una cirugía para extirpar un seno.

It is performed either to treat or to prevent breast cancer.
Se realiza para tratar o para prevenir el cáncer de seno.

Only high-risk patients have surgery to prevent cancer.
La cirugía preventiva se practica solamente en pacientes de alto riesgo.

There are four main types:
Existen cuatro tipos principales:

Total mastectomy - removal of breast tissue and nipple
Mastectomía total: extirpación del tejido mamario y del pezón

Modified radical mastectomy - removal of the breast, most of the lymph nodes under the arm and often the lining over the chest muscles
Mastectomía radical modificada: extirpación del seno, la mayoría de los ganglios linfáticos axilares y, con frecuencia, la membrana que recubre los músculos del pecho

Lumpectomy - surgery to remove the tumor and a small amount of normal tissue around it
Lumpectomía: cirugía para extirpar el tumor y una porción de tejido sano alrededor de éste

Radical mastectomy - the removal of the breast, lymph nodes and chest muscles. This is no longer common
Mastectomía radical: extirpación del seno, los ganglios linfáticos y músculos del tórax. Esto ya no es algo común

Which surgery you have depends on the stage of cancer, size of the tumor, size of the breast and whether the lymph nodes are involved.
El tipo de cirugía que se decida dependerá del estado del cáncer, el tamaño del tumor, el tamaño del seno y la afectación de ganglios linfáticos.

Many women have breast reconstruction to rebuild the breast after a mastectomy.
Muchas mujeres se someten a la reconstrucción del seno para reconstruir el seno después de una mastectomía.

Medication Phrases
Explicaciones relacionadas con las medicinas

You / he / she need(s) . . .
Necesita . . .

A

ACTH
Necesita ACTH (hormona adrenocorticotropa), una hormona
muy importante de la glándula suprarrenal.

adrenalin
Necesita adrenalina una medicina para elevar la presión arterial y
aumentar la función del corazón.

adrencorticotropin hormone
Necesita ACTH (hormona adrenocorticotropa)), una hormona
muy importante de la glándula suprarrenal.

aloe vera
Necesita sábila, una sustancia para calmar la piel.

analeptic
Necesita
un analéptico, que es un medicamento de efecto estimulante en la
psique.

analgesic
Necesita un analgésico, que es un medicamento para aliviar el
dolor.

anesthesia
Necesita anestesia, que es un agente que produce insensibilidad o
estupor.

anesthesia, general
Necesita anestesia total.

anesthesia, local
Necesita anestesia local.

anesthetic
Necesita un anestético, que es una droga que produce anesthesia.

antacid
Necesita un antiácido, una sustancia que fija los ácidos gástricos.

anthelmintic
Necesita medicina antihelmíntica, una sustancia que destruye los gusanos intestinales.

antiallergic
Necesita medicina antialérgica, que es una medicina contra la alergia.

antianginal
Necesita medicina antianginosa, que es una medicina que anula la angina.

antiarrhythmic
Necesita un antiarrítmico, que es un medicamento para el tratamiento de las arritmias.

anti-arthritic
Necesita un antiartrítico una medicina que impide o detiene la inflamación de las articulaciones.

antiasthmatic
Necesita un antiasmatico, que es un medicamento para el tratamiento del asma.

antibacterial
Necesita medicina antibacteriana, una medicina que destruye las bacterias.

antibiotic
Necesita un antibiótico, una medicina que destruye las bacterias.

antibiotic, broad spectrum
Necesita un antibiótico de amplio espectro, que es activo contra múltiples grupos de microorganismos.

antibiotic preparation
Necesita una preparación antibiótica.

anticatarrhal
Necesita un anticatarral, que es una medicina para la gripe.

anticholinergic
Necesita un anticolinérgico, una sustancia que bloquea los nervios parasimpáticos.

anticoagulant
Necesita un anticoagulante, una sustancia que impide la coagulación.

anticonvulsant
Necesita un anticonvulsive, una sustancia que evita o reduce convulsions.

antidepressant
Necesita un antidepresivo, una sustancia que alivia la depression.

antidiabetic
Necesita un antidiabético, una sustancia que reduce la concentración de azúcar en la sangre.

antidote
Necesita un antídoto para aliviar los síntomas.

antiemetic
Necesita un antiemético, que es un medicamento contra los vómitos.

antiepileptic
Necesita un antiepiléptico, un medicamento que combate la epilepsia.

antiestrogenic
Necesita un antiestrogénico, una medicina que impide o contrarresta el efecto de las hormonas estrogénicas.

antifungal
Necesita un antifúngico, una medicina que destruye los hongos.

antihistamine
Necesita un antihistamínico, una sustancia que combate la acción de la histamina.

antihypertensive
Necesita un antihipertensivo, una sustancia que disminuye la presión sanguínea.

antiinfective
Necesita un antiinfeccioso, una medicina que combate la infección.

antiinflammatory
Necesita un antiinflamatorio, una medicina que impide o detiene la inflamación.

antimicrobial
Necesita antimicrobiano, una medicina que impide el desarrollo de los microbios.

antimitotic
Necesita un antimitótico, una sustancia que impide la división y crecimiento de células.

antimycotic
Necesita un antimicótico, una sustancia que destruye los hongos.

antineoplastic
Necesita un antineoplásico, una medicina que impide el crecimiento de tumores.

antioxidant
Necesita un antioxidante, una sustancia que previene el deterioro de un producto por oxidación.

antiparalytic
Necesita un antiparalítico, una medicina para aliviar la paralysis.

antiparasitic
Necesita un antiparasítico, una sustancia que destruye los parásitos.

antipruritic
Necesita un antipruriginoso, una medicina que impide el escozor o picor.

antipsychotic
Necesita antipsicótico, que es un tranquilizante mayor.

antipyretic
Necesita un antipirético, una sustancia que reduce la fiebre.

antiseptic
Necesita un antiséptico, una sustancia que destruye los microbios.

antispasmodic
Necesita un antispasmódico, un medicamento que combate contracturas, calambres, y convulsiones.

antithrombotic
Necesita un antitrombótico, una medicina que impide la formación de trombos y los disuelve.

antitoxin
Necesita una antitoxina, una sustancia que actúa como contraveneno.

antitussive
Necesita un antitusivo, un medicamento que calma o suprime la tos.

antiviral
Necesita antiviral, una medicina que destruye o impide el desarrollo de los virus.

anxiolytic
Necesita un ansiolítico, que es un medicamento contra la ansiedad.

aspirin
Necesita aspirina, una sustancia que reduce la fiebre y impide o detiene la inflamación.

astringent
Necesita un astringente, una sustancia que produce sequedad en la piel.

atropine
Necesita atropina, una sustancia que bloquea los nervios parasimpáticos.

B

bactericide
Necesita una bactericida, una sustancia que destruye las bacterias.

bacteriostatic medicine
Necesita unbacteriostático, una sustancia que reduce la reproducción de bacterias.

balm
Necesita bálsamo, una sustancia para calmar la piel.

barbituate
Necesita un barbitúrico, una medicina para dormir o para aliviar convulsiones.

barbiturates
Necesita barbitúricos, medicinas para dormir o para aliviar convulsiones.

belladonna
Necesita belladonna, una medicina para calmar los intestinos.

betablocker
Necesita un betabloqueador, una sustancia que bloquea la acción de los receptores adrenérgicos B.

betamimetic
Necesita un betamimético, una sustancia que imita la acción de los receptores adrenérgicos B.

bicarbonate
Necesita bicarbonato, una sustancia que disminuye el efecto del ácido.

bicarbonate of soda
Necesita bicarbonato de soda, una sustancia que disminuye el efecto del ácido.

birth control
Necesita un anticoncepcional, una hormona o cosa para impedir el embarazo.

blister pack
Necesita un blister, un envase con recubiertos de plástico.

blood plasma
Necesita plasma sanguíneo, una parte de la sangre.

bolus injection
Necesita un bolo, que es una inyección rápida.

broad spectrum antibiotic
Necesita un antibiótico de amplio espectro, que es activo contra múltiples grupos de microorganismos.

bromide
Necesita un bromuro, que es una solución que contiene bromuro

C

calcium channel blocker
Necesita un bloqueador de los canales de calcio, una sustancia para tratar la presión alta y angina del corazón que bloquea la acción de los canales de calcio en las células.

camphor
Necesita alcanfor, una sustancia para tratar la gripe.

capsule
Necesita una cápsula, que es un envase para medicina.

cardioselective medicine
Necesita una medicina cardioselectiva, una medicina que actúa selectivamente sobre el corazón.

cardiotonic
Necesita una medicina cardiotónica, una medicina que tiene efecto tónico en el corazón.

castor oil
Necesita aceite de ricino, una medicina purgante.

cathartic
Necesita un catártico, una medicina purgante.

chemotherapeutic
Necesita un quimioterápico, un medicamento capaz de atacar a los microbios, parasitarios, o a las células de un cáncer.

chemotherapy
Necesita quimioterapia, un tratamiento de un cáncer por sustancias químicas.

chronotropic
Necesita una medicina cronotropa, una medicina que concierne a la regularidad y frecuencia de un ritmo cardíaco.

cocaine
Necesita cocaine, una medicina para controlar o parar la hemorragia de la nariz.

cod liver oil
Necesita aceite de hígado de bacalao, un aceite con hierro para crecer sangre.

codeine
Necesita codeína, que es un medicamento para aliviar el dolor y para impedir la tos.

collyrium
Necesita colirio, un medicamento para el cuidado de los ojos.

contraception
Necesita contracepción, una cosa o medicina para la prevención del embarazo.

contraceptive
Necesita un contraceptivo, una sustancia o medio que impide el embarazo.

corticosteroid
Necesita un corticoide, una hormona que impide o detiene la inflamación.

cortisone
Necesita cortisona, una medicina que impide o detiene la inflamación.

cough drops
Necesita pastillas para la tos.

cream (cosmetic)
Necesita crema.

curare
Necesita curare, una sustancia que afloja los músculos.

cytotoxic
Necesita una medicina citotóxica, una sustancia lesiva para la célula.

D

decongestant
Necesita un descongestivo, una sustancia que alivia la congestión nasal.

demulcent
Necesita un demulcente, una medicina que ablanda y relaja las zonas inflamadas.

dentrifice
Necesita un dentífrico, una sustancia para limpiar los dientes y para impedir los dientes podridos.

deodorant
Necesita un desodorante, una sustancia que previene el olor del cuerpo.

depilatory
Necesita un depilatorio, una sustancia para quitar el pelo.

desensitization
Necesita desensibilización, una terapia que tiende a reducir una alergia.

dextrose
Necesita dextrose, el azúcar que da energía al cuerpo.

digitalis
Necesita digital, una medicina de una planta que da fuerza al corazón y controla la tasa.

diuretic
Necesita un diurético, una sustancia que estimula la formación de orina.

drops
Necesita gotas.

E

electrolytes
Necesita electrólitos, sustancias como sodio, potasio, y cloruro.

emetic
Necesita un emético, una sustancia que provoca el vómito.

emollient
Necesita un emoliente, una sustancia que ablanda la piel.

emulsion
Necesita una emulsión, que es un líquido lechoso que tiene en suspensión un cuerpo graso finamente dividido.

enema
Necesita una enema, una solución que se administra a través del orificio anal.

entericcoated medicine
Necesita medicina queratinizada, que es una medicina recubierta por una sustancia resistente a la secreción gástrica.

ephedrine
Necesita efedrina, una medicina para hipotensión.

epsom salts
Necesita sal de higuera, que es sulfato de magnesia.

ergot
Necesita cornezuelo, una medicina para dolor de cabeza.

estrogen
Necesita estrógeno, una hormona sexual femenina.

expectorant
Necesita un expectorante, un medicamento que favorece la eliminación de moco.

external-use medicine
Necesita medicina para el uso externo.

extract
Necesita un extracto, que es una preparación concentrada de una droga.

eye salve
Necesita pomada para los ojos.

eyedrops
Necesita gotas para los ojos.

F

fart medicine
Necesita medicina para los pedos.

fibrinolytic
Necesita un fibrinolítico, una sustancia que disuelve la fibrina.

filmcoated medicine
Necesita medicina revestida por película.

fluids
Necesita flúidos.

fluoride
Necesita fluoruro, una sustancia para cuidar los dientes.

foam
Necesita espuma, una sustancia para la prevención del embarazo.

fungicide
Necesita un fungicida, una sustancia que destruye los hongos.

fungistatic
Necesita medicina fungistática, una medicina que inhibe el crecimiento de los hongos.

G

gargle
Necesita un gargarismo.

gel
Necesita un gel.

general anesthesia
Necesita anestesia total.

germicide
Necesita germicida, una sustancia que destruye germenes.

glucose
Necesita glucosa, el azúcar que da energía al cuerpo.

glycerin
Necesita glicerina.

gonadotropin
Necesita gonadotropo, la hormona que estimula las glándulas sexuales.

granulated medicine
Necesita medicina granulada, una preparación farmacéutica en forma de gránulos.

H

hormone, adrencorticotropin
Necesita ACTH (hormona adrenocorticotropa), una hormona muy importante de la glándula suprarrenal.

hormones
Necesita hormonas.

hydration
Necesita hidratación, que es la acción de incorporar agua al cuerpo.

hydrogen peroxide
Necesita agua oxigenada para limpiar la piel.

hypnotic
Necesita un hipnótico, una medicina que induce sueño.

I

ibuprofen
Necesita ibuprofeno, una sustancia que reduce la fiebre y impide o detiene la inflamación.

immunization
Necesita inmunización, que es la obtención de inmunidad en el organismo.

immunogenic
Necesita medicina inmunógena, un agente que induce una respuesta inmunitaria.

immunosuppressant
Necesita un inmunosupresor, un agente que impide que se produzca la respuesta inmunitaria.

implant
Necesita un implante, una cosa para la prevención del embarazo.

infusion
Necesita una infusión que es la administración de un líquido en la vena.

inhalation
Necesita inhalación, que es la aspiración de gases o vapores.

injection
Necesita una inyección.

inoculation
Necesita una vacuna.

inotropic
Necesita medicina inotrópica, una medicina que afecta la fuerza de las contracciones musculares, en particular de los músculos del corazón.

insulin
Necesita insulina, una hormona que es el tratamiento para diabetes.

internal-use medicine
Necesita medicina para el uso interno.

intramuscular medicine
Necesita medicina intramuscular, una medicina que está situada u ocurre dentro de un músculo.

intraocular medicine
Necesita medicina intraocular, una medicina que está situada o se produce dentro del ojo.

intrathecal medicine
Necesita medicina intratecal, una medicina que ocurre dentro de una tunica.

intravascular medicine
Necesita medicina intravascular, que es medicina situada dentro de un vaso.

intravenous medicine
Necesita medicina intravenosa, que es medicina situada dentro de una vena.

iodine
Necesita yodo, una sustancia que destruye los microbios.

iron
Necesita hierro, una sustancia para producir sangre.

J

jelly, petroleum
Necesita vaselina.

K

kaolin
Necesita caolín, una sustancia para tratar la diarrea.

L

lanolin
Necesita lanolina, una sustancia para calmar la piel.

laxative
Necesita un laxante, un medicamento contra el estreñimiento.

lidocaine
Necesita lidocaína, una anestesia local.

lindane
Necesita lindano, una sustancia para tratar escabiosis o sarna

liniment
Necesita linimento, una sustancia para calmar los músculos y las articulaciones.

liquid medicine
Necesita medicina líquida.

local anesthesia
Necesita anestesia local.

long-acting medicine
Necesita medicina de efecto largo.

lotion
Necesita una loción, una sustancia para calmar o hidratar la piel o las heridas.

lotion, suntan
Necesita loción para el sol, una sustancia que impide el cáncer de la piel y el envejecimiento.

lozenges
Necesita trocitos.

lubricant
Necesita un lubricante.

M

magnesia, milk of
Necesita leche de magnesia, una medicina para tratar el estómago y los intestinos.

magnesium
Necesita magnesio, que es un mineral.

magnesium oxide
Necesita magnesia, una medicina para tratar el estómago y los intestinos.

magnesium sulphate
Necesita sulfato de magnesio para tratar la eclampsia.

medication
Necesita una prescripción o aplicación de medicamentos.

medicine
Necesita medicina.

medicine, bacteriostatic
Necesita unbacteriostático, una sustancia que reduce la reproducción de bacterias.

medicine, cardioselective
Necesita una medicina cardioselectiva, una medicina que actúa selectivamente sobre el corazón.

medicine, entericcoated
Necesita medicina queratinizada, que es una medicina recubierta por una sustancia resistente a la secreción gástrica.

medicine, external-use
Necesita medicina para el uso externo.

medicine, fart
Necesita medicina para los pedos.

medicine, filmcoated
Necesita medicina revestida por película.

medicine, granulated
Necesita medicina granulada, una preparación farmacéutica en forma de gránulos.

medicine, internal-use
Necesita medicina para el uso interno.

medicine, intramuscular
Necesita medicina intramuscular, una medicina que está situada u ocurre dentro de un músculo.

medicine, intraocular
Necesita medicina intraocular, una medicina que está situada o se produce dentro del ojo.

medicine, intrathecal
Necesita medicina intratecal, una medicina que ocurre dentro de una tunica.

medicine, intravascular
Necesita medicina intravascular, que es medicina situada dentro de un vaso.

medicine, intravenous
Necesita medicina intravenosa, que es medicina situada dentro de una vena.

medicine, liquid
Necesita medicina líquida.

medicine, long-acting
Necesita medicina de efecto largo.

medicine, miscible
Necesita medicina miscible, una medicina que es capaz de ser mezclado.

medicine, oncolytic
Necesita una medicina oncolítica, una sustancia que destruye las células.

medicine, ophthalmic
Necesita una medicina oftálmica, una sustancia para tratar las enfermedades del ojo.

medicine, oxytocic
Necesita una medicina oxitócica, una sustancia que acelera el parto

medicine, palliative
Necesita medicina paliativa, una medicina que proporciona alivio pero no cura.

medicine, parenteral
Necesita medicina parenteral, que es la administración de medicina por una vía que no sea la oral.

medicine, percutaneous
Necesita medicina percutánea, una medicina que funciona a través de la piel intacta.

medicine, prepared
Necesita medicamento preparado.

medicine, protective
Necesita medicina que protege.

medicine, psychotropic
Necesita medicina psicotrópica, una medicina que afecta el estado mental.

medicine, safe
Necesita medicina segura.

medicine, slow-acting
Necesita una medicina de efecto retardado.

medicine, strong
Necesita medicina fuerte.

medicine, synergistic
Necesita una medicina sinergética, una medicina que trabaja simultáneamente con otra cosa o medicina.

medicine, therapeutic
Necesita medicina terapéutica, una medicina que sirve para la curación.

medicine, thyroid
Necesita tiroides.

medicine, topical
Necesita medicina tópica.

medicine, transcutaneous
Necesita medicina transcutánea, una medicina que funciona a través de la piel intacta.

medicine, transdermal
Necesita medicina transdérmica, una medicina que pasa a través de la piel intacta.

menthol
Necesita mentol, una medicina para tratar la gripe, para producir anestesia tópica y para usar en rocíos nasales.

mercurachrome
Necesita mercurocromo, una sustancia para tratar las heridas.

milk of magnesia
Necesita leche de magnesia, una medicina para tratar el estómago y los intestinos.

mineralocorticoid
Necesita un mineralocorticoide, que es una sustancia que trata la hipotensión.

miotic
Necesita un miótico, que es un agente que produce contracción pupilar.

miscible medicine
Necesita medicina miscible, una medicina que es capaz de ser mezclado.

monotherapy
Necesita terapia con un solo medicamento a la vez.

morphine
Necesita morfina, un narcótico que alivia dolor.

mouthwash
Necesita un enjuague bucal.

mucolytic
Necesita un mucolítico, un agente que destruye o disuelve mucus.

muscle relaxant
Necesita un miorrelajante, una medicina que causa la relajación muscular.

mydriatic
Necesita un midriático, una sustancia que dilata la pupila.

myelotoxic
Necesita medicina mielotóxico, una medicina que es nocivo para la médula ósea.

N

narcotic
Necesita narcótico, un agente que produce insensibilidad, estupor o anestesia.

neuroleptanalgesia
Necesita neuroleptoanalgesia, que es anestesia mediante administración de un neuroléptico y un analgésico.

neuroleptic
Necesita un neuroléptico, que es un calmante del sistema nervioso.

neurotransmitter
Necesita un neurotransmisor, una sustancia que por vía química transmite impulsos.

niacin
Necesita niacina que es una sustancia para tratar el aumento de la cantidad de lípidos en la sangre.

nicotine patch
Necesita un parche con nicotina, una sustancia para aliviar la adicción a tabaco.

nitrate
Necesita un nitrato, una sustancia para tratar la angina del corazón.

nitroglycerin
Necesita nitroglicerina, una sustancia para tratar la angina del corazón.

novocaine
Necesita novocaína, una anestesia local.

O

odontalgic
Necesita un odontálgico, que es una medicina para aliviar el dolor de los dientes.

oil, castor
Necesita aceite de ricino, una medicina purgante.

oil, cod liver
Necesita aceite de hígado de bacalao, un aceite con hierro para producir sangre.

ointment
Necesita un ungüento, una sustancia para calmar o hidratar la piel o las heridas.

oncolytic medicine
Necesita una medicina oncolítica, una sustancia que destruye las células.

ophthalmic medicine
Necesita una medicina oftálmica, una sustancia para tratar las enfermedades del ojo.

opiate
Necesita una opiata, una preparación derivada del opio
Es una medicina narcótica.

oxygen
Necesita oxígeno, un gas para aliviar problemas con la respiración.

oxytocic
Necesita un oxitócico, una sustancia que acelera el parto.

oxytocic medicine
Necesita una medicina oxitócica, una sustancia que acelera el parto.

P

packet of medicine
Necesita una cajita de medicina.

palliative medicine
Necesita medicina paliativa, una medicina que proporciona alivio pero no cura.

paralytic
Necesita un paralítico, una sustancia que afloja los músculos.

parasympathomimetic
Necesita un parasimpaticomimético, una sustancia que estimula directamente el sistema colinérgico o parasimpático.

paregoric
Necesita paregórico, una medicina para tratar la diarrea.

parenteral medicine
Necesita medicina parenteral, que es la administración de
medicina por una vía que no sea la oral.

patch
Necesita un parche, que es una cosa para traer medicina a través
de la piel intacta a la sangre.

Pedialyte
Necesita suero especial para niños que se llama Pedialyte.

penicillin
Necesita penicilina, un antibiótico, que es una medicina que
destruye las bacterias.

percutaneous medicine
Necesita medicina percutánea, una medicina que funciona a
través de la piel intacta.

peroxide of hydrogen
Necesita agua oxigenada para limpiar la piel.

petroleum jelly
Necesita vaselina.

phenobarbital
Necesita fenobarbitona, una medicina para aliviar convulsiones.

pills
Necesita píldoras.

placebo
Necesita un placebo, que es un medicamento vacío o aparente.

plasma
Necesita plasma, una parte de la sangre.

plasma expander
Necesita un expansor plasmático, una sustancia que se inyecta para aumentar el volumen sanguíneo.

plasma, blood
Necesita plasma sanguíneo, una parte de la sangre.

polytherapy
Necesita terapia con dos o más medicamentos a la vez.

potassium
Necesita potasio, un electrólito.

potassium chloride
Necesita cloruro de potasio, una sustancia para tratar la deficiencia de potasio.

poultice
Necesita una cataplasma.

powder
Necesita un polvo.

premedication
Necesita premedicación, que es la administración de medicamentos antes de una actividad, como un procedimiento o una operación.

preparation, antibiotic
Necesita una preparación antibiótica.

prepared medicine
Necesita un medicamento preparado.

prescription
Necesita una prescripción.
Necesita una receta.

primary vaccination
Necesita una primovacunación, una vacunación que se efectúa
por la primera vez.

progestogen
Necesita un progestógeno, una hormona que prepara al útero para
la recepción y desarrollo del óvulo fecundado.

propulsive
Necesita una propulsion, una medicina para acelerar el tránsito de
la comida del estómago a los intestinos.

prostaglandin
Necesita una prostaglandina, una sustancia que acelera el parto.

protective medicine
Necesita medicina que protege.

psychotropic medicine
Necesita medicina psicotrópica, una medicina que afecta el
estado mental.

purgative
Necesita un purgante, una sustancia que produce evacuación del
intestino.

Q

quinine
Necesita quinina, una sustancia para tratar la malaria.

or

Necesita quinina, una sustancia para tratar calambres en las piernas.

R

radium
Necesita radio para tratar el cáncer.

rays, ultraviolet
Necesita rayos ultravioleta para tratar la psoriasis, una enfermedad de la piel caracterizada por descamación.

or

Necesita rayos ultravioleta para tratar la ictericia.

regimen of medicines
Necesita un regimen de medicinas

rehydration
Necesita rehidratación, que es la restauración del agua en el cuerpo.

relaxant
Necesita un relajante, un agente que reduce la tensión.

relaxant, muscle
Necesita un miorrelajante, una medicina que causa la relajación muscular.

remedy
Necesita un remedio.

remedy, toothache
Necesita un odontálgico, que es una medicina para aliviar el dolor de los dientes.

resin
Necesita una resina, una sustancia para quitar otras sustancias de la sangre o de los intestinos.

S

safe medicine
Necesita medicina segura.

salicylate
Necesita un salicilato, una sustancia que impide o detiene la inflamación, como la aspirina.

saline
Necesita salino, un flúido que contiene sal.

salve
Necesita una pomada, una sustancia para calmar la piel.

sedative
Necesita un sedante, una sustancia que produce un efecto de calma.

shot (injection)
Necesita una inyección.

sleeping pills
Necesita pastillas para dormir.

slow-acting medicine
Necesita una medicina de efecto retardado.

sodium chloride
Necesita cloruro de sodio, una sustancia para tratar la deficiencia de sodio.

solution
Necesita una solución, un líquido preparado que contiene una o varias sustancias.

soporific
Necesita un soporífico, una medicina que causa o induce al sueño o spoor.

spasmolytic
Necesita un espasmolítico, un medicamento que sirve para resolver los espasmos.

spermicide
Necesita un espermicida, una sustancia que extermina los espermatozoides para impedir el embarazo.

spray
Necesita un rocío.

sprayer
Necesita un rociador.

steam
Necesita vapor.

steroid
Necesita un esteroide, una hormona de la glándula suprarrenal, para reducir inflamación.

stimulant
Necesita un estimulante, un agente que produce estimulación.

strong medicine
Necesita medicina fuerte.

substitution
Necesita una sustitución.

sulfa
Necesita sulsa, una medicina que destruye las bacterias.

sulfathiazole
Necesita sulfatiazol, una medicina que destruye las bacterias.

suntan lotion
Necesita loción para el sol, una sustancia que impide el cáncer de la piel y el envejecimiento.

supplement
Necesita un suplemento, que es una vitamina o otra cosa para ayudar al cuerpo.

Necesita un suplemento, que contiene más calorías.

suppository
Necesita un supositorio, que es un medicamento preparado en forma de barrita para su incorporación en el organismo por el ano o la vagina.

suppressive
Necesita un supresor, un agente que detiene funciones del cuerpo.

suspension
Necesita una suspensión, una preparación finamente dividida para incorporarla en un líquido.

sympathomimetic
Necesita un simpaticomimético, una sustancia que estimula el sistema nervioso simpático.

synergistic medicine
Necesita una medicina sinergética, una medicina que trabaja simultáneamente con otra cosa o medicina.

syrup
Necesita una jarabe.

T

tablet
Necesita una tableta.

technetium
Necesita tecnecio, una sustancia para ayudar la visualización de la prueba.

terramycin
Necesita terramicina, una antibiótico que destruye las bacterias.

tetanus vaccine
Necesita una vacuna contra tétano.

thalidomide
Necesita talidomida, una medicina para tratar erythema nodosum leprosum.

therapeutic medicine
Necesita medicina terapéutica, una medicina que sirve para la curación.

therapy
Necesita terapia.

thrombolytic
Necesita un trombolítico, una sustancia que disuelve o desintegra un trombo.

thyroid medicine
Necesita hormonas tiroideas.

tincture
Necesita una tintura.

toothache remedy
Necesita un odontálgico, que es una medicina para aliviar el dolor de los dientes.

topical medicine
Necesita medicina tópica.

tranquilizer
Necesita un tranquilizante, una medicina que produce un efecto de calma.

transcutaneous medicine
Necesita medicina transcutánea, una medicina que funciona a través de la piel intacta.

transdermal medicine
Necesita medicina transdérmica, una medicina que pasa a través de la piel intacta.

transfusion
Necesita transfusión.

tricyclic
Necesita medicina tricíclica, un medicamento para tratar la depresión.

tuberculostatic
Necesita un tuberculostático, un medicamento que inhibe el crecimiento del bacilo de la tuberculosis.

U

unguent
Necesita un ungüento, una sustancia para calmar o hidratar la piel o las heridas.

uricosuric
Necesita un uricosúrico, un agente que promueve la secreción urinaria de ácido.

V

vaccination
Necesita una vacunación.

vaccine
Necesita una vacuna.

vaccine, tetanus
Necesita una vacuna contra tétano.

vaporization
Necesita vaporización.

vasopressor
Necesita un vasopresor, una medicina que causa estrechamiento de los vasos.

vial of medicine
Necesita un vial de medicina.

vitamins
Necesita vitaminas.

vomitive
Necesita un vomitivo, una sustancia que provoca el vómito.

W

(none)

X

(none)

Y

(none)

Z

(none)

Medication Instructions
Instrucciones para el uso de medicinas

You must take the medicine as directed.
Debe de tomar la medicina como las instrucciones le dirigen.

You must take the medicine four times each day.
Debe de tomar la medicina cuatro veces cada día.

You must take the medicine every 6 hours.
Debe de tomar la medicina cada seis horas.

You must take the medicine daily.
Debe de tomar la medicina diariamente.

Take the medicine at 9:00 a.m.
Tome la medicina a las nueve de la mañana.

Take the medicine in the morning.
Tome la medicina por la mañana.

Take two aspirin, and call me in the morning.
Tome dos pastillas de aspirina, y llámeme por la mañana.

Observe your reaction to the medicine, and call me in 2 days.
Observe su reacción a la medicina, y llámeme en dos días.

Call me, please, if you feel ill after taking the medicine.
Llámeme, por favor, si se siente enfermo(a) después de tomar la medicina.

Call me, please, if you have problems taking the medicine.
Llámeme, por favor, si tiene problemas con la medicina.

Discontinue the medicine if you feel badly or if you develop a rash.
Discontinúe la medicina si se siente mal o si se desarrollan unas ronchas.

Call me if you feel ill or develop a rash after taking the medicine.
Llámeme si se siente enfermo(a) o si se desarrollan unas ronchas después de tomar la medicina.

It is normal to feel sleepy after taking the medicine.
Es normal que se sienta adormecido(a) después de tomar la medicina.

It is not normal to feel sleepy after taking the medicine.
No es normal que se sienta adormecido(a) después de tomar la medicina.

If you forget the medicine, don't take more with the next dose.
Si se le olvida la medicina, no tome más con la dosis próxima.

What did I tell you?
¿Qué le dije?

Have you been taking this medicine before today?
¿Había tomado esta medicina antes de hoy?

Have you taken this medicine before today?
¿Ha tomado esta medicina antes de hoy?

The side effects are minor.
Los efectos colaterales (secundarios) son menores.

You must take this medicine with food.
Debe de tomar esta medicina con comida.

You must take this medicine one hour before eating.
Debe de tomar esta medicina una hora antes de comer.

Let's renew the prescription.
Vamos a renovar la receta.

The nurse will renew the prescription before the end of the day.
La enfermera va a renovar la receta antes del final del día.

The medicine costs twenty dollars.
La medicina cuesta veinte dolares.

How much does the medicine cost?
¿Cuánto cuesta la medicina?

Menopause
Menopausia

Menopause is the time in a woman's life when her period stops.
La menopausia es la época de la vida de una mujer en la cual deja de tener menstruaciones.

It usually occurs naturally, most often after age 45.
Suele ocurrir naturalmente, con mayor frecuencia después de los 45 años.

Menopause happens because the woman's ovary stops producing the hormones estrogen and progesterone.
La menopausia se produce porque los ovarios de la mujer dejan de producir hormonas estrógeno y progesterona.

A woman has reached menopause when she has not had a period for one year.
Una mujer llega a la menopausia cuando no tiene un período menstrual durante un año.

Changes and symptoms can start several years earlier.
Los cambios y los síntomas pueden empezar varios años antes.

They include
Incluyen:

A change in periods - shorter or longer, lighter or heavier, with more or less time in between
Un cambio en las menstruaciones: más o menos duraderas, más o menos profusas, con más o menos tiempo entre los períodos

Hot flashes and/or night sweats
Calores y/o sudoración nocturna

Trouble sleeping
Dificultad para dormir

Vaginal dryness
Sequedad vaginal

Mood swings
Cambios de humor

Trouble focusing
Dificultad para concentrarse

Less hair on head, more on face
Menos cabello y más vello facial

Some symptoms require treatment.
Algunos síntomas requieren tratamiento.

Talk to your doctor about how to best manage menopause.
Hable con su médico sobre qué hacer durante la menopausia.

Make sure the doctor knows your medical history and your family medical history.
Asegúrese de que su médico conozca la historia médica de su familia.

This includes whether you are at risk for heart disease, osteoporosis, or breast cancer.
Esto incluye su riesgo de padecer enfermedades del corazón, osteoporosis o cáncer de seno.

Menstruation

Menstruación

Other names: Menses, Menstrual period, Period
Otros nombres: Período, Regla

Menstruation, or period, is a woman's monthly bleeding.
La menstruación o el período es el sangrado mensual de las mujeres.

Every month, your body prepares for pregnancy.
Todos los meses, el cuerpo se prepara para el embarazo.

If no pregnancy occurs, the uterus sheds its lining.
Si el mismo no se produce, el útero descama su membrana interna.

The menstrual blood is partly blood and partly tissue from inside the uterus, or womb.
La sangre menstrual es parcialmente sangre y parcialmente tejido del interior del útero o matriz.

It passes out of the body through the vagina.
Sale del cuerpo a través de la vagina.

Periods usually start around age 12 and continue until menopause, at about age 51.
Los períodos suelen comenzar alrededor de los 12 años y continúan hasta la menopausia, cerca de los 51 años.

Most periods last from three to five days.
La mayoría de las menstruaciones dura entre tres y cinco días.

You should consult your health care provider if
Debe consultar a un profesional de la salud si:

You haven't started menstruating by age 16
No comenzó a menstruar a los 16 años

Your period suddenly stops
Los períodos se detienen repentinamente

You bleed excessively, or for more days than usual
Presenta una hemorragia excesiva o por más días de lo habitual

You suddenly feel sick after using tampons
Se siente mal súbitamente después de utilizar tampones

You bleed between periods
Sangra entre las menstruaciones

You have severe pain during your period
Tiene dolor severo durante la menstruación

Premenstrual syndrome, or PMS, is a group of symptoms that start before the period.
El síndrome premenstrual es un grupo de síntomas que comienza antes de la menstruación.

It can include emotional and physical symptoms.
Puede incluir síntomas emocionales y físicos.

Ovarian Cancer
Cáncer de ovario

Ovarian cancer usually happens in women over age 50, but it can also affect younger women.
El cáncer en los ovarios suele presentarse en mujeres mayores de 50 años, pero también puede afectar a mujeres más jóvenes.

Its cause is unknown.
La causa es desconocida.

Ovarian cancer is hard to detect early.
El cáncer en los ovarios es difícil de detectar con anticipación.

The sooner ovarian cancer is found and treated, the better your chance for recovery.
En cuanto antes se descubra y se trate el cáncer en los ovarios, mejores serán las oportunidades de recuperación.

But ovarian cancer is hard to detect early.
Pero el cáncer en los ovarios es difícil de detectar con anticipación.

Many times, women with ovarian cancer have no symptoms or just mild symptoms until the disease is in an advanced stage and hard to treat.
Muchas veces, las mujeres con cáncer en los ovarios no tienen síntomas o tienen sólo síntomas leves hasta que la enfermedad se encuentra en una etapa avanzada y difícil de tratar.

Symptoms may include:
Los síntomas pueden incluir:

Heavy feeling in pelvis
Sensación de peso en la pelvis

Pain in lower abdomen
Dolor en la parte baja del abdomen

Bleeding from the vagina
Hemorragias vaginales

Weight gain or loss
Aumento o pérdida de peso

Abnormal periods
Períodos menstruales anormales

Unexplained back pain that gets worse
Dolor de espalda sin explicación que empeora

Gas, nausea, vomiting, or loss of appetite
Gases, náusea, vómitos o pérdida del apetito

Treatment is usually surgery followed by treatment with medicines called chemotherapy.
El tratamiento suele ser quirúrgico y es seguido por un tratamiento con medicinas llamado quimioterapia.

Ovarian Cysts
Quistes ováricos

A cyst is a fluid-filled sac.
Un quiste es una cavidad llena de líquido.

In most cases a cyst on the ovary does no harm and goes away by itself.
En la mayoría de los casos, un quiste en el ovario no causa daño y desaparece espontáneamente.

Most women have them sometime during their lives.
La mayoría de las mujeres tiene alguno de éstos alguna vez en la vida.

Cysts are rarely cancerous in women under 50.
Rara vez los quistes son cancerosos entre las mujeres menores de 50 años.

Cysts sometimes hurt - but not always.
Los quistes a veces duelen, pero no siempre.

Often, a woman finds out about a cyst when she has a pelvic exam.
Con frecuencia, una mujer descubre que tiene un quiste cuando se le hace un examen pélvico.

If you're in your childbearing years or past menopause, have no symptoms, and have a fluid-filled cyst, you may choose to monitor the cyst.
Si está en edad fértil o después de la menopausia, si no tiene síntomas y tiene un quiste lleno de líquido, puede optar por controlarlo.

You may need surgery if you have pain, are past menopause or if the cyst does not go away.
Es posible que necesite cirugía si tiene dolor, si ya pasó la menopausia o si el quiste no desaparece.

Birth control pills can help prevent new cysts.
Las pastillas anticonceptivas pueden ayudarle a prevenir la formación de nuevos quistes.

A health problem that may involve ovarian cysts is polycystic ovarian syndrome (PCOS).
Un problema de salud que puede incluir quistes ováricos es el síndrome de ovarios poliquísticos (SOP).

Women with PCOS can have high levels of male hormones, irregular or no periods and small ovarian cysts.
Las mujeres con SOP pueden tener altos niveles de hormonas masculinas, tener menstruaciones irregulares o no tenerlas y presentar pequeños quistes ováricos.

Pelvic Inflammatory Disease
Enfermedad inflamatoria pélvica

Other names: PID
Otros nombres: EIP

Pelvic inflammatory disease (PID) is an infection and inflammation of the female reproductive organs.
La enfermedad inflamatoria pélvica (EIP) es una infección e inflamación de los órganos reproductivos femeninos.

It can scar the tubes that carry eggs from the ovary to the uterus which can lead to infertility, ectopic pregnancy, pelvic pain and other problems.
Puede dejar cicatrices en las trompas por las que pasan los óvulos desde los ovarios hasta llegar al útero, lo que puede provocar la infertilidad, embarazos ectópicos, dolor pélvico y otros problemas.

PID is the most common preventable cause of infertility in the United States.
La EIP es la causa previsible más común de infertilidad en los Estados Unidos.

Gonorrhea and chlamydia are the most common causes, but other bacteria can also cause PID.
La gonorrea y la clamidia son las causas más comunes, pero existen otras bacterias que también pueden provocar una EIP.

You are at risk if you
Usted está en riesgo si:

Are sexually active and younger than 25
Tiene una vida sexual activa y es menor de 25 años

Have more than one sex partner
Tiene más de una pareja sexual

Douche
Utiliza duchas vaginales

Some women have no symptoms.
Algunas mujeres no tienen síntomas.

Others have pain in the lower abdomen, fever, smelly vaginal discharge, irregular bleeding or pain during intercourse.
Otras tienen dolor en la parte baja del abdomen, fiebre, secreción vaginal con mal olor, hemorragia irregular o dolor durante las relaciones sexuales.

Antibiotics can cure PID.
Los antibióticos pueden curar la EIP.

Early treatment is important – waiting too long increases the risk of infertility.
Es importante iniciar el tratamiento anticipadamente - esperar demasiado aumenta el riesgo de infertilidad.

Pregnancy

Embarazo

So you're going to have a baby! Whether you are pregnant or are planning to get pregnant, you will want to give your baby a healthy start.
¡Así que va a tener un bebé! Ya sea que esté embarazada o que planee embarazarse, deseará que su bebé empiece por nacer sano.

You need to have regular visits with your healthcare provider.
Deberá consultar periódicamente a su proveedor de atención médica.

These prenatal care visits are very important for your baby and yourself.
Estas visitas para el cuidado prenatal son muy importantes para usted y para el bebé.

Some things you might do when you are pregnant could hurt your baby, such as smoking or drinking.
Algunas cosas que usted podría hacer durante el embarazo pueden dañar al bebé, como fumar o beber.

Some medicines can also be a problem, even ones that a doctor prescribed.
Algunos medicamentos también pueden resultar ser problemáticos, incluso aquellos recetados por un médico.

You will need to drink plenty of fluids and eat a healthy diet.
Deberá beber líquidos en abundancia y llevar una dieta sana.

In early pregnancy, you may get morning sickness, or nausea.
En los primeros meses del embarazo, quizá pudiera sentir un malestar matutino o náusea.

You may also be tired and need more rest.
También quizá puede sentirse cansada y necesitar más descanso.

Your body will change as your baby grows during the nine months of your pregnancy.
Su cuerpo cambiará a medida que crece el bebé durante los nueve meses de su embarazo.

Don't hesitate to call your health care provider if something is bothering or worrying you.
No dude en llamar a su médico si algo le molesta o le preocupa.

Premature Ovarian Failure

Falla ovárica premature

Ovarian insufficiency, POF, Primary ovarian insufficiency
Otros nombres: Insuficiencia ovárica prematura

Premature ovarian failure (POF) is when a woman's ovaries stop working before she is 40.
La falla ovárica prematura (FOP) ocurre cuando los ovarios de una mujer dejan de funcionar antes de los 40 años.

POF used to be called premature menopause.
Anteriormente, la FOP se conocía como menopausia prematura.

However, POF is not the same as menopause.
Sin embargo, FOP no es lo mismo que menopausia.

Some women with POF still have occasional periods.
Algunas mujeres con FOP continúan teniendo menstruaciones ocasionales.

Premature menopause is when periods stop before age of 40.
La menopausia prematura ocurre cuando las menstruaciones se suspenden antes de los 40 años.

This can be natural or caused by surgery, chemotherapy or radiation.
Esto puede ser natural o causado por cirugía, quimioterapia o radiación.

Missed periods are usually the first sign of POF.
La ausencia de períodos suele ser el primer signo de FOP.

Later symptoms may be similar to those of natural menopause.
Más adelante, los síntomas pueden ser similares a los de la menopausia natural.

Most women with POF cannot get pregnant naturally.
La mayoría de las mujeres con FOP no pueden lograr embarazos naturalmente.

Fertility treatments help a few women;
Los tratamientos de fertilidad ayudan a algunas mujeres;

others use donor eggs to have children.
otras utilizan óvulos de donantes para tener hijos.

There is no treatment that will restore normal ovarian function.
No existe un tratamiento que restablezca la función ovárica normal.

However, many health care providers suggest taking hormones until age 50.
No obstante, muchos profesionales de la salud sugieren tomar hormonas hasta los 50 años.

Premenstrual Syndrome

Síndrome premenstrual

Premenstrual syndrome, or PMS, is a group of symptoms that start one to two weeks before your period.
El síndrome premenstrual, o SPM, es un grupo de síntomas que comienzan una o dos semanas antes de la menstruación.

Most women have at least some symptoms of PMS, and the symptoms go away after their periods start.
La mayoría de las mujeres tiene por lo menos algún síntoma de SPM, que desaparece cuando comienza la menstruación.

For some women, the symptoms are severe enough to interfere with their lives.
En algunas mujeres los síntomas son lo suficientemente graves para interferir con sus vidas.

They have a type of PMS called premenstrual dysphoric disorder, or PMDD.
Tienen un tipo de SPM llamado trastorno disfórico premenstrual.

Common PMS symptoms include
Los síntomas comunes de SPM incluyen:

- **Breast swelling and tenderness**
- Senos inflamados y adoloridos

- **Acne**
- Acné

- **Bloating and weight gain**
- Distensión abdominal y aumento de peso

- **Pain - headache or joint pain**
- Dolor: dolor de cabeza o en las articulaciones

- **Food cravings**
- Ganas de comer

- **Irritability, mood swings, crying spells, depression**
- Irritabilidad, cambios de humor, crisis de llanto, depresión

No one knows what causes PMS, but hormonal changes trigger the symptoms.
Nadie conoce la causa del SPM, pero los cambios hormonales desencadenan los síntomas.

No single PMS treatment works for everyone.
Ningún tratamiento único para el SPM causa los efectos esperados en todas.

Over-the-counter pain relievers such as ibuprofen, aspirin or naproxen may help ease cramps, headaches, backaches and breast tenderness.
Los analgésicos a la venta sin receta médica, tales como ibuprofén aspirina o naproxeno pueden ayudar a aliviar los cólicos, los dolores de cabeza y de espalda y las molestias en los senos.

Avoiding salt, caffeine and alcohol, exercising and getting enough sleep can also help.
Evitar la sal, la cafeína y el alcohol, practicar ejercicios y dormir lo suficiente también pueden ayudar.

Prenatal Care
Cuidado prenatal

Prenatal care is more than just health care while you are pregnant.
El cuidado prenatal es más que solamente los cuidados de la salud durante el embarazo.

Your health care provider may discuss many issues, such as nutrition and physical activity, what to expect during the birth process and basic skills for caring for your newborn.
Es posible que su proveedor de atención médica hable con usted acerca de muchos temas, tales como la nutrición y actividad física, qué esperar durante el proceso del parto y habilidades básicas para el cuidado del recién nacido.

Your doctor or midwife will give you a schedule for your prenatal visits.
El médico o la partera le darán una agenda con el programa de sus consultas prenatales.

You can expect to see your health care provider more often as your due date gets closer.
Seguramente verá a su proveedor de atención médica con mayor frecuencia a medida que se acerque su fecha del parto.

A typical schedule includes visiting your doctor or midwife
Un esquema típico incluye visitas a su médico o la partera:

- **About once each month during your first six months of pregnancy**
- Aproximadamente una vez al mes durante los primeros seis meses del embarazo

- **Every two weeks during the seventh and eighth month of pregnancy**
- Cada dos semanas durante el séptimo y el octavo mes del embarazo

- **Weekly in the ninth month of pregnancy**
- Semanalmente durante el noveno mes del embarazo

If you are over 35 years old or your pregnancy is high risk because you have certain health problems like diabetes or high blood pressure, your doctor or midwife will probably want to see you more often.

Si tiene más de 35 años o su embarazo es de alto riesgo porque tiene ciertos problemas de salud, como diabetes o hipertensión, el médico o la partera probablemente querrán verla con más frecuencia.

Prenatal Testing
Pruebas prenatales

Prenatal testing provides information about your baby's health before he or she is born.
Los exámenes prenatales proporcionan información acerca de la salud de su bebé antes de nacer.

Testing is available to pregnant women
Los exámenes están a la disposición de las embarazadas:

* Who are aged 35 or older, because they are at higher risk for having a child with a chromosomal abnormality
* Que tengan 35 años o más, porque tienen mayor riesgo de tener un bebé con anomalías cromosómicas

* Who have a family history of an inherited condition such as Duchenne muscular dystrophy
* Que tengan antecedentes familiares de un cuadro hereditario como la distrofia muscular de Duchenne

* When their ancestry or ethnic background means that they might have a higher chance of an inherited disorder such as sickle cell anemia, thalassemia or Tay-Sachs disease
* Cuando sus ancestros o antecedentes étnicos indican que pueden tener más probabilidades de un trastorno hereditario tal como la anemia falciforme, talasemia o enfermedad de Tay-Sachs

* To screen for common genetic disorders such as spina bifida and Down syndrome
* Para explorar la presencia de trastornos genéticos comunes como espina bífida y síndrome de Down

Two diagnostic procedures are common in prenatal testing.
Existen dos procesos de diagnósticos comunes en los exámenes prenatales.

Amniocentesis involves testing a sample of amniotic fluid from the womb.
La amniocentesis implica un análisis de una muestra de líquido amniótico del vientre.

CVS (or chorionic villus sampling) involves taking a tiny tissue sample from outside the sac where the fetus grows.
El estudio de vellosidades coriónicas (CVS, por sus siglas en inglés) implica tomar una muestra diminuta de tejido desde el exterior de la bolsa donde crece el feto.

Reproductive Health
Salud reproductiva

Both the male and female reproductive systems play a role in pregnancy.
Los sistemas reproductivos masculino y femenino juegan un papel en el embarazo.

Problems with these systems can affect fertility and the ability to have children.
Los problemas en estos sistemas pueden afectar la fertilidad y la capacidad de tener hijos.

There are many such problems in men and women.
Tanto los hombres como las mujeres pueden tener muchos problemas de este tipo.

Reproductive health problems can also be harmful to overall health and impair a person's ability to enjoy a sexual relationship.
Los problemas de salud reproductiva también pueden ser dañinos para la salud en general y alterar la capacidad de una persona para disfrutar de una relación sexual.

Your reproductive health is influenced by many factors.
Existen muchos factores que influyen en la salud reproductiva.

These include your age, lifestyle, habits, genetics, use of medicines and exposure to chemicals in the environment.
Entre ellos se encuentran la edad, el estilo de vida, los hábitos, la genética, el consumo de medicinas y la exposición a agentes químicos en el ambiente.

Many problems of the reproductive system can be corrected.
Muchos problemas del sistema reproductivo pueden corregirse.

Sexually Transmitted Diseases
Enfermedades de transmisión sexual

Other names: Sexually transmitted infections, STDs, Venereal disease
Otros nombres: Enfermedades transmitidas sexualmente, Enfermedades venéreas, ETS

Sexually transmitted diseases (STDs) are infections that you can get from having sex with someone who has the infection.
Las enfermedades de transmisión sexual (ETS) son infecciones que se adquieren por tener relaciones sexuales con alguien que esté infectado.

The causes of STDs are bacteria, parasites and viruses. There are more than 20 types of STDs, including
Las causas de las ETS son las bacterias, parásitos y virus. Existen más de 20 tipos de ETS, que incluyen:

- **Chlamydia**
- Clamidia

- **Gonorrhea**
- Gonorrea

- **Herpes Simplex**
- Herpes simple

- **HIV/AIDS**
- VIH/SIDA

- **HPV**
- VPH

- **Syphilis**
- Sífilis

- **Trichomoniasis**
- Tricomoniasis

Most STDs affect both men and women, but in many cases the health problems they cause can be more severe for women.
La mayoría de las ETS afectan tanto a hombres como a mujeres, pero en muchos casos los problemas de salud que provocan pueden ser más graves en las mujeres.

If a pregnant woman has an STD, it can cause serious health problems for the baby.
Si una mujer embarazada padece de ETS, puede causarle graves problemas de salud al bebé.

If you have an STD caused by bacteria or parasites, your health care provider can treat it with antibiotics or other medicines.
Si padece de ETS causada por bacterias o parásitos, el médico puede tratarla con antibióticos u otros medicamentos.

If you have an STD caused by a virus, there is no cure.
Si padece de ETS causada por un virus, no hay curación.

Sometimes medicines can keep the disease under control.
Algunas veces los medicamentos pueden mantener la enfermedad bajo control.

Correct usage of latex condoms greatly reduces, but does not completely eliminate, the risk of catching or spreading STDs.
El uso correcto de preservativos de látex reduce enormemente, aunque no elimina, el riesgo de adquirir y contagiarse con ETS.

Sinusitis
Sinusitis

Sinusitis means your sinuses are infected or inflamed.
Sinusitis significa la presencia de infección o inflamación de los senos paranasales.

Your sinuses are hollow air spaces within the bones surrounding the nose.
Los senos paranasales son espacios huecos donde pasa el aire por el interior de los huesos que rodean la nariz.

They produce mucus, which drains into the nose.
Producen secreción mucosa que drena hacia la nariz.

If your nose is swollen, this can block the sinuses and cause pain and infection.
Si la nariz está inflamada, puede bloquear los senos paranasales y causar dolor e infección.

Sinusitis can be acute, lasting for less than four weeks, or chronic, lasting much longer.
La sinusitis puede ser aguda y durar menos de cuatro semanas, o crónica y durar mucho más tiempo.

Acute sinusitis often starts as a cold, which then turns into a bacterial infection.
La sinusitis aguda suele comenzar como un resfrío que se transforma en una infección bacteriana.

Allergies, pollutants, nasal problems and certain diseases can also cause sinusitis.
Las alergias, los contaminantes, los problemas nasales y algunas enfermedades también pueden causar sinusitis.

Symptoms of sinusitis can include fever, weakness, fatigue, cough and congestion.
Los síntomas de sinusitis pueden incluir tener fiebre, debilidad, fatiga, tos y congestión.

There may also be mucus drainage in the back of the throat, called postnasal drip.
También puede haber drenaje de mucosidad en la parte posterior de la garganta, llamada goteo retronasal.

Treatments include antibiotics, decongestants and pain relievers.
El tratamiento incluye antibióticos, descongestionantes y analgésicos.

Using heat pads on the inflamed area, saline nasal sprays and vaporizers can also help.
El uso de paños calientes sobre el área inflamada, aerosoles nasales salinos y vaporizadores también puede ayudar.

Syphilis

Sífilis

Syphilis is a sexually transmitted disease caused by bacteria.
La sífilis es una enfermedad de transmisión sexual causada por una bacteria.

It infects the genital area, lips, mouth, or anus of both men and women.
Infecta el área genital, los labios, la boca o el ano y afecta tanto a los hombres como a las mujeres.

You usually get syphilis from sexual contact with someone who has it.
Por lo general se adquiere por contacto sexual con una persona que la tiene.

It can also pass from mother to baby during pregnancy.
También puede pasar de la madre al bebé durante el embarazo.

The early stage of syphilis usually causes a single, small, painless sore.
La etapa temprana de la sífilis suele causar una llaga única, pequeña e indolora.

Sometimes it causes swelling in nearby lymph nodes.
Algunas veces, causa inflamación de los ganglios linfáticos cercanos.

If you do not treat it, syphilis usually causes a non-itchy skin rash, often on your hands and feet.
Si no se trata, generalmente causa una erupción cutánea que no pica, frecuentemente en manos y pies.

Many people do not notice symptoms for years.
Muchas personas no notan los síntomas durante años.

Symptoms can go away and come back.
Los síntomas pueden desaparecer y aparecer nuevamente.

The sores caused by syphilis make it easier to get or give someone HIV during sex.
Las llagas causadas por la sífilis facilitan adquirir o contagiar el VIH durante las relaciones sexuales.

If you are pregnant, syphilis can cause birth defects, or you could lose your baby.
Si está embarazada, la sífilis puede causar defectos congénitos o abortos.

In rare cases, syphilis causes serious health problems and even death.
En casos raros, la sífilis causa problemas de salud serios e incluso la muerte.

Syphilis is easy to cure with antibiotics if you catch it early.
Si se detecta a tiempo, la enfermedad se cura fácilmente con antibióticos.

Correct usage of latex condoms greatly reduces, but does not completely eliminate, the risk of catching or spreading syphilis.
El uso correcto de preservativos de látex disminuye enormemente, aunque no elimina, el riesgo de adquirir y contagiarse la sífilis.

Teenage Pregnancy

Embarazo de adolescentes

Most teenagers don't plan to get pregnant, but many do.
La mayoría de las adolescentes no planea embarazarse, pero muchas lo hacen.

Teen pregnancies carry extra health risks to the mother and the baby.
Los embarazos en la adolescencia tienen riesgos adicionales de salud tanto para la madre como para el bebé.

Often, teenagers don't receive timely prenatal care, and they have a higher risk for pregnancy-related high blood pressure and its complications.
Con frecuencia, los adolescentes no reciben cuidados prenatales a tiempo y tienen mayor riesgo de hipertensión arterial durante el embarazo y sus complicaciones.

Risks for the baby include premature birth and a low birthweight.
Los riesgos para el bebé incluyen partos prematuros y niños con poco peso al nacer.

If you're a pregnant teenager, you can help yourself and your baby by
Si es adolescente y está embarazada, puede ayudarse y ayudar al bebé si:

* Taking your prenatal vitamins for your health and to prevent some birth defects
* Toma las vitaminas prenatales para su salud y así prevenir algunos defectos congénitos

* Avoiding smoking, alcohol and drugs
* Evita el cigarrillo, el alcohol y las drogas

* Using a condom, if you are still having sex, to prevent sexually transmitted diseases that could hurt your baby

* Usa un condón, en caso de que continúe teniendo relaciones sexuales, para prevenir las enfermedades de transmisión sexual que podrían causarle un daño

Throat Disorders
Enfermedades de la garganta

Your throat is a tube that carries food to your esophagus and air to your windpipe and larynx.
La garganta es un tubo que lleva la comida hacia el esófago y el aire a la tráquea y la laringe.

The technical name for throat is pharynx.
El nombre técnico de la garganta es faringe.

Throat problems are common.
Los problemas en la garganta son comunes.

You've probably had a sore throat
Probablemente, alguna vez tuvo un dolor de garganta.

The cause is usually a viral infection, but other causes include allergies, infection with strep bacteria or the upward movement of stomach acids into the esophagus, called gastric reflux.
La causa suele ser una infección viral, pero otras causas incluyen alergias, infecciones por la bacteria estreptococo o cuando los ácidos del estómago vuelven hacia el esófago, llamado reflujo gástrico.

Other problems that affect the throat include
Otros problemas que afectan la garganta incluyen:

Tonsillitis - an infection in the tonsils
Amigdalitis: la infección de las amígdalas

Pharyngitis - inflammation of the pharynx
Faringitis: la inflamación de la faringe

Cancers
Cánceres

Most throat problems are minor and go away on their own.
La mayoría de los problemas de la garganta son menores y
desaparecen espontáneamente.

Treatments, when needed, depend on the problem.
Cuando es necesario un tratamiento, el mismo dependerá del
problema.

Trichomoniasis

Tricomoniasis

Trichomoniasis is a sexually transmitted disease caused by a parasite.
La tricomoniasis es una enfermedad de transmisión sexual causada por una bacteria.

It affects both women and men, but symptoms are more common in women.
Afecta tanto a los hombres, como a las mujeres, pero los síntomas son más comunes entre las mujeres.

Symptoms in women include a green or yellow discharge from the vagina, itching in or near the vagina and discomfort with urination.
Los síntomas entre las mujeres incluyen una secreción vaginal verdosa o amarillenta, picazón en la vagina o cerca de ésta y molestias para orinar.

Most men with trichomoniasis don't have any symptoms, but it can cause irritation inside the penis.
La mayoría de los hombres con tricomoniasis no presenta síntomas, pero pueden tener irritación dentro del pene.

You can cure trichomoniasis with antibiotics.
La infección por tricomonas puede curarse con antibióticos.

In men, the infection usually goes away on its own without causing symptoms.
Entre los hombres, la infección suele desaparecer espontáneamente sin provocar síntomas.

But an infected man can continue to infect or reinfect a woman until he gets treated.
Pero un hombre infectado puede continuar infectando o reinfectando a una mujer hasta que reciba tratamiento.

So it's important that both partners get treated at the same time.
Por lo tanto, es importante que ambos integrantes de la pareja reciban tratamiento al mismo tiempo.

Correct usage of latex condoms greatly reduces, but does not eliminate, the risk of catching or spreading trichomoniasis.
El uso correcto de preservativos de látex reduce enormemente, aunque no elimina, el riesgo de contraer y contagiar la tricomoniasis.

Uterine Diseases

Enfermedades del útero

The uterus, or womb, is an important female reproductive organ.

El útero o matriz es un órgano reproductor femenino importante.

It is the place where a baby grows when a woman is pregnant.

El útero es el lugar donde se desarrolla el bebé cuando está embarazada.

If you have a uterine disease, the first sign may be bleeding between periods or after sex.

Si tiene una enfermedad uterina, el primer signo puede ser una hemorragia entre las menstruaciones o después de las relaciones sexuales.

Causes of abnormal bleeding include hormones, thyroid problems, fibroids, polyps, cancer, infection or pregnancy.

Las causas de las hemorragias anormales incluyen hormonas, problemas tiroideos, fibromas, pólipos, cáncer, infecciones o embarazo.

Treatment depends on the cause.

El tratamiento dependerá de la causa.

Sometimes birth control pills treat hormonal imbalances.

Algunas veces las pastillas anticonceptivas resuelven los problemas de desequilibrio hormonal.

If a thyroid problem is the cause, treating it may also stop the bleeding.

Si la causa es un problema de la tiroides, el tratamiento también puede ayudar a detener la hemorragia.

If you have cancer or hyperplasia, an overgrowth of normal cells in the uterus, you may need surgery.
Si tiene cáncer o hiperplasia, un crecimiento excesivo de células normales en el útero, es posible que necesite una cirugía.

Other uterine problems are endometriosis and adenomyosis.
Otros problemas uterinos son la endometriosis y la adenomiosis.

In endometriosis, the kind of tissue that lines the uterus grows outside the uterus.
En la endometriosis, el tipo de tejido que recubre el útero crece fuera de éste.

With adenomyosis, the tissue grows in the uterus's outer walls.
En la adenomiosis, el tejido crece en las paredes externas del útero.

Pain medicine may help; other treatments include hormones and surgery.
Los analgésicos pueden ayudar; otros tratamientos incluyen hormonas y cirugía.

Vaginal Diseases
Enfermedades de la vagina

Symptoms such as vaginal itching, burning, pain and discharge are some of the most common reasons that women seek medical care.
Síntomas como la picazón, el ardor y la secreción de la vagina son algunos de los motivos de consulta más comunes entre las mujeres.

Often, the problem is vaginitis, an inflammation of the vagina.
Muchas veces, el problema es una vaginitis o inflamación de la vagina.

In women of childbearing age, the most common cause is a bacterial infection.
Entre las mujeres en edad fértil, la causa más común es una infección bacteriana.

The main symptom is a smelly vaginal discharge, but some women have no symptoms.
El síntoma principal es una secreción vaginal fétida, pero algunas mujeres no tienen síntomas.

The treatment is antibiotics.
El tratamiento es a base de antibióticos.

Other infections that can cause vaginitis include trichomoniasis and yeast infections.
Otras infecciones que pueden causar vaginitis incluyen tricomoniasis e infecciones por cándida.

Some other causes of vaginal symptoms, including vaginal bleeding, are sexually transmitted diseases, vaginal cancer and vulvar cancer.
Algunas otras causas de síntomas vaginales incluyen enfermedades de transmisión sexual, cáncer vaginal y cáncer vulvar.

Vulvar Disorders
Enfermedades de la vulva

The vulva is the external part of a woman's genitals.
La vulva es la parte externa de los genitales femeninos.

Some problems you can have with the vulvar area include
Algunos problemas que pueden aparecer en el área vulvar
incluyen:

- **Bacterial or fungal infections**
- Infecciones bacterianas o micóticas

- **Skin problems due to allergy**
- Problemas de la piel debidos a las alergias

- **Vulvar cancer**
- Cáncer de vulva

- **Vulvodynia, also referred to as "pain down there" or "feminine pain"**
- Vulvodinia o "dolor femenino"

Symptoms may include redness, itching, pain, or cracks in the skin.
Los síntomas pueden incluir enrojecimiento, picazón, dolor o
grietas en la piel.

Treatment depends on the cause.
El tratamiento dependerá de la causa.

Yeast Infections
Infecciones por cándida

Other names: Candidiasis, Moniliasis
Otros nombres: Candidiasis

Candida is the scientific name for yeast.
Cándida es el nombre científico de una levadura.

It is a fungus that lives almost everywhere, including in your body.
Es un hongo que vive en casi todas partes, incluyendo dentro de su cuerpo.

Usually, your immune system keeps yeast under control.
Por lo general, el sistema inmunológico mantiene los hongos bajo control.

If you are sick or taking antibiotics, it can multiply and cause an infection.
Si está enfermo o toma antibióticos, pueden multiplicarse y causar una infección.

Yeast infections affect different parts of the body in different ways:
Las infecciones por cándida afectan distintas partes del cuerpo de distintas maneras:

Thrush is a yeast infection that causes white patches in your mouth
La muguet o candidiasis oral es una infección por levaduras que causa manchas blancuzcas en la boca

Esophagitis is thrush that spreads to your esophagus, the tube that takes food from your mouth to your stomach.
La esofagitis es muguet (candidiasis oral) que se disemina hacia el esófago, el tubo que lleva la comida desde la boca hacia el estómago.

Esophagitis can make it hard or painful to swallow. La esofagitis puede hacer que tragar sea difícil o doloroso.

Women can get vaginal yeast infections, causing itchiness, pain and discharge
Las mujeres pueden tener infecciones vaginales por cándida con picazón, dolor y secreción

Yeast infections of the skin cause itching and rashes
Las infecciones en la piel por cándida causan picazón y erupciones cutáneas

Yeast infections in your bloodstream can be life-threatening
La candidiasis en la sangre puede poner la vida en riesgo

Antifungal medicines eliminate yeast infections in most people.
Los antimicóticos pueden eliminar las infecciones por cándida en la mayoría de las personas.

If you have a weak immune system, treatment might be more difficult.
Si tiene el sistema inmunológico debilitado, el tratamiento puede ser más difícil.

Notes:

Notes:

Notes:

Notes:

www.ingramcontent.com/pod-product-compliance
Lightning Source LLC
Chambersburg PA
CBHW071351170526
45165CB00001B/4